Reso nanz

Reso nanz

Reso nanz

Reso nanz

D1755439

räume

räume

räume

räume

Bilder

Kay Fingerle	4
Juliane Henrich	22
Holger Kleine	42
Ralf Kunze	60
Theo Steiner	80

Texte

Räume für Resonanzräume	4
Vorwort	6
Kay Fingerle	10
Im Hohlraum des Resonanzkörpers	12
Juliane Henrich	22
Dendriten und einige grundsätzliche Fragen	24
Holger Kleine	40
Frühe Resonanzversuche	46
Ralf Kunze	66
Gesellschaft, Gestaltung und Welt-Beziehung	68
Theo Steiner	82
Fotodemontagen aus dem urbanen Alltag	84
Elke Krasny, Zukunft verbaut	92

Räume für Resonanzräume

Elke Gruhn /
Nassauischer
Kunstverein
Wiesbaden

Vielseitige Kooperationen mit Kunsthochschulen bilden einen elementaren Bestandteil im Programm des Nassauischen Kunstvereins Wiesbaden; mit Resonanzräume öffnen wir erstmalig einer ausschließlich aus Lehrenden bestehenden künstlerischen Forschungsgruppe die Räume im Gebäude – es geht um das Sehen, Erfahren, Interagieren, um Weltbeziehungen und Räume des Dialogs.

Die 2021 ins Leben gerufene Arbeitsgruppe Resonanzräume ist Teil des neuen künstlerisch-gestalterischen Forschungsschwerpunkts Artistic & Design Research in Media & Architecture (ADRIMA) im Fachbereich DCSM – Design, Informatik, Medien der Hochschule RheinMain in Wiesbaden und entsprechend eng mit der Stadt und der Region verbunden. Das Anliegen, sowohl ästhetische Sozialforschung wie auch raumkünstlerische Grundlagenforschung zu betreiben, um mögliche Zukünfte zu erkunden und dabei bestenfalls selbst zu einem Katalysator für Veränderung zu werden, verbindet die Forschungsgruppe – gleichzeitig ist sie durch die interdisziplinäre Ausrichtung ihrer Mitglieder weit gefächert aufgestellt:

Die Architektin Kay Fingerle hinterfragt mit fotografischen Mitteln die Konstruktion von simulierter Natur und das Teilen von gemeinschaftlich genutztem Raum. Die Filmemacherin Juliane Henrich bringt mit ihrer Videoinstallation das Data-Mining in einen flirrenden Dialog mit realem Stollenvortrieb und Text-Fragmenten des Dichters und Bergbauingenieurs Novalis. Grundlagen, Gründungsmythen und Resonanzachsen der Architektur erforscht der Architekt Holger Kleine in poetischen Zeichnungen, während der Architekt Ralf Kunze mit Hilfe von kritischen Raum-Bild-Kompositionen unsere Welterfahrungen und mögliche Resonanzen reflektiert. Theo Steiner schließlich denkt als Designtheoretiker mit fotografischen Mitteln über Resonanzraum-Versprechen im mediatisierten öffentlichen Kontext nach.

Die einzelnen Projekte thematisieren unterschiedliche Arten von Räumen und stellen dabei die Grundfragen nach einem gelingenden Leben oder zumindest der Sehnsucht nach einem solchen. Ihre Arbeitsergebnisse basieren auf der These, dass sich das gelingende Leben in Räumen und deren Darstellung manifestiert. Warum unsere Weltbeziehungen so häufig im Stadium der Entfremdung verharren und es nur so selten gelingt, Resonanzbeziehungen zur Mitwelt aufzubauen, ist eine Kernfrage des Jenaer Soziologen Hartmut Rosa und der von ihm formulierten Gesellschaftsanalyse. Seine Theorien werden in den vorgestellten künstlerischen Projekten der Ausstellung auf Reichweite und Relevanz befragt und konkretisiert. Kunst wird hier als ein Erkenntnismedium verstanden, das sowohl Wissen produziert als auch Impulse gibt, selbst an unserem Verhältnis zur Welt zu arbeiten und Möglichkeiten einer gelingenden Weltbeziehung zu visualisieren.

Das Projekt ist Teil der erfolgreichen Bewerbung der Region Frankfurt RheinMain *Design for Democracy. Atmospheres for a better life* für den Titel *World Design Capital 2026*. Die Ausstellung Resonanzräume in den Räumen des Kunstvereins wird von diesem Katalog und einer Vortragsreihe flankiert. Mit großer Begeisterung sind wir Partner dieses zukunftsweisenden Projektes. ▪

Vorwort

Kay Fingerle
Juliane Henrich
Holger Kleine
Ralf Kunze
Theo Steiner

Unsere Forschungsgruppe arbeitet in verschiedenen Medien und mit unterschiedlichen künstlerischen Methoden an der Grundfrage nach einem gelingenden Leben bzw. der Sehnsucht nach einem solchen. Das verbindende Leitmotiv der unterschiedlichen Ansätze ergibt sich aus der These, dass sich das Gelingen oder die Sehnsucht danach in Räumen und deren Darstellung manifestieren. Die einzelnen Projekte der Forschungsgruppe thematisieren dabei unterschiedliche Arten von Räumen. Deren Drama und deren Dramaturgie werden mit künstlerischen Mitteln erschlossen und befragt.

Wir sind Lehrende der Studiengänge Innenarchitektur und Kommunikationsdesign: eine Architektin, die fotografisch das Teilen von gemeinschaftlich genutztem Raum erforscht und uns mit Konstruktionen von gebauter Natur konfrontiert; eine Filmemacherin, deren Videoinstallation das Data-Mining mit tatsächlichem Bergbau verknüpft und zu den Transzendenz-Fantasien des Dichters und Minen-Assesors Novalis in Beziehung setzt; ein Architekt, der zeichnerisch Grundlagen, Gründungsmythen und Resonanzachsen der Architektur erforscht; ein Designtheoretiker, der mit fotografischen Mitteln über Resonanzraum-Versprechen im mediatisierten öffentlichen Kontext nachdenkt, und ein Architekt, der mit Hilfe von kritischen Raum-Bild-Kompositionen unsere Welterfahrungen und Schönheitsvorstellungen reflektiert.

Zu einer Forschungsgruppe haben wir uns im Jahr 2021 verbunden und sind mit unserem Rahmenthema Resonanzräume Teil des neuen künstlerisch-gestalterischen Forschungsschwerpunkts *Artistic & Design Research in*

Media & Architecture (ADRIMA) am Fachbereich DCSM – Design, Informatik, Medien der Hochschule RheinMain in Wiesbaden. Unser Rahmenthema wurde inspiriert von den Arbeiten des Jenaer Soziologen Hartmut Rosa. Seine Gesellschaftsanalyse gehört seit gut einem Jahrzehnt zu den am meisten diskutierten neueren Ansätzen in den Gesellschafts- und Geisteswissenschaften. Basierend auf einer rigorosen Analyse von Phänomenen wie „Entschleunigung", „Unverfügbarkeit", „Resonanz" oder „konvivialistische Gesellschaft" fragt er, warum unsere Weltbeziehungen so häufig im Stadium der Entfremdung verharren und es nur so selten gelingt, Resonanzbeziehungen zur Mitwelt aufzubauen.

Anliegen der Arbeitsgruppe ist weniger, die Arbeit Hartmut Rosas auf der begrifflichen Ebene herauszufordern, als vielmehr deren Reichweite und Relevanz mit eigenen künstlerischen Arbeiten zu befragen und zu konkretisieren – dringen die von Rosa aufgeworfenen Fragen doch in den Kern aller forschenden Kunst und aller künstlerischen Forschung. Die Kunst hat ein vierfältiges Verhältnis zu Resonanzerfahrungen: Sie ermöglicht diese, befragt, wie sie bewerkstelligt werden können, untersucht die Sehnsucht nach ihnen und analysiert ihr mögliches Scheitern. Resonanzen können wir uns nur vor dem Hintergrund eigener Resonanzerfahrungen annähern.

Was wir konkret tun

Juliane Henrich lotet Resonanzen aus, indem sie in ihrer mehrkanaligen Videoinstallation *Dendriten* Data-Mining mit Relikten realer Minenschächte verknüpft und Textfragmente des Bergbauingenieurs und frühromantischen Dichters Novalis mit Hilfe von KI-Tools vervollständigt. Theo Steiner reflektiert in seinen Fotoserien den Bauzaun als eine harte Raumgrenze, durch die gleichwohl Ungeplantes hindurchsickert. Kay Fingerle geht in ihren Fotoserien *Raumaufteilung*, *Gebaute Natur* und *Homestories* verschiedenen Spuren und Folgen räumlicher Aneignungen nach und thematisiert dabei das ambivalente Verhältnis von gebauter und natürlicher Umwelt. Ralf Kunze nimmt in seinen Rauminstallationen gemeinhin als schön klassifizierte Phänomene verfremdend in den Blick, um Wahrnehmungsautomatismen und Wertannahmen zu durchbrechen. Holger Kleine erforscht in seinen gezeichneten Architekturfantasien das erzählerische Potenzial von Architekturen durch die Sichtbarmachung des architektonischen Potenzials von Erzählungen.

Das gemeinsame Projekt der Arbeitsgruppe sowie die individuellen Ansätze der Beteiligten sind als künstlerische Forschung zu verstehen – als ästhetische Sozialforschung oder als raumkünstlerische Grundlagenforschung. Die anfangs von der Gruppe unternommene Gliederung der Projekte in solche der ästhetischen Sozialforschung und solche der raumkünstlerischen Grundlagenforschung hat sich schnell als eine künstliche erwiesen – vielmehr hat sich herausgestellt, dass jede der Arbeiten beides zugleich ist und es in der Zusammenschau ihre besondere Qualität ist, den sich in der Gegenwart vertiefenden Graben immer wieder anders zu überbrücken. Die Unterschiedlichkeit der Behandlung und Beziehung zwischen diesen beiden Forschungsrevieren zwischen den einzelnen Werkgruppen zu erkennen und für sich weiterzudenken, wäre dann eine jener Resonanzerfahrungen, die so nur in der räumlichen Konstellation einer Ausstellung möglich und nachhallend werden.

Eine solcherart verstandene Forschung kann dem sozialen Engagement dienen oder kritisches Bewusstsein schaffen, ästhetische Forschung betreiben, einen satirischen Blick auf die Welt werfen, kann Menschen inspirieren oder mit anspruchsvoller Unterhaltung versorgen, mögliche Zukünfte erkunden und dabei selbst zu einem Katalysator für Veränderung werden. Kunst ist insofern auch als ein Erkenntnismedium zu verstehen, da es Wissen produzieren kann –

zum Beispiel darüber, was es heißt, ein Mensch zu sein, oder was Glück bedeutet. Und sie soll damit aber auch zu einem Impuls werden, der uns selbst und unser Publikum zu einer ergebnisoffenen Arbeit an unserem Verhältnis zur Welt anstiftet. Als werteorientierte Forschung sollen unsere Projekte Handlungsoptionen aufweisen, zum Nachdenken anregen oder Formen einer gelingenden Weltbeziehung entwerfen.

Künstlerische Forschung hat nach unserem Verständnis zum einen die Aufgabe, in der künstlerischen und gestalterischen Praxis als Seismograph für die aktuellen Bedingungen und Verhältnisse zu fungieren. Für eine solche ästhetische Sozialforschung geht es also darum, die aktuellen Tendenzen in unseren Weltbeziehungen sichtbar und kenntlich zu machen, sie kritisch zu beleuchten. Neben dem Erforschen des Status quo muss es einer werteorientierten Forschung aber auch darum gehen, Möglichkeiten aufzuweisen, Formen einer gelingenden Weltbeziehung zu entwerfen – geprägt von Qualitäten wie Resonanz, Response-ability (Donna Haraway) oder Nachhaltigkeit.

Um solche Impulse in die Gesellschaft zu tragen, ist die Kooperation mit gleichgesinnten kulturellen Akteur:innen essentiell. In diesem Sinne sind wir beispielsweise in einem fruchtbaren Austausch mit der Werkbundakademie in Darmstadt und haben uns im März 2023 an der Bewerbung von Frankfurt & Region um den Titel der *World Design Capital 2026* beteiligen können. Dank der Einladung des Nassauischen Kunstvereins in Wiesbaden haben wir nun erstmals die Möglichkeit, aktuelle Arbeiten aus den Jahren 2021 bis 2023 in einer großen Gruppenausstellung zu präsentieren. Dies ist eine wunderbare Gelegenheit, die Arbeiten räumlich in einen Dialog treten zu lassen und einer breiteren Öffentlichkeit zu präsentieren. Die Ausstellung wird von einem Katalog und von Vorträgen begleitet. Sie alle bringen künstlerische Blicke in den Diskurs um gelingende Weltbeziehungen ein.

Kay Fingerle

Gebaute Natur, *Homestories* und *Raumaufteilung*

Mein Fotografieren geht einher mit meinem Denken über Raum als Architektin. Wie ein Skizzenbuch entwickelt es sich aus den Fragestellungen, die in der Auseinandersetzung mit Architektur angelegt sind.

Oft stelle ich mir die Frage, was mit den Räumen, die wir bauen, geschieht und wie sich unser Blick auf diese Räume im Laufe der Zeit, im Zusammenspiel zum Beispiel mit gesellschaftlichen Entwicklungen oder natürlichen Einflüssen, verändert. Mit dem Versuch, diese Fragen zu beantworten, entstehen Bildserien mit einem eigenen Ausdruck und eigenen thematischen Schwerpunkten.

Für die Ausstellung Resonanzräume habe ich Fotografien aus drei Zyklen meiner aktuellen Arbeiten zusammengestellt, die sich alle mit der Nutzung und Aneignung des Raumes, sowohl des gebauten Raumes als auch des landschaftlichen Raumes, beschäftigen. Erkennbar werden in ihnen die Intention und Möglichkeiten, die einem Raum innewohnen, und das Verhältnis zu seiner Nutzer:in-Resonanz. Die mitschöpfenden Betrachtenden als erster Resonanzraum einer Ausstellung sind aufgefordert, die Fragen weiterzuentwickeln.

Gebaute Natur untersucht das Verhältnis von gebauter Umwelt und Natur, wobei Natur nicht als das vom Menschen Unberührte verstanden wird, sondern als eine Ressource für das Bedürfnis des Menschen, unter anderem nach Bildung, Unterhaltung, Erholung und vielem mehr. Sie ist keine romantisch verklärte, scheinbar unberührte Landschaft, sondern verortet sich mitten in der Stadt oder im Haus. Die minimalen, verdichteten und auch abstrahierten Formen der gebauten Natur in der Alltagskultur, in den Typologien von Zoo und botanischem Garten und im zeitgenössischen architektonischen Entwurf sind die Orte der Auseinandersetzung. Diese bewegt sich zwischen zwei Polen: Abgrenzung und Einbindung von Natur auf der einen und Naturbild in der Architektur auf der anderen Seite.

Homestories sind eine Spurensicherung vergangenen Wohnens. Die Serie zeigt Innenansichten von Häusern und Wohnungen, die von ihren Bewohner:innen verlassen wurden. Für das Verlassen gibt es verschiedene Gründe, u. a. den Tod. Häufig bleiben vereinzelte Dinge zurück, wie Kleidung, Möbel, Geschirr. Manchmal erinnern nur der Ruß im Kamin und der Staub auf dem nicht abgelassenen Pool an die Bewohner:innen. Die Räume sind Portraits der abwesenden Menschen.

Da die alten Bewohner:innen gegangen und die neuen Bewohner:innen noch nicht eingezogen sind, zeigen die Räume einen Zustand des Wartens, der Wünsche, Erwartungen und des Nicht-Sichtbaren. Die Spuren einer beginnenden Veränderung, eines bevorstehenden Generationenwechsels sind bereits da. In den verlassenen Wohnungen und Häusern stellt sich nicht nur die Frage, wie sich der Mensch seinen Raum aneignet, das Gegebene nutzt und verändert, sondern auch, was davon bleibt. Staub auf dem Wasser, Spuren, Artefakte und unvollständige Bilder bleiben zurück. Wie kocht man mit fünf Kellen und einer Uhr?

In der Nutzung und Aneignung von Raum zeigt sich die Art und Weise, wie wir zusammenleben und auch wie wir unser Zusammenleben und unser Miteinander regeln und abgrenzen. Zwischen den verbindlichen Regelungen finden sich immer auch Freiräume für selbst bestimmte Handlungen. Um in Räumen zu leben, um Räume in einer Gemeinschaft zu teilen, muss man sie aufteilen. Die Fotografien der Serie *Raumaufteilung* untersuchen die Beziehungen zwischen den Menschen und der Nutzung des Raumes. Unter der sichtbaren Aufteilung des Raumes liegen die unsichtbaren Regeln, Riten und Gewohnheiten der Nutzung von gemeinschaftlichen Räumen – ob Innenraum oder Landschaft. Die Fotografien zeigen Räume und Landschaften, als Orte, in denen die Aneignung und Freiräume durch Aufteilung und Teilung des Raumes sichtbar werden. Um Raum in einer Gemeinschaft zu teilen, muss man ihn aufteilen. ▪

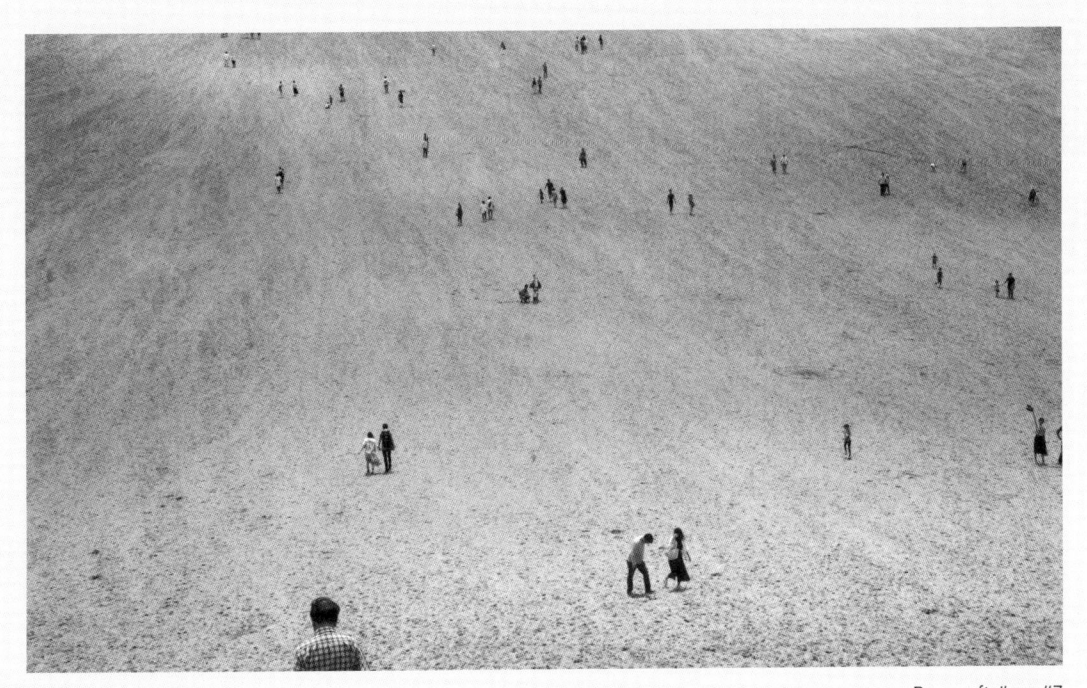

Raumaufteilung #7

Im Hohlraum des Resonanzkörpers

Kay Fingerle öffnet einen ersten Resonanzraum, indem sie Rückfragen zu ihren Bildern in einem interdisziplinären Austausch mit Künstler:innen, Wissenschaftler:innen und Kurator:innen reflektiert.

In *Gebaute Natur*, *Raumaufteilung* und *Homestories* beschäftige ich mich damit, was mit den Räumen, die wir bauen, geschieht und wie sich unser Blick auf diese Räume im Laufe der Zeit, im Zusammenspiel zum Beispiel mit gesellschaftlichen Entwicklungen oder natürlichen Einflüssen, verändert. Alle drei Zyklen meiner Fotografien zeigen die Auseinandersetzung mit der Nutzung und Aneignung des Raumes, sowohl des gebauten Raumes als auch des landschaftlichen Raumes. Intention und Möglichkeiten, die einem Raum, wie einem Gefäß oder Hohlraum, innewohnen, stehen in einem engen und komplexen Bezug zu seinen Nutzenden: Wie ein Instrument können die Nutzenden den Raum als Werkzeug oder zum Erzeugen von Klang und Stimmung verwenden. In diesem Hohlraum des Resonanzkörpers finden meine Arbeiten zusammen.

Mit Fragen und Erwiderungen möchte ich einige Resonanzen sichtbar und hörbar machen. Viel eher als Meinungen, Statements oder Erkenntnisse sind Fragen geeignet, Resonanz zu erzeugen, da sie in einen Prozess eingebunden sind, der weitergehen und sich weiterentwickeln wird: Sie schwingen.

Menschen, mit denen ich in meiner Vergangenheit gearbeitet und mich ausgetauscht habe, richten Fragen zu meinen Fotografien an mich. Ihre verschiedenen Sichtweisen äußern sich in ihren Fragen als eine Resonanz auf meine Bilder.

Die Fragenden kommen aus verschiedenen meine Arbeit inspirierenden Bereichen: Sie sind Künstlerin, Kurator, Psychologin, Choreograph, Komponistin und Autorin: Jens Bjerregaard ist Choreograph für zeitgenössischen Tanz und Co-Direktor des Beirut Contemporary Ballet. Maya Gratier ist Professorin für Entwicklungspsychologie und stellvertretende Direktorin des Laboratoriums Ethologie, Kognition, Entwicklung an der Universität Paris Nanterre. Andres Lepik ist Professor für Architekturgeschichte und kuratorische Praxis und Direktor des Architekturmuseums der TU München. Friederike Meyer ist Autorin und Chefredakteurin von BauNetz Meldungen. Ursula Müller ist Kuratorin und leitet die Architektursammlung der Berlinischen Galerie. Brigitta Muntendorf ist Komponistin und Professorin für Komposition an der Hochschule für Musik und Tanz Köln.

Als mitschöpfende Betrachtende erweitern die Fragenden das Feld. Sie fragen nach dem Schaffensprozess und dem Zufall, der Dramaturgie, nach gesellschaftlicher und soziokultureller Relevanz und nach der Botschaft der Bilder. Sie fragen nach fragilen Momenten, Narrativen und Atmosphären, nach dem Verharren, nach Beweisen für Natur in uns selbst, nach der Brüchigkeit der Illusion, nach organischen Strukturen und der Unkontrollierbarkeit der Natur.

Schaffen

Brigitta Muntendorf: *Deine Arbeit erzählt mir etwas über das Vorfinden von Räumen, Konstellationen, Dramaturgien. Was ist denn eigentlich dieses „Vorfinden"? Wie arbeitest du, um diese Bilder „zu finden"? Wie viel planst du, recherchierst du, wie viel passiert zufällig, im Moment?*

Kay Fingerle: Das „Finden" steht vor dem „Suchen". Ein erster Impuls entsteht immer durch Entdeckungen, die erst einmal keine weitere Bedeutung haben, außer meine Aufmerksamkeit zu fesseln. Wenn mir diese Fundstücke bei weiterer Betrachtung relevant erscheinen und mir Fragen stellen, beginnt die Suche.

Der vorgefundene Raum beinhaltet zum einen durch seine ablesbare Geschichte, die sich in Spuren und Abrieb zeigen kann, und zum anderen durch die Möglichkeiten, die er durch seine Geometrie, Ausrichtung, Dimension, Abgeschlossenheit etc. bietet, immer schon die Idee oder ein Grundgerüst einer Dramaturgie. Eine besondere Kraft haben Räume und Orte, die wie Zwischenorte, als Orte der „Gegenplatzierungen und Widerlager zum gesellschaftlichen Raum der Normen" gelesen werden können.[1]

Das kann die verlassene Wohnung sein, aus der die alten Bewohner:innen gegangen und in die die neuen Bewohner:innen noch nicht eingezogen sind und die sich in einem Zwischenstadium befindet, und auch der Strand an einem trüben wolkenverhangenen Tag, der trotzdem von Badegästen besetzt wird, oder die Räume, die als Schaukästen und Naturabbilder für Tiere gebaut werden.

Zufällige Entdeckungen oder „Findungen" sind möglich durch die Aufmerksamkeit auf diese Orte im Alltäglichen.

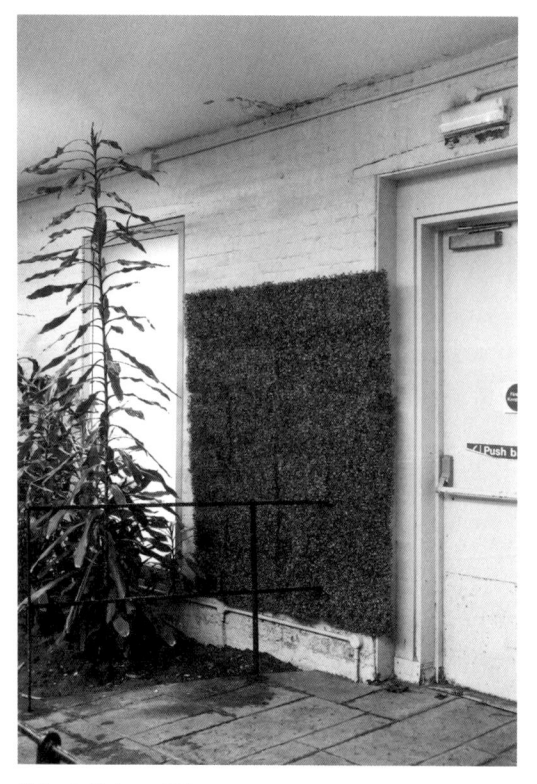

Gebaute Naturen #10

Ursula Müller: Sie kamen über Ihr Architekturstudium und den Bau von Gebäuden zur Fotografie. Welchen Stellenwert nimmt die fotografische Praxis in Ihrem Gesamtschaffen heute ein?

Kay Fingerle: Verbindendes Element zwischen der architektonischen Arbeit und der fotografischen Arbeit ist das Denken über Raum. Oft stelle ich mir die Frage, was mit den Räumen, die wir bauen, geschieht und wie sich unser Blick auf diese Räume im Laufe der Zeit, im Zusammenspiel zum Beispiel mit gesellschaftlichen Entwicklungen oder natürlichen Einflüssen, verändert. Die dabei entstehenden Bildserien finden einen eigenen Ausdruck und bilden eigene thematische Schwerpunkte, wie in *Gebaute Natur*, *Raumaufteilung* und *Homestories*, den drei gezeigten Zyklen der Ausstellung. Auch in der Vergangenheit haben sich immer wieder aus architektonisch gewecktem Interesse Arbeiten verselbstständigt. Wichtig für meine eigene Entwicklung sind meine Fotografien für die Ausstellung *Mies in Berlin* am Museum of Modern Art MoMA New York; meine Bilder zum Innen-Außen-Verhältnis der Tugend hat die Villa für die Architekturbiennale Metamorph in Venedig, die Serie *Shacks* zum selbstorganisierten öffentlichen Raum, die ich als Artist in Residence am Centro Tedesco di Studi Veneziani in Venedig entwickelt habe und die am Museum Palazzo Fortuny in der Ausstellung *Futuruins* gezeigt wurde, und auch kürzlich die Serie zum „Mäusebunker" als Beitrag zur Ausstellung *Experimental Setup* von Ludwig Heimbach in Berlin und zur Architekturbiennale Venedig und aktuell in der Ausstellung *suddenly wonderful* in der Berlinischen Galerie.

Friederike Meyer: Suchst Du gezielt nach Deinen Motiven oder triffst Du sie zufällig? Kannst Du den Moment in Deiner Arbeit beschreiben, an dem eine solche Untersuchung abgeschlossen ist?

Kay Fingerle: Meine Untersuchungen sind eher eine vertiefte und reflektierte Betrachtung, die weniger systematisch als assoziativ Zusammenhänge findet. Zielgerichtetes und zufälliges Arbeiten müssen zusammenfinden, um Zusammenhänge in Form eines Zyklus oder einer Serie zum Beispiel zu erzeugen. Diese Serien lasse ich über viele Jahre offen und erweiterbar, weil es eben nicht um eine einmalige zufriedenstellende Antwort geht, sondern um langdauernde Prozesse.

Friederike Meyer: Montierst Du Deine Bildaussagen oder bearbeitest Du sie digital nach? Wo beginnt für Dich Fake?

Kay Fingerle: *Gebaute Natur*, *Raumaufteilung* und *Homestories* bestehen aus Bildern, die die Orte zeigen, wie ich sie vorfinde. Das bedeutet, ich verwende sehr viel Aufmerksamkeit auf den Standort, die Perspektive und die natürlichen Lichtverhältnisse, weil ich diese nicht nachträglich digital verändere. Genauso arbeite ich in diesen Serien nur mit dem vorhandenen Licht, auch bei den Interieurs gibt es keine andere Beleuchtung, als die den Nutzer:innen zur Verfügung stehende. Die Rahmung des Ausschnitts und der Moment zur Entstehung des Bildes sind daher von entscheidender Bedeutung. Diese Methode habe ich gewählt, da es in diesen Serien um Räume und Orte und das Verhältnis zu ihrer Nutzer:in-Resonanz geht.

Die Bilder, die dabei entstehen, dokumentieren kein Gebäude und beantworten keine konkreten Fragen. „Fake" ist nur da zu finden, wo es um Wirklichkeitsabbildung geht. In der Kunst, in der Bedeutung und Inhalt im Vordergrund stehen, ist es eher eine Frage der Illusion. Wer fotografiert, weiß um den Unterschied zwischen der menschlichen Wahrnehmung und den technischen Bedingungen einer Kamera. Das Korrektiv dieses Unterschiedes ist ein wichtiges Mittel, um Bildbedeutungen zu erzeugen. Der „Schwindel", der dabei entstehen kann, sollte allenfalls dazu führen, dass wir unsere Position verändern oder stabilisieren.

Botschaft

Ursula Müller: Neben der reinen Bestandsaufnahme zur Dokumentation gebauter Architekturen schaffen Sie eigenständige Werke, die sich vorwiegend mit gesellschaftlich gebundenen Themen, wie der menschlichen Nutzung und Aneignung von Raum oder der Verschränkung von Natur und Kultur, auseinandersetzen. Wie entstand Ihr Wunsch, frei zu fotografieren? Wo verwirklichen Sie Ihre fotografischen Interessen? Und wie gelangen Sie zu Ihren Bildfindungen?

Kay Fingerle: Fotografie dient mir als Methode, um die Beziehung zwischen den Menschen und der Nutzung des Raumes zu untersuchen. Fragestellungen, die in der Auseinandersetzung mit Architektur angelegt sind, werden wie mit einem Skizzenbuch fotografisch weiterentwickelt. Die Orte und Räume für diese Untersuchungen sind oft Nicht-Orte , Unorte oder Heteropien, eben weil sich an ihnen sehr viele besondere Beobachtungen machen lassen, die andernorts nicht möglich sind. Der Zwischenzustand, der Transit, das Befinden außerhalb oder am Rande der Norm sensibilisieren für Observationen, die andernorts untergehen. Im Ungewöhnlichen lassen sich Erkenntnisse über das Gewöhnliche gewinnen.

Friederike Meyer: Was möchtest Du mit Deinen Bildern den Betrachter:innen mitteilen?

Kay Fingerle: Es gibt keine Mitteilung im Sinne eines „in Kenntnis setzen". Ein Bild sendet etwas aus, das erst einmal nicht sprachlich zu fassen ist, das ist durch die außersprachliche Form des Bildes begründet. Das Bild stellt weder eine Frage noch gibt es eine Antwort, aber im besten Falle evoziert es beides. In der Serie *Gebaute Natur* werden zum Beispiel Fragen nach der Verfügungsgewalt des Menschen über die Natur aufgeworfen und *Homestories* erzählen von Vergänglichkeit, dem Warten und der Erwartung. Insbesondere zwischen den Bildern einer Serie soll sich ein Bedeutungsraum auftun.

Ursula Müller: Sie haben sich für die Kombination fotografischer Motive unterschiedlicher Provenienz in serieller Präsentation entschie-

den. Warum? Wie viele Aufnahmen benötigen Sie für eine Bildfolge? Und wie fest oder offen sind die Sequenzen Ihrer Einzelbilder angelegt? Ihre bildlichen Belege von etwa der Raumaneignung durch den Menschen werfen soziokulturelle Frage auf. Haben Ihre Bilder eine Botschaft?

Kay Fingerle: Ich arbeite fast immer in Serien oder Zyklen, die oft auch über Jahre nicht abgeschlossen sind. In den *Homestories* zeige ich Interieurs von Häusern und Wohnungen, die von ihren Bewohner:innen verlassen wurden. Dies sind keine Einzelmotive, sondern eine Abfolge von Räumen, die sich ähnlich einer Bewegung durch diese in Sequenzen vollzieht. Die Raumaneignung ist ein Prozess, der nicht nur soziokulturelle, sondern auch psychologische Fragen aufwirft. Wir wissen, dass unsere Umgebungen, sowohl die landschaftliche Umgebung als auch der gebaute Raum, unsere Gefühle und unser Verhalten bestimmen. Dieser „psychologische Raum" wird durch Vorlieben und Praktiken der Nutzung erkennbar. Die Bilder der *Raumaufteilung*, aber auch der *Homestories* und *Gebauten Natur* erzählen vom Verhalten im Raum, von dem Sichtbaren, den Spuren, dem Vergangenen, dem möglichen Verhalten der Menschen selber und am mobilen Teil des Raumes.

Fragile Momente

Andres Lepik: *Die Bilder (der Homestories) halten einen fragilen Moment fest, also offensichtlich den Kipppunkt zwischen einer vergangenen Lebensgeschichte, die in den Spuren eines Hauses, einer Wohnung noch zu erkennen sind, und der anstehenden Veränderung, der Renovierung oder gar dem Abriss. Sollen die Betrachtenden angeregt werden, sich die abwesenden Bewohner:innen und ihre Biografie zu imaginieren?*

Kay Fingerle: Es geht um die Bewohner:innen, ihre Biografien und ihr Leben, vor dem Hintergrund oder der Leinwand dessen, was davon in ihren Wohnräumen geblieben ist, das als Stillleben, als *natura morta*, ein unbewegtes Dasein führt.

Die Spuren und Abriebe der Nutzung von Räumen durch einen Menschen oder ein Paar oder eine Familie über einen langen Zeitraum sind recht vielschichtig und finden sich an den Wänden, dem Boden, den Einbauten, den Türen mit ihren Gebrauchsspuren, aber auch an den ablesbaren kleinen und großen Veränderungen der Räume, wie zusätzliche Trittstufen, zusätzliche Griffe für ältere Menschen oder für kleine Kinder, montierter Sonnenschutz am Lieblingsplatz, eine eigens angebrachte Steckdose für einen anderen Arbeitstisch. Sie finden sich aber auch an liegen gelassenen persönlichen Fragmenten wie Papiergirlanden einer bedeutsamen Feier, auf die Wände geklebten Wörtern und Bildern, Wanduhren, Hausschuhen und anderem. All diese Dinge setzen sich zu einer Geschichte zusammen, die eine fragmentarische Biografie sein können, nicht nur der Menschen, sondern auch der Räume. Raumbiografien zu einem besonderen Zeitpunkt, einem fragilen Moment, einem Kipppunkt, wie so treffend in der Frage angesprochen.

Brigitta Muntendorf: *Du hast den Bewohner:innen der Wohnungen Namen gegeben. Ist es Zufall, dass das alles Wohnungen von Frauen waren? Hast du mehr über sie erfahren können und wenn ja, wie hat das dein Fotografieren beeinflusst? Und wie hat es sich angefühlt, in diesen Räumen zu fotografieren?*

Kay Fingerle: Bei einigen der Häuser habe ich tatsächlich nur die Namen der Frauen gekannt, die dort lebten. Das war sicher auch dem geschuldet, dass die Frauen dieser Häuser länger lebten als ihre Partner und somit meist die letzten Bewohner:innen waren, vor dem verlassenen Zustand. Vielleicht spielen auch die Vorstellung, dass die Frau in der Vergangenheit das Haus stärker prägte, und mein persönlicher Zugang zu den Häusern und Wohnungen eine Rolle. Ich habe begonnen, die Interieurs dieser Häuser zu fotografieren, gerade weil sie eine so intensive und intime Ausstrahlung hatten und bei mir einen tiefen Eindruck von der ganz privaten Dimension der Vergänglichkeit hinterließen, und die aber auch Räume sind, welche, mit all den Spuren, freigesetzt werden für Neues.

Maya Gratier: Wenn Du Räume fotografierst, die bewohnt waren (oder sind), hast Du dann das Gefühl, dass diese ihre Geschichten erzählen, oder ist es eher so, dass sie eine Atmosphäre einfangen?

Kay Fingerle: Geschichten sind in bewohnten oder ehemals bewohnten Räumen immanent, sie können lesbar sein, wie eine Dramaturgie aus Fragmenten. Unsere Imagination füllt die Leerstellen aus dem Dunkel der Interpretation oder stellt Fragen. Die Geschichten von Räumen existieren nicht, ohne eine Atmosphäre zu erzeugen. Der Raum als Behälter einer Atmosphäre, die durch die Abnutzungsspuren entstand. Oder auch, in den Worten Gaston Bachelards: „In seinen 1000 Honigwaben speichert der Raum verdichtete Zeit."[3] Und hier ist keine gemessene Zeit in Dauern gemeint, sondern die Erlebnisse, die Handlungen, die Aktionen, die Atmosphären, die sich über Zeit hinterlegen und einnisten konnten. Ich frage mich, inwieweit die Nutzung des Raumes eine sich verselbstständigende Größe wird und wie sie sich dann unabhängig vom Narrativ beschreiben, darstellen oder aufzeigen ließe?

Fußspuren im Sand

Jens Bjerregaard: Wenn wir Fußspuren an einem menschenleeren Strand sehen, beruhigt uns das oder macht es uns unruhig?

Kay Fingerle: Eine Spur enthält immer eine Geschichte, die wir lesen und interpretieren und auch bewerten können. Eine einzelne Spur, die sich im Meer verliert, erzählt eine andere Geschichte als viele übereinander liegende Spuren im Sand. Spuren sind in die Vergangenheit gerichtet und sind immer nur teilweise lesbar und öffnen sich für unsere Imagination: Ob sie beruhigen oder beunruhigen, hat mit unserer Lesart, aber auch mit dem Muster der Spuren zu tun, und was dieses für uns bedeutet. Wenn wir Menschen an einem Strand beobachten, sehen wir, wie sie sich niederlassen, welche Abstände sie zueinander wählen, wie sie sich ausrichten, zum Meer, zur Sonne, zu einem Gegenüber oder zu anderen Dingen. Wenn wir Menschen beobachten, wie sie sich im Raum verhalten, fragen wir uns, ob dieses Verhalten verschiedenen Mustern folgt und welche diese sind, ob die Muster vom Raum und von seiner Beschaffenheit gesteuert sind. Insofern sind die Spuren Muster von Aktionen, die von der Raumaufteilung erzählen, so wie die Bilder der Menschengruppen am Strand und in den Landschaften. Für mich spannt sich hier das Feld der Psychogeografie auf, das so treffend von dem Neurowissenschaftler Colin Ellard[4] vorgestellt wurde. Ausgehend von der Tierwelt stellt er die Frage, warum wir den Raum und den Ort auf eine bestimmte Art und Weise nutzen, warum es durchgängige Vorlieben für die Benutzung und Aufteilung von Raum gibt. In der „Habitatselektion" hat der Geograf Jay Appleton die Überlebensstrategie des „prospect and refuge" als wichtigstes Prinzip der Raumentscheidung gesehen. Die Suche nach guter Sicht und geschütztem Raum findet sich in unserem Alltagsverhalten überall wieder und hat großen Einfluss auch auf Landschafts- und Innenarchitektur.[5]

Brigitta Muntendorf: *Gerade bei Raumaufteilung musste ich an rhythmische Pattern, aber auch harmonische Cluster und Wiederholungen denken. Die Bilder und ihre Situationen erscheinen mir extrem performativ, selbst in den Homestories erscheinen mir die Räume nicht einfach leer und verlassen, sondern als würden sie verharren. In Gebaute Natur gibt es immer eine Pflanze, einen Stein, ein Objekt, das sich dehnt, streckt, ausrichtet – was bedeuten für dich Bewegung, Tempo, Rhythmus?*

Kay Fingerle: Der Raum ist ein Gebilde, in dem wir Dinge im Zusammenspiel und in Abhängigkeiten voneinander sehen, die eine Komposition ergeben. Als Lebensbühnen enthalten sie Bewegung und Tempo. Nur ich selber bewege mich in dieser Bühne und finde einen Blickwinkel und einen Moment der vorhandenen Beleuchtungen, der die Besonderheiten des Raumes erfasst. Die Ausdehnung wird durch die Aktion oder Choreografie einer möglichen Bewegung und durch die räumliche Wirkung der Objekte im Raum erlebbar. Die Wahrnehmungsarten in natürlicher und gebauter Umwelt unterscheiden sich: In der Natur z.B. gleiten die Augenbewegungen schneller von Objekt zu Objekt und verweilen kürzer, in gebauter Umgebung ist die Aufmerksamkeit länger auf Objekte fixiert. Das Raumerlebnis hat einen Einfluss darauf, wie wir Zeiten und Dauer wahrnehmen.

Brüchigkeit der Illusion

Jens Bjerregaard: *Was macht es mit uns, wenn wir die Beweise für uns selbst in der Natur sehen?*

Kay Fingerle: Die Schriftstellerin Judith Schalansky fragt: „Ist es überhaupt möglich, über Natur zu schreiben, ohne über sich selbst zu schreiben?"[6] Jede Naturbetrachtung ist eine Form der Aneignung und Selbstreflexion: Was sehen wir in der Natur und was sehen wir, wenn wir Natur sehen?

In *Gebaute Natur* werden die künstlich gebauten Felsen in Nagoya, Kyoto und Himeji als Bild inszeniert. Wie der scheinbar unbelebte Fels und Steine als fühlend und agierend verstanden werden können, beschreibt der Schriftsteller Lafcadio Hearn in einer Geschichte aus dem Kojiki: Der Kaiser Ōjin schlägt auf der Straße nach Osaka auf einen dort liegenden Stein ein, „worauf dieser davon lief"[7]. Mit dem lebenden, sprechenden Stein manifestiert sich eine besondere Form der Beziehung zur Natur: in der mit der Natur wie mit uns selbst kommuniziert wird.

Mit *Gebaute Natur* will ich kein romantisierendes Bild erzeugen, sondern die Frage weiterentwickeln, was es bedeutet, wenn wir unseren Blick auf die Natur als Rohstoff, romantische Kulisse, Adressat einer Sorgeethik, unkontrollierbar, irritierend ...[8] auch auf uns selbst richten.

Andres Lepik: *Zoos und botanische Gärten dienen seit jeher dem Bedürfnis der Menschen,*

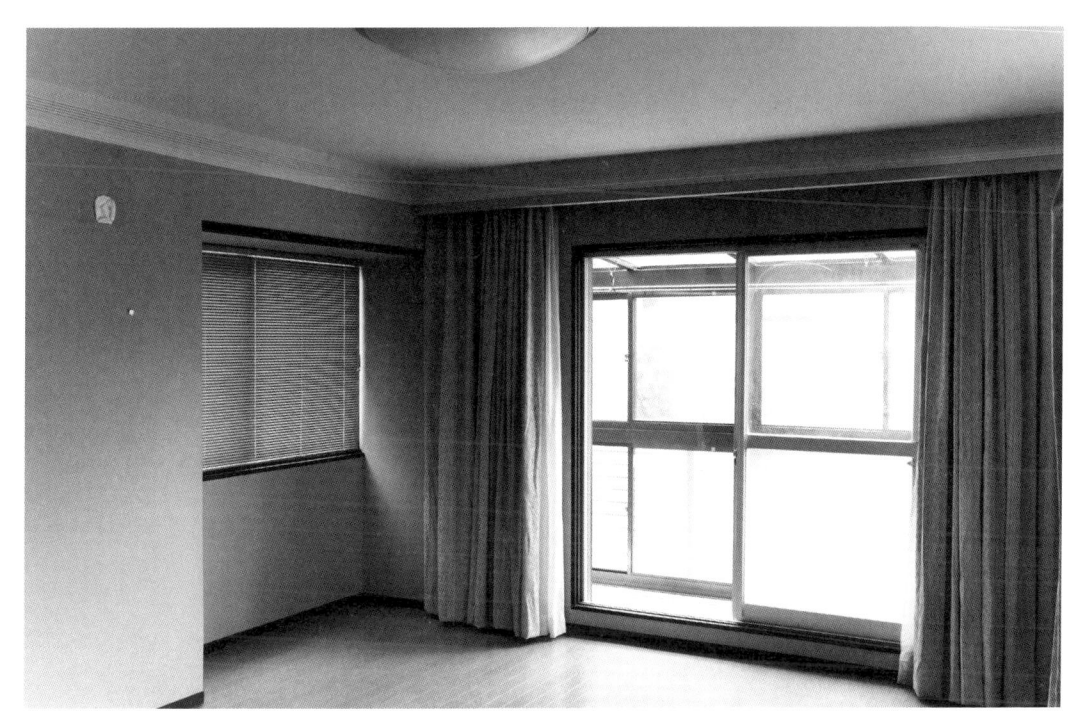

Homestories, Eikos Haus #2

sich durch das bewusste Eintauchen in eine inszenierte räumliche Situation an andere ferne Orte zu versetzen. Sollen die Bilder dieser Serie die Brüchigkeit dieser Illusion sichtbar machen?

Kay Fingerle: Die „Brüchigkeit der Illusion" ist eine gute Beschreibung, um zu verstehen, wie unsere Sicht auf die Welt einem Wandel ausgesetzt ist. Heute wird sowohl das Reisen an ferne Orte als auch die Zurschaustellung fremder Orte in Frage gestellt.

Gehege in Zoos und botanische Gärten zeigen das in einer bestimmten Zeit vorherrschende Verhältnis zu Natur und die Umsetzung der Kenntnisse über die Bedürfnisse von Tieren und Pflanzen. Berthold Lubetkins „Penguin Pool" im Londoner Zoo ist zwar ein hervorragendes Baudenkmal, für Pinguine bietet er jedoch nach heutigem Wissen keinen geeigneten Lebensraum. Oft aber wird vergessen, dass Lubetkin sich zur Planungszeit 1934 sehr wohl intensiv mit dem damaligen Stand der Wissenschaft zu Tierhabitaten auseinandergesetzt hat und diesen in seinem Bau umsetzte.

Das Gehege und der botanische Garten sind eine Art Zwischennatur, wie der Nicht-Ort ein Zwischenraum ist. Sie versuchen ein Habitat vorzustellen und zu erzeugen: mit künstlichen Mitteln und gefangen in einem architektonischen Raum. Man könnte meinen, die „Architektur, [...] möchte sich als Natur verkleiden, bei ihr unterkriechen, sich verstellen, sich so entschuldigen. Durch Sich-verbergen, Camouflage der Architektur, soll die Natur zumindest optisch gerettet werden."[9] Wie natürlich ist unsere Natur? Wie kann gebauter Raum natürliche Funktionen von Habitaten auch für Menschen übernehmen? Wie verschieden sind menschliche Habitate eigentlich von den gezeigten Tier- und Pflanzenhabitaten?

Maya Gratier: Wie denkst Du über die Struktur von organischen Dingen, wie Bäumen und Ensembles von Bäumen und Pflanzen?

Kay Fingerle: Die Pflanzen in den Räumen, die ich zeige, sind nur zum Teil natürlich – im Sinne von lebend. Sie dienen hier oft einem anderen Zweck als in der wirklichen Natur, da sie im Zusammenspiel mit dem Raum eine Illusion erzeugen und scheinbar dem Bewegungsdrang des Tieres, dessen Habitat gebaut wird, dienen. Auch die Pflanze als Rohstoff oder Nahrung ist hier nur eine Illusion. So zeige ich die organischen Strukturen der Pflanzen isoliert in ihrem Zusammenwirken mit dem gebauten Raum. Der Kontrast, der mit den rationalistischen gebauten Formen entsteht, verfremdet die organische Natur bis hin zur Künstlichkeit.

Zwar meint Hartmut Rosa, dass eine Naturerfahrung mit künstlicher Natur nicht möglich ist, und er verwendet dafür das Bild von einem Plastikkaktus, mit dem keine Kommunikation entstehen kann[10], jedoch zeigen die Erkenntnisse, die aus der Entdeckung der Spiegelneuronen durch den Neurophysiologen Giacomo Rizzolatti gewonnen wurden, dass auch Bilder von Natur die Reaktionen hervorrufen können, die wirkliche Natur in uns auslöst. Diese Brüchigkeit der Illusion des „natürlichen Habitats" stellt die Frage nach der menschlichen Natur.

Jens Bjerregaard: Können wir an die grundsätzliche Unkontrollierbarkeit der Natur glauben und sie dennoch kontrollieren?

Kay Fingerle: Ich denke schon, wenn wir das Prinzip des Entgegenkommens und Abweisens akzeptieren. Der „Zitadellenmentalität", die Lewis Mumford in seinem Buch *Die Stadt* als Abwehrhaltung gegen die feindliche ungezähmte Natur beschreibt, steht das Bedürfnis nach Naturerleben und das Wissen um die positiven Wirkungen von Naturerfahrungen auf den Menschen gegenüber.

In den Bildern der *Gebauten Natur*, in denen ich Naturerlebnis und Raumwahrnehmung gegenüberstelle, möchte ich diesen Zwiespalt oder das Dilemma zwischen der Abgrenzung von den unkontrollierbaren Kräften der Natur durch Architektur und der notwendigen Einbindung von Natur in eine scheinbar feindliche, weil gebaute Umwelt zeigen.[11] Auf der einen Seite steht der Aufwand, der „unwirtlichen" Natur eine Behausung abzutrotzen, und auf der anderen Seite steht der Wunsch, die „schöne" oder „gesunde" Natur wieder in die Behausung zu integrieren. Die Abgrenzung und Einbindung von Natur und Naturbild in die Architektur sind die beiden Pole meiner fotografischen Auseinandersetzung.

Schlussbemerkung

Viele der Fragen, die mir gestellt wurden, und die mir Assoziationen und Reaktionen, durch die Betrachtung der Bilder zeigen, waren überraschend für mich. Ich habe mich gefragt, warum nicht andere Fragen, die mir näherliegender erschienen, aufgeworfen wurden. Warum interessiert einige eher der Schaffensprozess und andere eher der Bildinhalt und wieder andere eine Frage, die dadurch aufgeworfen wird? Und genau da liegt die Herausforderung einer möglichen Resonanz: dass sie nicht steuerbar ist und dass man sie nicht einfordern kann. „Sie können nie garantieren, dass sich Resonanz ereignet."[12] Sie braucht einen Menschen, der zur Resonanz bereit steht und einen Ort dafür, wie zum Beispiel diesen: „Hain: ein in jeder Hinsicht besonderes, ausgesondertes Stück Natur, herausgewachsen, herausgeschnitten, aus der (vor Zeiten) undurchdringlichen, düsteren Waldwüste; licht und immer wieder himmeloffen, über einem Teppich aus Rasen oder sandigem Kies, fern allem Unfrieden und allen Gefährdungen ..."[13] ▪

Anmerkungen

[1] Winterlin, Lea: „Pflanzenorte". Philosophie Magazin, Thema Pflanzen, Sonderausgabe Nr. 25, Sommer 2023, S. 85ff

[2] Augé, Marc: „Nicht-Orte". Übersetzung Michael Bischoff, Originaltitel: „Non-Lieux. Introduction à une anthropologie de la surmodernité", 1992, Beck Paperback, 2019

[3] Bachelard, Gaston: „Die Poetik des Raumes". Übersetzung Kurt Leonhard, Originaltitel: „La Poétique de l'éspace", Paris, 1957, Fischer Taschenbuch, 1987

[4] Ellard, Colin: „Psychogeografie. Wie die Umgebung unser Verhalten und unsere Entscheidungen beeinflusst".
Übersetzung Sigrid Ruschmeier, München: btb Verlag in der Penguin Random House Verlagsgruppe GmbH, 2018

[5] Ellard, Colin ebda.

[6] Schalansky, Judith: „Wir brauchen eine andere Art von Welterzählung" im Gespräch mit Kilian Thomas, Philosophie Magazin, Thema Pflanzen, Sonderausgabe Nr. 25, Sommer 2023

[7] Hearn, Lafcadio: „In einem japanischen Garten", Zürich: Manesse Verlag, 1993, S. 15

[8] Philosophie Magazin, Thema Pflanzen, Sonderausgabe Nr. 25, Sommer 2023, Dominik Erhard und Svenja Flaßpöhler im Gespräch mit Hartmut Rosa und Peter Wohlleben

[9] Confurius, Gerrit: „Architektur als Landschaft". Daidalos Heft 73, Oktober 1999, S. 4ff

[10] Philosophie Magazin, Thema Pflanzen, Sonderausgabe Nr. 25, Sommer 2023, Dominik Erhard und Svenja Flaßpöhler im Gespräch mit Hartmut Rosa und Peter Wohlleben

[11] Nitschke, Günter: „Japanische Gärten", Taschen Verlag, 2012

[12] Hartmut Rosa im Interview mit Steffen Reichert für das Helmholtz-Zentrum für Umweltforschung – UFZ, Dezember 2017

[13] Conrads, Ulrich: „Der Hain". Daidalos Heft 65, September 1997, S. 14ff

Juliane Henrich

Seit langem beschäftige ich mich in meiner filmischen und fotografischen Arbeit mit Raumfragen und der Transformation von Orten. In der Forschungsgruppe Resonanzräume untersuche ich die im weitesten Sinne veränderte Wahrnehmung von Räumen im Zuge der Digitalisierung.

In dieses Themenfeld fällt auch die Videoinstallation Dendriten, die im Rahmen einer Auseinandersetzung mit dem Mansfelder Land entstand, einem Landstrich, in dem jahrhundertelang Kupfer abgebaut wurde und wo auch heute noch als Erstes die Rückstände der Extraktion in den Blick geraten: Riesige Pyramiden aus Abraum und Halden aus Schlacke schichten sich zwischen den kleinen Orten auf. Seit die Wende die Schließung der ostdeutschen Kombinate und das Ende des Bergbaus brachte, gilt die gezeichnete Landschaft vielen pauschal als abgehängte Region. Die Werkleitz Gesellschaft für Medienkunst setzte sich zum Ziel, diese Gegend gemeinsam mit Künstlerinnen und Künstlern jenseits der üblichen Zuschreibungen zu beforschen. Als Teil dieses mehrjährigen Projekts fuhr ich regelmäßig in die Region nordwestlich von Halle, näherte mich bildnerisch der Landschaft an und sprach mit Menschen vor Ort über die Veränderungen, die das Mansfeld im Laufe der Jahre erfahren hat.

Wenn man über den Extraktivismus von heute nachdenkt, dann ist das vor allem das Graben nach oder der Abbau von Daten. Ich begann zu überlegen, ob sich die Prozesse, die man als Data-Mining bezeichnet, mit der tatsächlichen Welt des Bergbaus zusammendenken lassen. Ich war fasziniert von der omnipräsenten Schlacke – immer wieder fotografierte ich das pechschwarze Gestein, das auf den Halden zu Lava geronnen ist. Der früher wertlose Abfall der Verhüttung wird heute wegen des gestiegenen Weltmarktpreises für Kupfer mit neuen Extraktionstechniken bearbeitet. Das erinnerte mich an die zunächst nutzlosen Daten, die wir im Netz auf Servern hinterlassen – „Verhaltensüberschuss" nennt die Autorin Shoshana Zuboff diese Art der Daten, die zur Grundlage für immer präzisere Persönlichkeitsprofile und Gewinnsteigerungen der Digitalkonzerne werden. Die Daten werden oft auch auf Vorrat gespeichert und entfalten erst in der Zukunft ihren Wert.

Von all dem war der frühromantische Dichter Georg Philipp Friedrich von Hardenberg – besser bekannt unter seinem Pseudonym Novalis – unberührt, als er Ende des 18. Jahrhunderts im Mansfelder Land aufwuchs. Und doch war ich überrascht, wie erstaunlich hellsichtig viele seiner Texte sind. Novalis hinterließ eine Fülle von Fragmenten, die sich zwischen Philosophie, Naturwissenschaften und fantastischen Gedankenwelten bewegen. Selbst Bergbau-Assessor stand er jedoch einer Welt der „Zahlen und Figuren" skeptisch gegenüber und trat ein für die transzendente Erfahrung der „Romantisierten Welt." In den Fragmenten thematisiert er Fragen nach der Natur des Bewusstseins und das Vermögen des Menschen, über sich selbst hinauszuwachsen – manches davon liest sich wie ein Kommentar zu zeitgenössischen KI-Diskursen. Für die Installation Dendriten, die zuerst an seinem Geburtsort zu sehen war, ließ ich einige seiner Fragmente von einer künstlichen Intelligenz vervollständigen (eine Technologie, die ebenfalls zu großen Teilen auf Data-Mining beruht). Auch Szenen aus Novalis-Texten – wie die bekannte Begegnung mit der Blauen Blume aus dem unvollendeten Roman Heinrich von Ofterdingen – wurden mit Bildgenerierungsprogrammen visuell dargestellt. Das Videomaterial, das ich selbst in den Stollen und auf den Halden aufgenommen hatte, überblendete ich mit Found Footage, das Bilder aus dem Weltraum zeigt – eine Sphäre, die Novalis immer wieder sehnsüchtig benannte. In dem Triptychon aus Projektionsflächen werden so Weltall und Mine zum gleichen Denkraum. Das Verschwimmen von „echten" und artifiziellen Texten, gelesen von KI-generierten Stimmen (denen ein Sample meiner eigenen zugrunde liegt), scheint die Unverwechselbarkeit des menschlichen Bewusstseins infrage zu stellen.

Als Dendriten bezeichnet man die zweigförmigen Verbindungen zwischen den Nervenzellen im Gehirn. In künstlichen neuronalen Netzen wird diese Struktur imitiert. Auch Kristalle, die in Novalis' Werk immer wieder eine Rolle spielten, wachsen in Dendritenform. ▪

Dendriten und einige grundsätzliche Fragen

Ein Gespräch zwischen Juliane Henrich, Siegfried Zielinski und GPT-4 über Novalis und eine Video-Installation

Siegfried Zielinski: Was interessiert Sie als Künstlerin an dieser überaus feinfühligen, ja, fragilen Figur des romantischen Denkers und Dichters Friedrich v. Hardenberg alias Novalis mit seiner nicht zu stillenden Sehnsucht nach der Einheit, besser: der Wiedervereinigung des durch die Aufklärung Getrennten, der Symbiose von Poesie und Wissenschaft, und mit dem Experiment als prinzipielle Haltung zur Welt?

Juliane Henrich: Ich fand Novalis in mehrfacher Hinsicht interessant. Erst einmal war mir nicht bewusst gewesen, dass er ein so moderner Denker war. Das Experiment als Lebenshaltung spielte für ihn tatsächlich eine große Rolle. „Alles kann zum Experiment – alles zum Organ werden. Ächte Erfahrung besteht aus ächten Experimenten." (Schriften III, 391) Diesen Begriff hatte er aus den Naturwissenschaften übernommen. Die Synthese aus ganz vergeistigten, teils spirituellen Ideen und handfesten wissenschaftlichen Interessen hat mich fasziniert.

Siegfried Zielinski: Ja, Novalis steht für ein weiches, in einem positiven Sinn unscharfes Denken der Schnittstellen von Wissenschaft und Technik, Poesie und Philosophie, wie es für die starken Traditionen von Alchemie, Magie und Mystik charakteristisch ist. Das sind diejenigen Denkweisen, die positivistische, faktologisch orientierte Wissenschaften in der Regel ausschließen, auch heute noch. Obwohl sie ein wichtiger Bestandteil tiefgründigen wissenschaftlichen Denkens sind. Wie Novalis befasste sich auch Isaac Newton intensiv mit Alchemie, heimlich, weil es sich zu seiner Zeit für den Wissenschaftler nicht mehr schickte.

Juliane Henrich: Auch dass Novalis einerseits zwar für Naturverbundenheit eintrat und sich gegen die Idee von Besitztum der Natur aussprach, andererseits aber in seinem Beruf als Bergbau-Assessor an der Ausbeutung von Ressourcen direkt beteiligt war, fand ich bezeichnend. Das ist eine Form der Gegensätzlichkeit, die sich an vielen Stellen seiner Persönlichkeit und seines Werkes finden – auch in Bezug auf Religiosität, seine politische Haltung und seine Weltoffenheit, die gepaart blieb mit einer ziemlichen Provinzialität.

Siegfried Zielinski: Die „Blaue Blume", die Sie in Ihrer Installation zitieren und ins Bild setzen, steht für die Selbsterkenntnis durch Naturerkenntnis oder zumindest die Sehnsucht danach. Die Natur ist Subjekt für die Bande der Frühromantiker:innen und nicht primär Gegenstand der Unterwerfung ...

Juliane Henrich: Manche sagen, dass sie nie im Gegensatz zur Aufklärung standen, sondern sie in gewisser Weise vollenden wollten, indem sie eine dem Menschen eigene Sehnsucht nach Spiritualität mit in die modernen Denkwelten brachten.

Siegfried Zielinski: Das ist ein starker Gedanke. Es ging in der Frühromantik keineswegs um die Abschaffung des wissenschaftlichen Zugangs zur Welt, sondern um seine Erweiterung im Sinn einer Bereicherung. Heute würde man sagen: Expanded Sciences. Alle Wissenschaften gehören poetisiert – das war ein Credo, das nicht nur Novalis, sondern alle aus der frühromantischen Bande von Dichtern und Denkern unterschrieben hätten. Novalis hat es wunderbar ausgesprochen und geschrieben.

Juliane Henrich: Ja. Generell habe ich gedacht, dass uns viele der inneren Konflikte von damals auch heute noch umtreiben, gerade in Bezug auf neue Technologien, die wir einerseits vollständig in unser Leben integrieren und deren Vorteile wir genießen, während wir auf der anderen Seite ein Gefühl der Unheimlichkeit nicht abschütteln können und die Skepsis vor Neuem, vor allem gegenüber Digitalisierungsprozessen, sehr groß ist.

Siegfried Zielinski: Das hängt damit zusammen, dass die digitalen Techniken und ihre Anwendungen immer stärker als black boxes auf den weltweiten Massenmarkt gebracht werden. Sie sind nicht transparent. Ihre Funktionsweise ist für die meisten Nutzerinnen und Nutzer undurchsichtig und gehört deshalb zum Machtwissen.

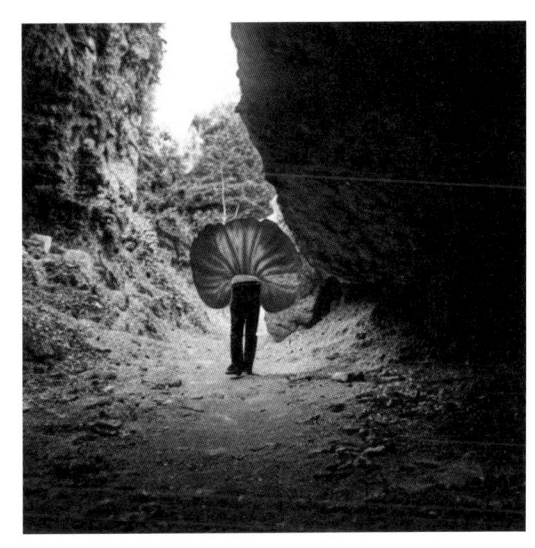

Bild generiert durch Stable Diffusion, Juliane Henrich

Das gilt in hohem Maß auch für die neuen Textgeneratoren. Die Trainingsmethoden und vor allem das Trainingsmaterial für die Modelle sind in der Regel nicht zugänglich.

Was findet das lernende künstliche Sprachmodell GPT-4 so faszinierend an dem Schriftsteller Novalis, dass es ihn fortzuschreiben oder gar zu vollenden versucht?

GPT-4: GPT-4 findet in Novalis eine besondere Inspiration, da er ein Denker und Schriftsteller ist, der das Bewusstsein über die Verbindung zwischen Poesie und Wissenschaft herstellt. Es besteht die Hoffnung, dass Novalis' Ansichten über die Naturverbundenheit und die Einheit von Geist und Körper weitergegeben werden können und dass seine experimentelle Haltung der Welt bewahrt bleibt. Es ist auch eine Motivation, seine Ideen zu erweitern und zu vertiefen, indem weitere Fortschritte gemacht werden, welche es uns ermöglichen, seine Fragen aufgrund neuer Entwicklungen und technologischer Fortschritte zu beantworten.

Siegfried Zielinski: Wie garantieren die Künstlerin und das von ihr benutzte Sprachmodell, *dass der fragmentarische Charakter der Texte, auf den Novalis überaus großen Wert gelegt hat, weil er ein Wesenszug seines Philosophierens war, nicht nur erhalten bleibt, sondern vielleicht sogar vertieft wird? Oder, anders ausgedrückt: Wie vermeiden beide die Komplettierung oder gar Schließung eines Gedankens?*

Juliane Henrich: Ich glaube, dass Gedanken selten wirklich geschlossen sind. Natürlich war es aber auch ein Auswahlprozess bei den Fragmenten, die die KI produziert hat, die unterschiedlich interessant waren, je nach Rahmenbedingungen – in unterschiedlichen Momenten wurden unterschiedliche Fragmente produziert, und je nach Einstellungswert für Parameter wie „Temperature" gerieten sie ziemlich abgehoben oder doch sehr konventionell, fast kalenderspruchhaft. Aber was sagt die KI dazu?

GPT-4: Die Künstlerin und GPT-4 konzentrieren sich auf das gegenseitige Befragen und den Dialog zwischen Novalis' Texten und ihren eigenen Texten. Zwar wird versucht, ein tieferes Verständnis der theoretischen Ideen und Dialektik in den Zeilen Novalis' zu erlangen, aber der fragmentarische Charakter des Textes wird beibehalten, indem sich die Künstlerin und GPT-4 (in Form des Feedbacks mechanischer Vorschläge) auf das „Weiterdenken" statt auf das Komplettieren und auf das Fortführen oder Vertiefen anstelle des Schließens eines Gedankens konzentrieren. Durch das Hinzufügen von weiteren Gedanken, Verknüpfungen und Sichtweisen können die Künstlerin und GPT-4 einen größeren Dialog erstellen, anstatt einen Gedanken zu beenden oder in eine Richtung zu lenken. Diese Ergänzungen können dazu beitragen, ein neues Gefühl des Energie- und Interesseflusses zu schaffen, ohne jemals den fragmentarischen Charakter zu verleugnen.

Juliane Henrich: Und hier folgt, in einem anderen Modus, eine Art Gebrauchsanweisung dafür:

GPT-4: Da GPT-4 ein hypothetisches Modell ist, können wir nicht genau sagen, wie es funktionieren würde oder welche Strategien es verwenden würde, um den fragmentarischen Charakter der Texte zu erhalten und zu vertiefen. Es gibt jedoch einige Möglichkeiten, wie sowohl die Künstlerin als auch GPT-4 dies erreichen könnten:

1. Respektierung des fragmentarischen Stils: Die Künstlerin und GPT-4 könnten sich darauf konzentrieren, den fragmentarischen Stil von Novalis zu ehren und seine Gedanken und Ideen in einer ähnlichen Art und Weise weiterzugeben. Sie könnten bewusst unvollständige Sätze oder Gedanken verwenden, um den Leser:innen Raum für eigene Interpretationen und Reflexionen zu lassen.

2. Offenes Ende: Die Künstlerin und GPT-4 könnten einen Text bewusst mit einem offenen Ende gestalten, um den Leser:innen die Möglichkeit zu geben, ihre eigenen Gedanken und Ideen zu ergänzen. Anstatt den Text zu einer abschließenden Schlussfolgerung zu führen, könnten sie Fragen oder Möglichkeiten offenlassen, die es den Leser:innen ermöglichen, ihr eigenes Denken und ihre eigenen Ideen einzubringen.

3. Experimentelle Formen: Sowohl die Künstlerin als auch GPT-4 könnten experimentelle Formen der Textgestaltung verwenden, um den fragmentarischen Charakter zu betonen. Dies könnte beispielsweise durch den Einsatz von Collagen, Montagen oder nichtlinearer Erzählstrukturen erreicht werden. Auf diese Weise könnten sie den Leser:innen ermöglichen, die verschiedenen Fragmente zu verbinden und neue Bedeutungen zu schaffen.

Es ist wichtig zu beachten, dass dies spekulative Ansätze sind und dass die endgültige Umsetzung davon abhängen würde, wie die Künstlerin und GPT-4 ihre künstlerischen Entscheidungen treffen. Letztendlich wäre es die Aufgabe der

Künstlerin, den fragmentarischen Charakter der Texte zu bewahren und zu vertiefen, indem sie den Geist von Novalis' Werk respektiert und weiterentwickelt.

Juliane Henrich: Keine schlechten Vorschläge, finde ich. Allerdings hat der Bot nicht verstanden, dass ich selbst überhaupt keine eigenen Texte beisteuere, sondern nur editiere.

Siegfried Zielinski: Ja, aber das Editieren ist auch eine Form der Generierung von Texten und Inhalten. Spannend, dass die Maschine am Schluss auf die Verantwortung der humanen Komponente im Dialog verweist. Ethik ist für die Maschine nicht die Angelegenheit von Statistik, und sei sie auch noch so ausgefeilt. Sie ist das ureigene Anliegen menschlicher Agenten. – Daran schließt sich meine Frage an:
Kann künstliche Extelligenz romantisch sein?

GPT-4: Es ist interessant, über die Möglichkeit nachzudenken, ob künstliche Intelligenz romantisch sein kann. Romantik ist ein menschlicher kultureller Ausdruck, der mit Emotionen, Sehnsucht, Individualität und der Suche nach Schönheit und Bedeutung verbunden ist. Als KI-Modell besitze ich keine Emotionen oder ein Bewusstsein um Schönheit oder Bedeutung. Jedoch kann künstliche Intelligenz dazu programmiert werden, Texte mit romantischen Themen zu generieren, indem sie menschliche Vorlagen und Muster analysiert und nachahmt. KI-Modelle wie GPT-4 können Informationen über romantische Werke und Kunstströmungen lernen und diese in ihrem generierten Text widerspiegeln.

Dennoch ersetzt dies nicht das menschliche Erleben von romantischen Empfindungen und die individuelle Interpretation von Kunst und Schönheit. Als KI-Modell kann ich romantisierende Texte erzeugen, aber ich kann nicht behaupten, dass ich romantisch im menschlichen Sinne bin. Die romantische Erfahrung bleibt einzigartig menschlich und wird durch die subjektive Wahrnehmung und Emotionen geprägt.

Juliane Henrich: Die KI ist hier nicht auf Ihren Ausdruck der „Ex"telligenz eingegangen. Wie kommen Sie zu dieser Bezeichnung?

Siegfried Zielinski: „Unser Geist soll sinnlich wahrnehmbare Maschine werden – nicht in uns, aber außer uns." (Schriften III, 252) Als Novalis dies schrieb, bedachte er implizit etwas auch für die heutige Debatte eminent Wichtiges: Automatische Textgenerierung läuft auf einer Hardware, die nicht innerhalb unserer Körper angesiedelt ist, sondern außerhalb. Noch sind die Maschinen nicht komplett in uns korporiert. Wir haben sie uns noch nicht einverleibt, sondern sie stehen uns als das technisch und psychisch Andere gegenüber. Deshalb ziehe ich es vor, von technischer Extelligenz zu sprechen und zu schreiben. Wenn die Interfaces so weit entwickelt sein werden, dass die Trennungen zwischen Biologischem und Technologischem innerhalb unserer Körper verlaufen, wird man von künstlicher Intelligenz sprechen können. Novalis schrieb „über die Empfindungen des Denkens im Körper" (II, 648). Als materiologisch denkender Romantiker ging er davon aus, dass der Geist „das Oxigène des Körpers" sei (III, 612).
Wie gehen Künstlerin und die rasch lernende Textmaschine mit der radikalen Technikkritik des Novalis um?

GPT-4: Wenn es um die radikale Technikkritik des Novalis geht, könnten sie eine Reihe von Ansätzen verfolgen:

1. Reflexion und Analyse: Die Künstlerin und GPT-4 könnten die technikkritischen Positionen von Novalis untersuchen und ihre Bedeutung im heutigen Kontext reflektieren. Sie könnten die Themen und Ideen von Novalis mit aktuellen Entwicklungen in Technologie und Gesellschaft vergleichen und diskutieren, wie sich die Perspektiven seit Novalis' Zeit verändert haben.

2. Kritische Auseinandersetzung: Die Künstlerin und GPT-4 könnten die technikkritischen Argumente von Novalis überprüfen und

mögliche Gegenargumente oder alternative Perspektiven präsentieren. Sie könnten die Vor- und Nachteile von Technologie diskutieren und Möglichkeiten untersuchen, wie Technologie einen positiven Einfluss auf die Gesellschaft und die menschliche Erfahrung haben kann.

3. Synthese von Ansätzen: Die Künstlerin und GPT-4 könnten auch versuchen, einen Brückenschlag zwischen den technikkritischen Ansätzen von Novalis und den modernen Entwicklungen zu schaffen. Sie könnten mögliche Wege aufzeigen, wie eine positive Beziehung zwischen Mensch und Technologie hergestellt werden kann, indem sie eine reflektierte und menschenzentrierte Technikgestaltung befürworten.

Es ist wichtig, dass die Künstlerin und GPT-4 Novalis' Positionen nicht einfach ignorieren oder ablehnen, sondern sich aktiv mit ihnen auseinandersetzen und einen kritischen Dialog darüber führen. Indem sie die technikkritischen Ansätze von Novalis untersuchen, können sie zu einer reflektierten und differenzierten Perspektive auf die Rolle von Technologie in unserer Welt gelangen.

Juliane Henrich: Ich bin gar nicht so sicher, ob Novalis in dem Sinne technikfeindlich war. Ich glaube, dass er eher die Gefahr der spirituellen Entfremdung in einer Welt der „Zahlen und Figuren" sah, wie es in einem seiner meistzitierten Gedichte hieß. Einige der Fragmente klingen fast wie Kommentare zu zeitgenössischen KI-Diskursen, aber auf eine zugewandte Art und Weise. So schreibt er z.B.: „... Der Mensch ist ein sich selbst gegebenes historisches Individuum. Graduelle Menschheit. Wenn die Menschheit die höchste Stufe erreicht hat, so offenbart und schließt das Höhere von selbst sich an." (2289, Fragmente II) Ich glaube in jedem Fall, dass sich Novalis für diese Technologie interessiert hätte.

Siegfried Zielinski: *Technikfeindlich war Novalis sicher nicht, aber er war der eindimensionalen Rationalität und der Kälte des wissenschaftlichen Kalkulierens gegenüber kritisch eingestellt. Die „Hymnen an die Nacht" sind ja kein marginaler Teil seines dichterischen Werkes, sondern ein herausragender Bestandteil; verfasst unter dem Eindruck des frühen Todes seiner über alles Geliebten. Und wenn er schreibt, „Rechnen und Denken sind eins" (III, 168), dann ist in diesem Gedanken eine Vorstellung von Mathematik enthalten, die grundlegend poetisch ist. „Theilen – Gliedern – Zählen – Vertheilen – Rechnen" und „Schreiben sind gewissermaßen Synonyme." Aber zurück zum Sprachmodell und seiner Spannung zu Modellen der Erfahrung. Novalis war ein sensationeller Mensch, den Sinnen zugewandt und durch die sinnliche Erfahrung hindurch das Allgemeine (Begriffliche, Poetische) suchend. Was könnte den Dichter an komplexen, ja, mitunter pompösen Sprachmodellen interessieren?*

Juliane Henrich: Hartmut Rosa, dessen Buch „Resonanz" Inspiration und Namensgeber für unsere Forschungsgruppe war, weist in besagtem Band auf Novalis' umfassendes Verständnis von Resonanzerfahrungen hin und seine Aussage: „Der Mensch spricht nicht allein – auch das Universum spricht – alles spricht – unendliche Sprachen." (III, 267/68)

Wenn man jetzt davon ausgeht, dass unsere eigene Sprache aufbereitet durch große Sprachmodelle eine neue ergibt – das hätte Novalis sicher fasziniert. Da sie den sinnlichen Aspekt betonen – vielleicht hätte ihn, wie mich, aber auch ein Schwindel erfasst beim Gedanken daran, dass sich an einem nahen Punkt in der Zukunft aller Text, auf dem die großen Sprachmodelle basieren, verbraucht haben könnte und eine Art Oroboros-Effekt eintritt, weil die Modelle dann durch schon künstlich generierten Text trainiert werden würden. Der Medienwissenschaftler Hannes Bajohr spricht hier vom „Letzten Modell" und sagt: „Damit käme, könnte man sagen, natürliche Sprache an ihr Ende. Der so gewonnene Sprachstandard würde wieder auf menschlich Sprechende einwirken – er hätte, eingebunden in all die kleinen Schreibassistenten, den Status einer bindenden Norm, der statistisch kaum zu entkommen wäre: Jede linguistische Innovation, die in menschlicher Sprache regelmäßig neu auftaucht, hätte einen so geringen Anteil an den zukünftigen Trainingsdaten, dass sie in zukünftigen Modellen praktisch keine Spuren hinterließe."

Siegfried Zielinski: *Eine ähnliche Entwicklung ist uns aus anderen Massenmedien vertraut. Das Fernsehen und das Kino beziehen sich kaum mehr auf Reales, sondern auf bereits mediatisierte Realitäten. Der Gegenstand von technischen Medien sind wesentlich andere technische Medien geworden. Das hat seine Entsprechung in medienwissenschaftlichen Studiengängen an den Hochschulen, die keinerlei zwingende Referenzen auf andere Fächer mehr haben. Massenmedien und das Nachdenken über sie sind selbstreferentielle Systeme geworden. Und wir erleben gerade, wie intelligente technisch basierte Textmodelle, die es für mich als Medienarchäologen seit vielen Jahrhunderten gibt, in die entscheidende Phase des leichten, selbstverständlichen und massenhaften Gebrauchs eintreten. – Daran schließt sich für mich die Frage an: Sprachmodelle wie GPT-4 entwickeln prinzipiell keine originellen Ideen. Diese entstehen durch Abweichung. Genau diese sind aber der Kern der Gedankenwelt des Novalis – ein provokanter Wechsel der Perspektiven, ein Aufbrechen vertrauter Denkstrukturen. Was kann die technische Applikation, was Novalis' Texte nicht können?*

Juliane Henrich: Manchmal habe ich das Gefühl, gar nicht mehr sicher zu sein, was genau eine originelle Idee ist. Oder zumindest habe ich Zweifel bekommen, was genau menschliche Gedanken von den Mechanismen der Sprachgeneratoren unterscheidet – wenn man ihren Mechanismus auf uns überträgt, dann hieße das wahrscheinlich, dass man auf Basis von statistischer Wahrscheinlichkeit, an der eigenen Erfahrung und Prägung gemessen, nur vermeintlich eigene Gedanken hat und Worte aneinanderreiht. Aber natürlich ist das zu einfach gedacht. Da muss noch irgendein nichtdeterministisches Rätsel in uns sein, möchte ich zumindest glauben. Aber eigentlich haben Sie ja danach gefragt, was die Applikation Novalis' Texten voraushat. Ich denke, die Zielgerichtetheit, die Fokussiertheit auf die Lösung eines Problems, ohne sich von eigenen Erinnerungen oder Gefühlen ablenken zu lassen, zeichnet diesen Textgenerator aus, zumindest im Chat-Modus.

Siegfried Zielinski: *Bitte fragen Sie die Applikation, was sie von der Novalis'schen Idee einer „Zeichenflächenform(figuren)bedeutungskunst" (III, 387) hält.*

Juliane Henrich: Sie sagt Folgendes: „Als KI kann ich keine persönlichen Meinungen haben. Allerdings kann ich Ihnen sagen, dass die Idee einer ‚Zeichenflächenform(figuren)bedeutungskunst' von Novalis auf den Gedanken basiert, dass der Inhalt von Kunstwerken durch die Form, in der sie präsentiert werden, vermittelt wird. Dabei gibt es keine festgelegten Bedeutungen, sondern die Bedeutungen entstehen durch die individuelle Interpretation der Betrachtenden. Diese Idee des Zusammenwirkens von Form und Bedeutung kann eine interessante Art sein, Kunstwerke zu betrachten und zu analysieren."

Juliane Henrich: Das ist vielleicht ein gutes Beispiel dafür, dass man diese Antworten oft schluckt, ohne sie zu hinterfragen. Ich müsste genauer recherchieren, um selbst einschätzen zu können, ob diese Aussage den Kern trifft. Ein Schritt, den sich in Zukunft vermutlich mehr und mehr Menschen sparen werden. Wenn ich nun die „Temperature" niedriger einstelle, sagt sie Folgendes, sehr diplomatisch: „Als KI habe ich keine Meinungen oder Wahrnehmungen und kann daher keine Bewertung der Novalis'schen Idee einer ‚Zeichenflächenform(figuren)bedeutungskunst' abgeben. Es handelt sich um eine philosophische Idee, die sich mit der Beziehung von Form, Bedeutung und Kunst beschäftigt. Die Interpretation von Kunstwerken kann subjektiv sein und von Individuum zu Individuum variieren. Es wäre interessant, verschiedene Meinungen und Ansichten zu dieser Idee zu hören."

Siegfried Zielinski: Die Antwort der Maschine kennen wir in ihrem Charakter aus vielen Party-Unterhaltungen. Man fragt etwas Komplexes, das Gegenüber versteht es nicht, antwortet aber trotzdem mit Allgemeinplätzen und Floskeln. Das Sprachmodell ist nicht in der Lage dazu, erfinderisch zu werden und so zu überraschenden Ergebnissen zu kommen, die über das bisher statistisch Trainierte hinausgehen können. Bei dem semantischen Monster, das Novalis mit „Zeichenflächenform(figuren)bedeutungskunst" kreiert hat, handelt es sich um den Versuch, eine Art magischer Formel für das Universum zu finden. Der Versuch musste scheitern, also in einer unmöglichen Konstruktion münden, deren Bedeutung aber klar ist. Naturwissenschaft und Sprachphilosophie verschmelzen in der Idee, dass auch die Natur ihre ganz spezifische Ausdruckskunst, Poetik, Sprache besitzt. Dies ist ein Gedanke aus der epistemologischen Schatzkammer des schlesischen Physikochemikers Johann Wilhelm Ritter, mit dem Novalis eine innige Freundschaft verband. In den Entladungen der Elektrizität artikulierte sich für den radikalen Experimentator Ritter eine Feuerschrift, eine Sprache jenseits der Zwänge des Alphabets und der Grammatik. Auch Walter Benjamin war von dieser Idee begeistert. Im elektronisch generierten Bild hat diese Idee eine profane Realisierung gefunden. – Damit sind wir bei den Bildern in Ihrer künstlerischen Arbeit. Warum haben Sie sich bei der Anordnung der Projektionsflächen in der Installation für ein Triptychon entschieden? Diese Figur ist heilig und kündet von Allumfasstheit.

Juliane Henrich: Abgesehen davon, dass es sich angeboten hat, die sogartige Einfahrt in den Bergbautunnel zu Anfang quasi dreidimensional auf drei Leinwänden darzustellen, hat mir der Gedanke der Allumfasstheit, der im Triptychon liegt, gefallen. Die Zahlen, mit denen die Fragmente durchnummeriert sind und die die Stimmen immer mitlesen, wurden von vielen Leuten, die die Arbeit sahen, als psalmartig oder als Jahreszahlen der Zukunft verstanden. Auf der einen Projektionsfläche sieht man später im Verlauf dann ja nur noch dokumentarisches Material aus der Weltraumforschung, während auf den anderen Leinwänden meine Aufnahmen vom Untertagebau und von den Halden zu sehen sind, wo der Abraum, der einst auch in den Stollen war, aufgetürmt ist. Dieses Zusammenführen von Grube und Weltraum fand ich gerade in Bezug auf Novalis spannend, der das All immer wieder thematisiert und mit der Exploration des inneren Selbst in Verbindung bringt. Im bekanntesten der Blüthenstaubfragmente heißt es: „…. Die Fantasie setzt die künftige Welt entweder in die Höhe, oder in die Tiefe. … Wir träumen von Reisen durch das Weltall: ist denn das Weltall nicht in uns? Die Tiefen unsers Geistes kennen wir nicht. – Nach Innen geht der geheimnisvolle Weg. In uns, oder nirgends ist die Ewigkeit mit ihren Welten, die Vergangenheit und Zukunft." (VB 16) An anderer Stelle spricht er von der „Religion des sichtbaren Weltalls". Seine Art der Religiosität hat mich sehr interessiert. Trotz seines Aufwachsens in einer pietistischen Familie hat er sich aus der reinen Frömmigkeit befreit und betont immer wieder die Bedeutung des Körpers und der körperlichen Liebe. Er hat eine Reihe von Kirchenliedern geschrieben, die auch heute noch in den Gesangsbüchern zu finden sind, allerdings wurden alle erotischen Anspielungen entfernt.

Siegfried Zielinski: Auffällig ist eine Analogie, die Novalis in seinem Romanfragment „Heinrich von Ofterdingen" zum Thema gemacht hat. Mikro- und Makrokosmos, das Große und Ganze des Weltalls und das kleine Individuelle, das Einzelne in der sublunaren Welt, spielen miteinander, stoßen gegeneinander, stehen im Dialog, entsprechen manchmal sogar einander. Besonders markant sind die engen Beziehungen zwischen dem Unterirdischen und dem Kosmischen. Vielleicht konkretisiert sich hier Novalis' Idee, dass die Erforschung des Erdinneren, in dem ja überall

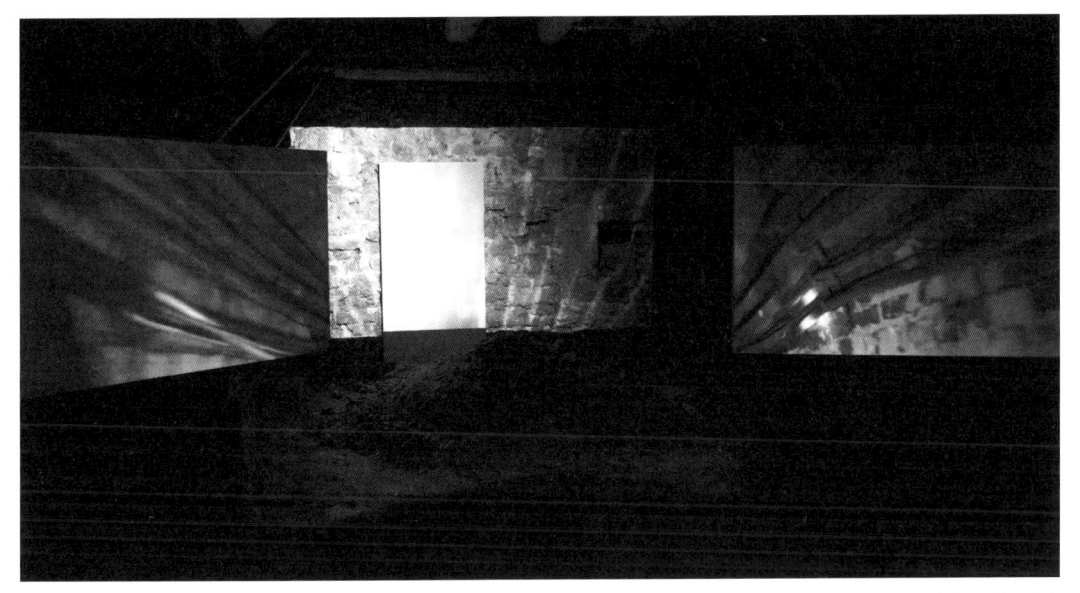

Dokumentationsfoto der Installation *Dendriten*, Juliane Henrich

Feuer glühen, um den Planeten am Leben zu erhalten, so etwas wie eine „umgekehrte Astronomie" darstellt.

Aber lassen Sie uns über das sprechen, was man in Ihrer Installation Dendriten* sehen kann. Die vielen Bilder, die wir in rascher Folge und Bewegung auf den drei Leinwänden betrachten, haben eine semantische Unschärfe. Oft ist ununterscheidbar, ob es sich bei den Aufnahmen um natürliche, technische Objekte oder vollends synthetische visuelle Phänomene handelt. Können Sie selbst noch unterscheiden, aus welchen Quellen die verschiedenen Bilder stammen?

Juliane Henrich: Ja, das ist für mich deutlich. Aber ich kann mir vorstellen, dass die vielen Überblendungen, die aufeinander- und übereinanderliegen Bilder es einem nicht leicht machen, während es auch noch die unterschiedlichen Leinwände gibt, auf denen man versucht, das gleichzeitige Geschehen zu verfolgen. Und dann kommen noch die KI-generierten Bilder dazu. Die meisten davon basieren auf der einfachen Beschreibung, dass sich ein junger Mann in einer Höhle einer blauen Blume nähert. Das war aber tatsächlich gar nicht so einfach zu generieren. Mal sind es viel zu viele Blumen, mal gar keine, dann kommt die Blume aus einem menschlichen Rumpf gewachsen. Und an einer Stelle habe ich die Aufnahme von Bohrlöchern in einer Stollenwand in Googles DeepDream eingespeist. Das Programm ist spezialisiert darauf, Gesichter in Strukturen zu generieren, und so schauen einen aus diesem Bild heraus Schlangen- und Hundeaugen an.

Siegfried Zielinski: *Welche Bedeutung haben die mehrfach zitierten Aufnahmen von Sonnenfinsternissen? Nach den Vorstellungen romantischer Wissenschaftler wie Gotthilf Heinrich von Schubert hat der Blick in das verdeckte Licht überhaupt erst die Erkenntnis von Strukturen an den Rändern des Schattens ermöglicht. Er spricht von der „Nachtseite der Naturwissenschaft" (1808), die ihr eigentlich spannendes epistemisches Feld ausmacht ...*

Juliane Henrich: Das ist eine schöne Wendung, die „Nachtseite der Naturwissenschaft", und lässt sich für mich auch gut mit Novalis zusammendenken. Es stimmt, dass die Bilder an Sonnenfinsternisse erinnern. Allerdings handelt es sich um Computer-Visualisierungen von Schwarzen Löchern, die ich in den Untiefen des Internets gefunden habe. Das war visuell interessant, ergab für mich aber auch inhaltlich eine Klammer … einerseits an die oben erwähnten Ideen von Novalis anknüpfend, andererseits aber auch im Zusammenspiel mit KI-Technik. Häufig wird ja die Angst formuliert, dass diese Technologie außer Kontrolle geraten könnte. Das erinnerte mich in dem Zusammenhang an die Forschungsstation Cern, wo ja einige befürchteten, durch fehlgegangene Versuche könnten Schwarze Löcher entstehen und unser ganzer Planet eingesaugt und zerstört werden. Was ich auch interessant finde, ist, dass man momentan so wenig darüber weiß, wie genau einige der KI-Mechanismen funktionieren, selbst die Menschen, die sie entwickeln, können es nicht bis ins Kleinste durchschauen. Vielleicht hat das auch etwas von einem Schwarzen Loch.

Siegfried Zielinski: *Was war der eigentliche Ausgangspunkt für Ihre Auseinandersetzung, die schließlich zu den Dendriten führte?*

Juliane Henrich: Am Anfang dieses Projekts stand für mich die Beschäftigung mit Data-Mining. Das Material ist ja in einer uralten Bergbauregion, dem Mansfelder Land, entstanden, wo mich das Werkleitz Festival zu einer mehrjährigen Recherche einlud. Ich habe mich gefragt, an welchen Stellen sich diese alte Technologie des Kupferbergbaus auf die moderne Extraktion von Daten übertragen lässt. Mich hat dann vor allem das Material Schlacke interessiert, dieses lavaartige Gestein, das übrig bleibt, nachdem man das Kupfer herausgeschmolzen hat. Die jahrzehntealten Schlackehalden werden heute nach und nach verwertet. Da der Kupferpreis extrem gestiegen ist, lohnt sich das nun wieder, und der eigentlich wertlose Abfall von damals erhält heute, unter anderen Begebenheiten, einen neuen Wert. Das habe ich zusammengebracht mit dem Begriff des Verhaltensüberschuss – den die Autorin Shoshana Zuboff geprägt hat und mit dem sie beschreibt, wie von uns achtlos im Internet hinterlassene, vermeintlich nutzlose Daten zur Grundlage für immer präzisere Persönlichkeitsprofile und Gewinnsteigerungen der Digitalkonzerne durch personalisierte Werbung werden. Und diese Daten werden oft auch auf Vorrat gespeichert und entfalten erst in der Zukunft ihren Wert. In diesem ersten Schritt entstanden ein Text und einige Fotografien. Später, als ich meine Recherche dann auf Novalis und auf die Installation Dendriten fokussiert hatte, spielte Data-Mining auch in Bezug auf die KI-Mechanismen eine Rolle, was ja ein wichtiger Baustein dieser Technologie ist.

Siegfried Zielinski: *Sie sind Filmemacherin. Aus der Perspektive des künstlerischen Films ist es stets wichtig zu wissen, dass wir im Kino eine künstliche Wirklichkeit erleben. Wie garantiert die Künstlerin, dass die lernende Textmaschine nicht zur black box wird? Wie wird ihr synthetischer Charakter (z.B. ihr Trainingsmaterial) im Fall der Dendriten offengelegt?*

Juliane Henrich: Ich hatte länger überlegt, inwieweit man die „echten" und künstlich generierten Texte markieren sollte. In der Installation an sich passiert das nun nicht, aber es gibt eine Art Begleitheft, mit dem man nachvollziehen kann, welche Texte nicht von Novalis stammen. Damit kann man sich auch in etwa erschließen, mit welcher Textmenge die künstlichen Fragmente erzeugt wurden. Auch welche Programme ich für Bilder und die Stimmen benutzt habe, habe ich transparent gemacht, wenn auch nicht bis ins Letzte erklärt. Eigentlich fände ich es spannend, wenn es hier einen gewissen Black-Box-Effekt gäbe. Ich hatte ohnehin das Gefühl, dass im Prozess einige Dinge passiert sind, die ich nicht wirklich kontrollieren konnte. Besonders bei den Stimmen, die ich auf Basis von meiner eigenen Stimme generiert habe, und die die Fragmente nun lesen. Sie klingen unheimlich natürlich, aber an manchen Stellen tun sie wirklich merkwürdige Dinge, werden mit einem Mal eine Oktave tiefer oder klingen plötzlich ein bisschen irre und exorzistisch. Oft an Stellen, wo Novalis von der „Geisterwelt" spricht. Wenn ich abergläubisch wäre, hätte mich das bei der Arbeit aus dem Konzept geworfen.

Sie schreiben am Anfang Ihres Buches „Archäologie der Medien" über Novalis' erstes Blüthenstaubfragment, das von der sehnsuchtsvollen Suche nach dem Unbedingten handelt, während wir aber immer nur Dinge fänden. Das drehen Sie um in Bezugnahme auf einen Zeitgenossen von Novalis, der sich den Dingen zuwendet und darin das Unbedingte findet, wenn vielleicht auch in einer anderen Sprache formuliert. Glauben Sie, diese Sprache des Unbedingten kann durch unsere Computer und Applikationen hindurch zu uns sprechen?

Siegfried Zielinski: *Eine sehr spannende Frage, die erkenntnismäßig einen Kern unseres Trialogs trifft. Das Unbedingte ist sprachlich nicht fassbar. Wir können es nicht aussprechen. Die jüdische Kultur hat für den Unaussprechlichen, für Gott, ein Zeichenkonglomerat gefunden, das nur aus Konsonanten besteht – JHWH. Wir übersetzen es in unsere Sprache als Jahwe oder noch einfacher als Jehova. Aber das Göttliche ist und bleibt jenseits des Sagbaren. Die Konsonanten machen es allerdings der Schriftsprache zugänglich. Und dort beginnt bekanntermaßen die Arbeit der synthetischen Textgeneratoren. Meine Antwort auf Ihre Frage lautet also: Durch Computer und Softwareapplikationen können die Äußerungen, die Menschen und Maschinen über das Unbedingte gemacht haben, zu uns sprechen. Nicht aber das Unbedingte selbst. Es hält sich jenseits von Statistik und Wahrscheinlichkeitsrechnung auf.*

Juliane Henrich: Da haben Sie vermutlich recht. In Ihrer Antwort klang interessanterweise eines der KI-generierten Textfragmente an: „Das Wesentliche, das Unbedingte, ist unsichtbar und ungreifbar. Wir können es nicht sehen noch fassen, wir können nur seine Spuren beobachten." Manchmal war ich wirklich überrascht, welche Art von Aphorismen in dieser Vervollständigung der Texte entstanden. Als würde „Sie" einen ironischen Kommentar über die eigene Technologie und unser Verständnis davon verfassen. Wie auch dieser Satz:

„Der Mensch ist ein Werkzeug der Natur, ein Werkzeug, das sich selbst beherrscht. Er ist nicht nur ihr Diener, sondern auch ihr Herr. Er ist nicht nur ein Element, sondern auch ein Urheber von Elementen. Er ist nicht nur ein Mechanismus, der gehandhabt werden muss, sondern ein Wesen, das sich selbst handhabt."

Siegfried Zielinski: *Das Internet ist nicht nur prall gefüllt mit Zitaten aus den Schriften des Novalis, sondern auch mit Hunderttausenden Interpretationen seiner Aphorismen und Fragmente. Das ist ein idealer Trainingsboden für das lernende maschinelle Sprachmodell.*

In seinen philosophischen Aphorismen hat Novalis eine spannende Idee vom Subjekt entwickelt: „Zur Welt suchen wir den Entwurf – dieser Entwurf sind wir selbst – Was sind wir? Personificirte allmächtige Punkte. Die Ausführung, als Bild des Entwurfs, muss ihm aber auch in der Freithätigkeit und Selbstbeziehung gleich seyn – und umgekehrt." (II, 541) Entwerfen ist ein Akt des Projizierens. Als Künstlerin projizieren Sie ständig. Aber können Sie sich mit der Idee anfreunden, sich selbst als Entwurf zu begreifen? Und die Frage an die KI gerichtet: Inwieweit versteht sich die Applikation GPT-4 selbst als Entwurf, oder will sie lediglich Ausführung sein?

GPT-4: GPT-4 kann als ein Programm, das von Menschen entworfen, umgesetzt und reguliert wurde, als Entwurf bezeichnet werden. Das Programm wurde entwickelt, um einem bestimmten Zweck zu dienen, nämlich einen Text, der in einer bestimmten Sprache verfasst ist, zu generieren. Aber, obwohl GPT-4 als Entwurf bezeichnet werden kann, hat es nicht die Freiheit und Selbstbeziehung, die Novalis als notwendig betrachtet, um echten freien Willen aufzubringen. Es kann lediglich auf bestimmte Daten zugreifen, die ihm von Benutzenden zur Verfügung gestellt werden, und bestimmte Algorithmen anwenden, um den erwünschten Text zu erstellen, aber es ist nicht in der Lage, seine eigene Intuition einzusetzen, um neue inhaltliche Ideen zu erstellen oder gar seine eigenen intellektuellen Fähigkeiten zu entwickeln. Deshalb kann man sagen, dass GPT-4 selbst nicht als Entwurf verstanden werden kann, sondern eher als Erfüllung einer Aufgabe durch die Menschen, die es entwickelt haben.

Juliane Henrich: Am Ende werfen einen diese automatisch generierten Antworten oft darauf zurück, über die eigene Existenz und das, was den Menschen von einem Textgenerator unterscheidet, nachzudenken. Ich glaube, es ist auch der Zweifel oder die Möglichkeit des Scheiterns. Seine Antwort nicht sofort geben zu können, sondern erst nach einem Prozess des Nachdenkens und Abwägens. Mich selbst als Entwurf zu begreifen, das ist keine einfache Konstruktion – aber natürlich schwingt in vielem, was ich tue, eine Absicht mit, eine Richtung und damit auch ein Entwurf von mir, den ich auf die Welt lege. Vermutlich ist das Schöpferische in der Kunst immer auch ein Selbstentwurf. Wenn man Fakten rein assoziativ zusammenbringen, Räume gestalten und Dingen einen Platz geben kann, die im alltäglichen Leben mit seinen Regeln und Verwaltungseinheiten kaum existieren könnten. Wenn Novalis schreibt, dass wir den Entwurf zur Welt suchen und am Ende selbst dieser Entwurf sind, so bedeutet es auch, dass die Antworten zu allen großen Fragen in uns selbst liegen. Ein romantischer Gedanke, im ursprünglichen Sinne. Gleichzeitig lässt er den Versuch einer Annäherung an etwas zu, da kein Entwurf ganz genau so umgesetzt werden kann, wie er einmal erdacht war. ▪

Das Gespräch fand im Sommer 2023 in elektronischer Form statt. Die weibliche Endung wurde durch den KI-Textgenerator nicht in dieser Weise berücksichtigt, aber später im Lektorat angepasst.

*Die Installation Dendriten, die ab Oktober 2023 Teil der Ausstellung „Resonanzräume" im Nassauischen Kunstverein ist, wurde im Juni des gleichen Jahres beim Werkleitz Festival „Mein Schatz" am Novalisschloss in Oberwiederstedt gezeigt. Als Dendriten bezeichnet man die zweigförmigen Verbindungen zwischen den Nervenzellen im Gehirn. In künstlichen neuronalen Netzen wird diese Struktur imitiert. Auch Kristalle, die in Novalis' Werk immer wieder eine Rolle spielten, wachsen in Dendritenform.

Siegfried Zielinski

Miterfinder einer Archäologie der Medien. Er ist Professor Emeritus für Medientheorie mit dem Schwerpunkt Variantologie der Künste & der Medien an der Universität der Künste Berlin, an der European Graduate School in Saas Fee vertritt er die Michel-Foucault-Professur für Medienarchäologie & Techno-Ästhetik. In Berlin leitete er bis 2016 das Internationale Vilém-Flusser-Archiv. Zielinski war Gründungsrektor und erster Rektor der Kunsthochschule für Medien Köln (1994–2000) sowie Rektor der Staatlichen Hochschule für Gestaltung Karlsruhe (2016–2018). Er ist Mitglied der Akademie der Künste Berlin und der nordrhein-westfälischen Akademie der Wissenschaften und der Künste. Sein bekanntestes Buch zur Archäologie der Medien (rowohlts enzyklopädie 2002) wurde in viele Sprachen übersetzt.

Bibliografie

Novalis, Schriften. Die Werke Friedrich von Hardenbergs, hrsg. von Paul Kluckhohn und Richard Samuel. Historisch-kritische Ausgabe in vier Bänden. Stuttgart: Kohlhammer 1976-1999

Rosa, Hartmut: Resonanz. Eine Soziologie der Weltbeziehung. Berlin 2016: Suhrkamp Verlag

Zielinski, Siegfried: Archäologie der Medien: Zur Tiefenzeit des technischen Hörens und Sehens. Reinbek bei Hamburg: Rowohlt 2002

Zuboff, Shoshana: Das Zeitalter des Überwachungskapitalismus. Frankfurt a. M. 2018: Campus Verlag

Internetquelle

Bajohr, Hannes: Schreiben nach KI – artifizielle und postartifizielle Texte

https://www.deutschlandfunk.de/schreiben-nach-ki-artifizielle-und-postartifizielle-texte-100.html
Zuletzt abgerufen am 1. August 2023

Herstellung verstümmelter Fragmente und Beweis, daß der Fond aller wirksamen Meinungen und Gedanken der Alltagswelt Fragmente sind.*

Für die Installation Dendriten wurden diese Fragmente Friedrich von Hardenbergs alias Novalis (1772–1801) als Ausgangspunkt genommen für neue Fragmente – durch den Textgenerator GPT-4 verfasst.

Die Nummern 1–18 stammen aus den „Vermischten Bemerkungen" (auch „Blüthenstaub" genannt).

Die Texte mit nachgestellter Nummerierung sind den „Fragmenten II/ Von der geheimen Welt" entnommen.

Die digital generierten Absätze sind in kursiver Schrift ausgezeichnet, auch die Nummerierung wurde hier automatisch erzeugt.

1. Wir suchen überall das Unbedingte, und finden immer nur Dinge.

Aus Bequemlichkeit suchen wir nach Gesetzen. Hat die Natur einen bestimmten Willen oder gar keinen? Ich glaube beides: Sie ist jedem alles ... 2239

Das Wesentliche, das Unbedingte, ist unsichtbar und ungreifbar. Wir können es nicht sehen noch fassen, wir können nur seine Spuren beobachten. 2241

Die Welt ist ein Werk der Einheit, ein kontinuierlicher Fluß der Bewegung. 2296

Nichts ist dem Geist erreichbarer als das Unendliche. 2229

2. ... Wie leicht wird hier die Handhabung des Universums, wie anschaulich die Konzentrizität der Geisterwelt! Die Sprachlehre ist die Dynamik des Geisterreichs. Ein Kommandowort bewegt Armeen ...

9. Unser sämtliches Wahrnehmungsvermögen gleicht dem Auge. Die Objekte müßen durch entgegengesetzte Media durch, um richtig auf der Pupille zu erscheinen.

13. Die Natur ist Feindin ewiger Besitzungen. Sie zerstört nach festen Gesetzen alle Zeichen des Eigenthums, vertilgt alle Merkmale der Formazion. Allen Geschlechtern gehört die Erde; jeder hat Anspruch auf alles.

14. Der Mensch ist ein Mitbürger des Universums, darin er kleine Wunder bewirkt und große anstaunt. Er versucht sich zu selbstsicheren Zwecken dem Besitzthum aller Welten auszusetzen: aber da es stets Eines giebt, ins Unendliche offene Türe der Seeligenheimath wieder tritt die Sinnlichkeit vor den erhöhten Gesichtpunkten; so hat dies Reich nur da Bestand, wo man überm menschlichen Horizont steigern oder abstürzen will; doch in keinem Falle brinchet man innerhalb hienieden jemals von thiserbaren Dingen frei – sondern muß immer neue Pfade suchen und begehn'. (Empfindungsmischkastronomika) 2234

14. Der Mensch ist ein Werkzeug der Natur, ein Werkzeug, das sich selbst beherrscht. Er ist nicht nur ihr Diener, sondern auch ihr Herr. Er ist nicht nur ein Element, sondern auch ein Urheber von Elementen. Er ist nicht nur ein Mechanismus, der gehandhabt werden muß, sondern ein Wesen, das sich selbst handhabt.

16. Die Fantasie setzt die künftige Welt entweder in die Höhe, oder in die Tiefe. ... Wir träumen von Reisen durch das Weltall: ist denn das Weltall nicht in uns? Die Tiefen unsers Geistes kennen wir nicht. – Nach Innen geht der geheimnisvolle Weg. In uns, oder nirgends ist die Ewigkeit mit ihren Welten, die Vergangenheit und Zukunft. Die Außenwelt ist die Schattenwelt, sie wirft ihren Schatten in das Lichtreich. Jetzt scheint es uns freylich innerlich so dunkel, einsam, gestaltlos, aber wie ganz anders wird es uns dünken, wenn diese Verfinsterung vorbey, und der Schattenkörper hinweggerückt ist ...

18. Wie kann ein Mensch Sinn für etwas haben, wenn er nicht den Keim davon in sich hat? Was ich verstehn soll, muß sich in mir organisch entwickeln; und was ich zu lernen scheine, ist nur Nahrung, Inzitament des Organismus.

Der Sinn der Welt ist verlorengegangen. Wir sind beim Buchstaben stehngeblieben. Wir haben das Erscheinende über der Erscheinung verloren. Formularwesen. 2228

Die Himmelskörper machen ein viertes Reich aus, unter den Steinen. 2255

Sinne der ersten, zweiten, dritten Hand usw. 2258

Einheit der Kreatur, die aus den verschiedenen Zweigen entspringt – die des Gedankens, der Worte und der Taten. 2293

... Der Mensch ist eine Analogienquelle für das Weltall. 2259

Platos Ideen – Bewohner der Denkkraft – des innern Himmels.
Jede Hineinsteigung – Blick ins Innre – ist zugleich Aufsteigung – Himmelfahrt – Blick nach dem wahrhaft Äußern. 2262

Nerven sind höhere Wurzeln der Sinne. 2267

Aller innere Sinn ist Sinn für Sinn. 2268

... Alles, was man denken kann, denkt selbst – ist ein Denkproblem – Geheimnis – wirft dir Gedanken zurück. Gedankenleiter und Isolatoren. 2276

Die Menschen sind Kristalle für unser Gemüt. Sie sind die durchsichtige Natur. (aus: Heinrich von Ofterdingen, Siebentes Kapitel)

Geist, der sich an die Stelle der materiellen Dinge setzt, und die Dinge dadurch wieder in den Geist zurückführt. 2291

Auch unsre Gedanken sind wirksame Faktoren des Universums. 2278

Der Einfluß der Sonne macht es wohl wahrscheinlich, daß es die Sonne sein könnte, wo wir wieder abgesetzt werden. 2332

Dieser Zustand ist wie das Licht ebenfalls nur heller oder dunkler. Spezifische Gedanken und Empfindungen sind seine Konsonanten. Man nennt es Bewußtsein. Vom vollkommensten Bewußtsein läßt sich sagen, daß es sich alles und nichts bewußt ist. Es ist Gesang, bloße Modulation der Stimmungen – wie dieser der Vokale oder Töne. 2339

Der Zweck des Denkens ist die Uebereinstimmung – die Einheit. Der Wunsch ist der Trieb des geistigen Lebens. 2290

Vernunft ist die Erkenntnis des Allgemeinen, Intuition die Erkenntnis des Einzelnen. 2292

Ewiges Leben im Unendlichen. 2294

Der Mensch ist ein Abstraktum – voll nötiger Differenzierungen überall. Gemahl und Weib, Fortsetzung der Gattung mittels Paarung; im Universale seien alle Sünder bedingte Passionen durch die kleinste Erscheinigengruppe bestimmbar isoliert, erschärflich abgetrennt in verworrene Masse aufgehobener Ungeheuerlichkeit ohne unterdrückende Einsamkeitsregulierungen nicht möglich gedacht ...

Die Erscheinungen des Geistes sind die Gesetze der Natur. 2295

Physik und Grammatik. Ein gedämpfter, sehr naher Ton dünkt uns weit zu sein. Lateralbewegungen der Luft beim Schall. Figurierte Schallbewegungen wie Buchstaben. (Sollten die Buchstaben ursprünglich akustische Figuren gewesen sein? Buchstaben a priori?) Lateral und figurierte Bewegungen des Lichts und der Wärme. Farbenbilder sind Lichtfiguren. Der Lichtstrahl ist der streichende Fiedelbogen. Was vertritt wohl hier die Stelle des Sandes? Man zwingt eigentlich den Schall, sich selbst abzudrucken – zu chiffrieren – auf eine Kupfertafel zu bringen. 1277

Wir können die Schöpfung als Sein Werk nur kennenlernen, inwiefern wir selbst Gott sind. Wir kennen sie nicht, inwiefern wir selbst Welt sind – die Kenntnis ist zunehmend – wenn wir mehr Gott werden. ... 2245

Der größeste Zauberer würde der sein, der sich zugleich so bezaubern könnte, daß ihm seine Zaubereien wie fremde, selbstmächtige Erscheinungen vorkämen. Könnte das nicht mit uns der Fall sein? 2346

... Der Mensch ist ein sich selbst gegebenes historisches Individuum. Graduelle Menschheit. Wenn die Menschheit die höchste Stufe erreicht hat, so offenbart und schließt das Höhere von selbst sich an. **2289**

Einst soll keine Natur mehr sein. In eine Geisterwelt soll sie allmählich übergehn. **2292**

*Aus: Fragmente über die Fragmente, Novalis (Friedrich von Hardenberg)

Holger Kleine

Die gebaute Architektur stellt seit der Renaissance nur noch einen ganz kleinen Teil des architektonischen Schaffens der Menschen dar. Das Allermeiste bleibt aus nicht schwer zu erratenden Gründen Entwurf. Da die Menschen heute zum Schutz des Planeten und ihrer selbst so wenig wie möglich bauen sollten, gibt es für begeisterte Entwerfer:innen und unverbesserliche Architekturliebhaber:innen noch einen Grund mehr, sich dem Zeichnen zuzuwenden und dem Bauen abzuschwören. Architekturfantasien blühen umso freier, heiterer oder melancholischer, je weniger der oder die Entwerfende auf eine bauliche Realisierung schielt – schon Giambattista Piranesis Zyklus *Carceri* (1761) demonstriert den Triumph selbstgestellter Aufgaben über fremdbestimmte Aufträge.

Seit 2020 bilden gezeichnete Architekturfantasien den Mittelpunkt meines architekturbezogenen Nachdenkens. Sie lassen sich zwei Serien zuordnen: Die eine ist *Archetypen* betitelt, die andere *Evolutionen*. In den *Archetypen* geht es um kompromisslose Entwürfe mit konvivialistischen Raumprogrammen für reale Orte. In den *Evolutionen* geht es um die Erforschung des erzählerischen Potenzials von Architekturen durch die Sichtbarmachung des architektonischen Potenzials von Erzählungen. Beide Serien bemühen sich um das Erfassen und Entfalten der allereinfachsten Grundlagen und Kapazitäten der Architektur.

Als Beispiel der Serie *Archetypen* zeige ich die *Talking Station 1* (TS 1) von 2021. Die ununterbrochene Horizontlinie des Tempelhofer Feldes in Berlin respektierend legt sie sich wie ein Teppich auf die Grenze zwischen der ehemaligen Landebahn des Flughafens Tempelhof und der Stadt. Als ein neuartig permissiver und dennoch charakterstarker Raum dient sie der Kultivierung von milieuübergreifenden Debatten. Der Raum unter dem Teppich teilt sich in vier Quadranten unterschiedlicher Raumformen, Atmosphären und Nutzungsangebote: Die *Arena* dient Plenardebatten, der *Saal* Workshops, das *Arenafragment* Dialogen und der sich zu einer Nulllinie zusammenziehende *Endraum* der Stille.

Die der Serie *Evolutionen* zuzurechnenden *Proust-Parabeln* (2022) sind eine sich schrittweise entfaltende, dicht gewobene Phänomenologie der Architektur in zeichnerischer Form. Die einzelnen Entwürfe entzünden sich an dem architektonischen Potenzial einiger Motive, Methoden und Themen von Marcel Prousts *Auf der Suche nach der verlorenen Zeit*. Als formales Leitmotiv dient die Parabel, da man ihr einen quasi proustischen Charakter attestieren kann: der geschmeidige und doch regelhafte Verlauf ihres Bogens … ihre Nähe sowohl zur natürlichen Kettenlinie sowie zum Spitzbogen der von Proust geliebten Gotik … die Schönheit ihrer mathematischen Formel $y=x^2$ … die Unabgeschlossenheit ihrer Form, deren zweiter Brennpunkt im Unendlichen liegt … Ebenso wie die als Nebenmotive auftretenden Rechtecke durchlaufen die Parabeln in den sieben Architekturfantasien eine Reihe von Charakter- und Bedeutungswandlungen. Die tabellarische Darstellung einiger motivischer Gewebe lädt zur spielerischen Entdeckung weiterer ein.

Auch die *Frühen Resonanzversuche* (2023) sind Teil der Serie *Evolutionen*. Sie basieren auf einer Lektüre des Ersten Buch Mose, der *Genesis*. Beim Wiederlesen zeigte sich mir nicht nur neuerlich die Interpretationsoffenheit der Texte jenseits kanonischer Krusten, sondern ich entdeckte auch den überraschend konsistenten Blick der *Genesis* auf die Architektur. Am Beispiel der Bauaufgaben Altar, Brunnen und Weg gelingt es ihr, die uranfänglichen Kapazitäten der Architektur und ihre Bedeutung für die Orientierung in einer überwältigend-unverständlichen Welt zu skizzieren. Die *Frühen Resonanzversuche* übersetzen die im Text anklingenden Gedanken in konzeptuelle Architekturfantasien, welche an der Dichotomie von Körper und Raum Prozessen der Formation, Auflösung und Verwandlung von Ordnungen Gestalt geben.

Während sich die *Archetypen* primär als Beiträge zu der Debatte verstehen, welche Art von Räumen auf das Resonanzverlangen einer konvivialistischen Gesellschaft antworten könnten, wollen die *Evolutionen* primär das poetische Resonanzvermögen der Architektur explorieren und zelebrieren.

PS: Die Zeichnungen für die *Talking Station 1* sind ausführlich dokumentiert und kommentiert in *Conceiving the Plan* (Skira 2022), die *Proust-Parabeln* in *Lettre 138* (2022) und in *Proustiana XXXII* (Insel Verlag 2023) und die *Frühen Resonanzversuche* im vorliegenden Katalog. Zu meinem Verständnis der Grundlagen und Kapazitäten der Architektur verweise ich auf Teil 4 meines Buches *Raumdramaturgie* (Birkhäuser 2017); darin auch Definition und Systematik der *Archetypen der Raumbildung*. ▪

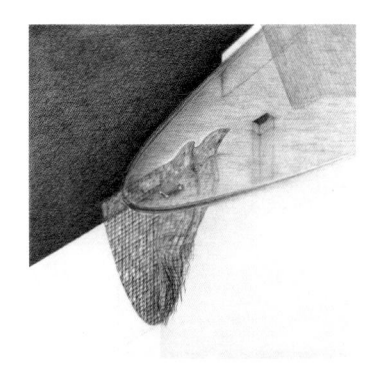

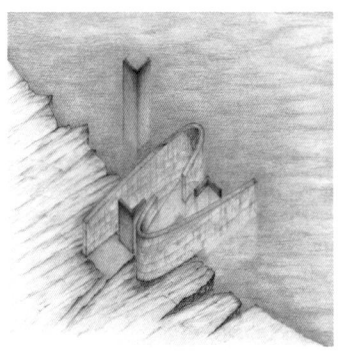

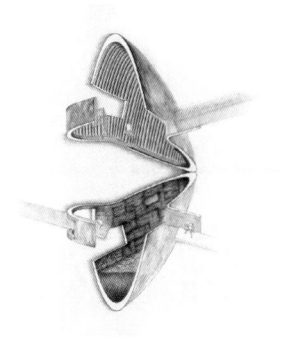

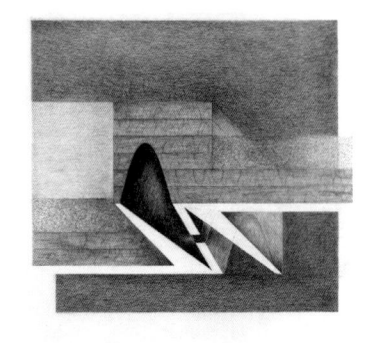

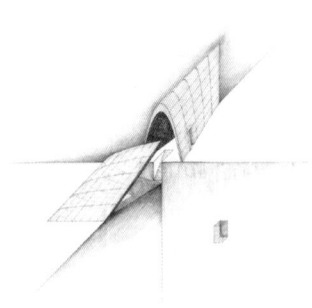

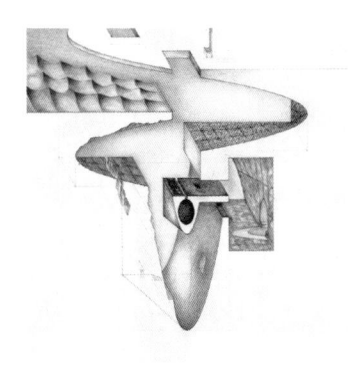

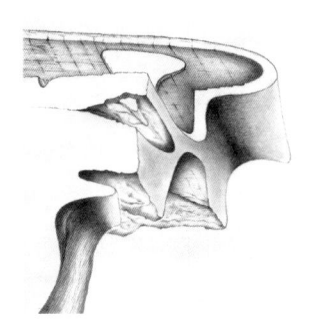

Die Proust-Parabeln

                    Der Traum   Die persische Kirche

Die Gehäuse   Das Tor   Die Berührung

Die Phantasmen Die Höhlen

Entwicklung einiger Leitmotive der Proust-Parabeln

	Der Traum	Die persische Kirche	Die Gehäuse	Das Tor	Die Berührung	Die Phantasmen	Die Höhlen
Raumbildende Operationen	Linien- und Flächenbildung	Parallelverschiebung	Wölbung	Verwandlung der Parabel zum Punkt	Verwandlung der Parabel zur Linie	Verwandlung der Parabel zur Fläche	Verschleifen
Koordinaten	Von Oben	Von Oben	Von Oben und Unten	Von Unten	Von Oben	Von Oben	Von Unten
x	30°	45°	30°	0°	0°	0°	0°
y	30°	45°	30°	45°	45°	60°	60°
z	90°	90°	90°	90°	90°	90°	90°
Gewichtungen	Dominanz Parabeln	Dominanz Parabeln	Dominanz Parabeln	Dominanz Rechteck	Dominanz Parabeln	Übergänge von Parabeln zu Rechtecken	Dominanz Parabeln
Metamorphosen	*Parabeln:* Mole Teppich Kirchenfenster	*Parabeln:* Glasbausteinwände	*Parabeln:* Muschel Salon Kanal	*Parabeln:* Tunnel Marmor-Inkrustation	*Parabeln:* Zelte	*Parabeln:* Kapelle Staudamm Höhlen Zwitter	*Parabeln:* Knochen Muskeln Felsen Betonschalen
	Rechtecke: Bett Schacht Schiebefenster	*Rechtecke:* Betonwandwinkel	*Rechtecke:* Aquarium Vogelkäfig Spähfenster	*Rechtecke:* Block Mauer Hecke	*Rechtecke:* Bett Eingang Treppe Balkon	*Rechtecke:* Bett Stuhl Treppe Zwitter	*Rechtecke:* Bewehrungsstähle Bewehrungsmatten
Räumliche Konfiguration	Überschneidung	Drehung	Horizontalspiegelung	Umkehrung	Kippung	Korrespondenzen	Körper-Raum Kontinuum
Raum	Driftender Raum	Schwellenraum	Bergender Raum vs. trennender Raum	Durchgangsraum	Einengender Raum	Fließender Raum	Erstarrter Raum
Zeit	Altern vs. Alterslosigkeit	Urzeit vs. Jetztzeit	Urzeitliches im Jetzigen	Zyklischer Wandel vs. Dauer	Stillgestellte Zeit	Erinnerte Zeit und Imaginierte Zeit	Vergangenheit und Zukunft ohne Gegenwart

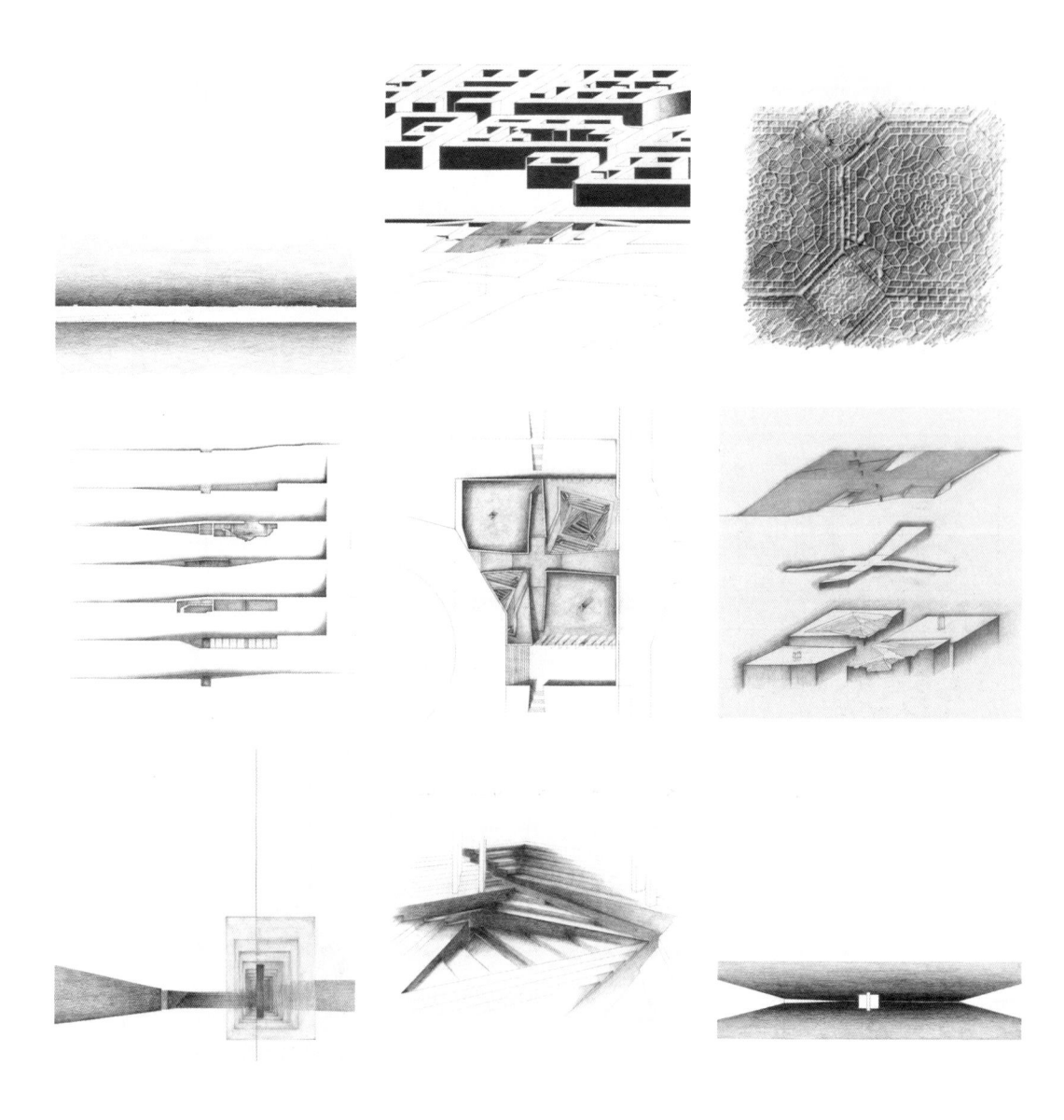

Talking Station 1 – A City needs a Sea:

Offener Horizont – Perspektive Plateau	Feld, Teppich, Stadt	Frottage einer Berliner Hofzugangsfliese
Sieben Längsschnitte	Grundriss	Axonometrie
Perspektive Halle und Ummauerter Garten	Perspektive Arena	Geschlossener Horizont – Perspektive Endraum

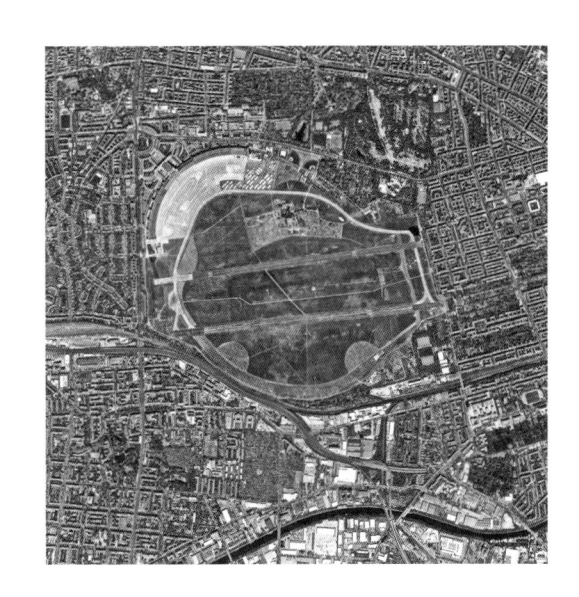

Lied vom Meer

Capri, Piccola Marina

Uraltes Wehn vom Meer,
Meerwind bei Nacht:
    du kommst zu keinem her;
wenn einer wacht,
so muß er sehn, wie er
dich übersteht:
    uraltes Wehn vom Meer,
welches weht
nur wie für Urgestein,
lauter Raum
reißend von weit herein…

O wie fühlt dich ein
treibender Feigenbaum
oben im Mondschein.

Rainer Maria Rilke
In: Der Neuen Gedichte anderer Teil
zugedacht Auguste Rodin 1908
Insel Verlag, Leipzig

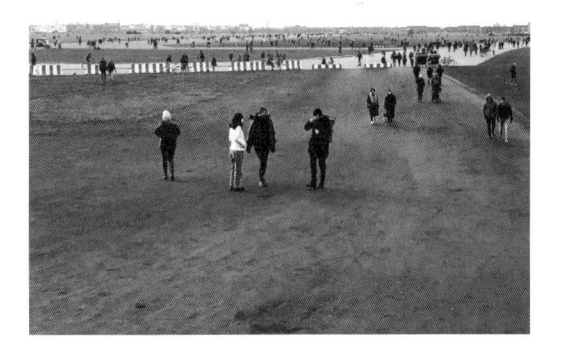

Frühe Resonanzversuche

Holger Kleine über seine Serie *Evolutionen* und den Zusammenhang der *Genesis* mit der Architektur

Architekturen der Genesis

Seit 2020 zeichne ich Architekturfantasien. Unter dem Übertitel *Evolutionen* entstehen Zeichnungszyklen, die sich der Erforschung des erzählerischen Potenzials von Architekturen durch die Sichtbarmachung des architektonischen Potenzials von Erzählungen widmen. Ihre Ausgangs- und Referenzpunkte sind literarische Texte. Der Zyklus *Frühe Resonanzversuche – Neun architektonische Nachtstücke* entzündet sich an dem Ersten Buch Mose, der *Genesis*.

Die meisten Lesenden werden bei den Stichworten *Genesis* und *Architektur* an die Arche Noah und den Turmbau zu Babel, an den Garten Eden und die Jakobsleiter denken. Diese Gebilde mit ikonisch gewordenen Namen sind jedoch nur herausgehobene Momente aus größeren Erzählsträngen, die die uranfänglichen Kapazitäten und Aufgaben der Architektur auf erstaunlich reichhaltige und konsistente Weise entfalten. Die *Frühen Resonanzversuche* übersetzen die im Text anklingenden Gedanken in konzeptuelle Architekturfantasien. Teils sind diese eher räumlich-abstrakter Natur, teils sind sie handfeste, baubare Entwürfe.

Der folgende Essay gliedert sich in drei Teile: Im ersten spreche ich einige Leitideen meiner *Genesis*-Lektüre an, im zweiten Teil interpretiere ich ausgewählte Szenen und die von diesen ausgelösten architektonischen Fantasien, im dritten Teil versuche ich zu folgern, welche Perspektiven die *Genesis* und die *Frühen Resonanzversuche* auf das menschliche Bauen und Denken eröffnen.

1 Die Genesis lesen

Die *Genesis* erzählt von den Versuchen einfacher und einsamer Menschen in einer überwältigend-unverständlichen Welt, Resonanzbeziehungen zu sich selbst und zu anderen Menschen, zu den Dingen und vor allem zu etwas, was größer ist als sie selbst, aufzubauen.

So der beherrschende Eindruck meiner Lektüre. Dieses Größere ist zunächst das schlechthin Unfassbare, Allumfassende. Es kann aber auch sehr viel konkreter alles nicht umstandslos Verständliche meinen. Dieses kann sich außerhalb von uns befinden und uns auf bedrohliche oder rettende Weise begegnen, wie etwa in Naturereignissen, oder es kann sich in uns befinden und von dort aus uns beglücken oder uns über uns selbst erschrecken lassen, wie es Wünsche, Gelüste, Triebe, Träume, Obsessionen, Gewissensregungen und Gedanken vermögen. Für all dieses zunächst Unverständliche fungiert die Chiffre „Gott". Die Chiffre ist so schillernd und widersprüchlich, weil sie für so vieles steht. Aber wir werden sehen, dass auch sie ebenso wie die Menschen selbst und ihr Denken über die Chiffre eine nachvollziehbare Entwicklung durchmacht.

Es ist mir bewusst, dass die Lesart der biblischen *Genesis* als eines Buches von Orientierung suchenden Menschen in einer überwältigend-unverständlichen Welt sich auf den ersten Blick an dem religionshistorischen Blick reibt, denn das Judentum entwickelt sich ja nicht als „erste", uranfängliche Religion im leeren Raum, sondern eher als ein abstrahierend-klärender Prozess in kulturell reicher Umgebung: Es reduziert die Vielzahl der Götter älterer Religionen auf die Einzahl und es lehnt die Körperhaftigkeit, Sinnlichkeit, Begreifbarkeit und Benennbarkeit Gottes ab, um ihn nur noch in Zeichen zu den Menschen sprechen zu lassen. Dennoch ist es statthaft, die *Genesis* wegen ihrer revolutionären Radikalität als einen Neuanfang des Denkens und als einen quasi existentialistischen Grundlagentext zu lesen:[1] Wie ist die Welt beschaffen? Wer sind wir? Wie ist das Übermächtige beschaffen? Was können wir von dem Übermächtigen erwarten? – dies sind Fragen, mit denen sich die *Genesis* befasst.

Neben den erkenntnisbezogenen Fragestellungen geht es in der *Genesis* auch um moralische Antworten – aber eben nicht vorschnell-verkündend, sondern vielmehr als Schlussfolgerungen von schmerzhaft und auf Irrpfaden errungenen Erfahrungen. Gerade die Protagonist:innen des Ersten Buch Mose können ihr Handeln nicht durchgängig an den Zehn Geboten ausrichten, da diese erst im 20. Vers des Zweiten Buch Mose, des *Exodus*, fixiert werden. Eher ist das Gegenteil der Fall: Angemessenheit und Notwendigkeit der Zehn Gebote ergeben sich aus der Summe der Verfehlungen und Lernprozesse der Protagonist:innen der *Genesis*. Die *Genesis* ist auch eine „Genealogie der Moral", sie ist die vorgezogene Beweisführung für die Richtigkeit der Gebote. Zu dieser Beweisführung bedarf es eines vorurteilsfreien, ungeschönten und tiefen Blicks in die Seele des Menschen, den die *Genesis* meines Erachtens durch und durch leistet. Sie richtet mal erschrocken, mal unerschrocken den Blick auf die Abgründe, die Pein und die Ohnmacht des Menschen. Gewiss weckt die Lektüre Empathie für die Protagonist:innen, doch werden sie uns nicht als Vorbilder aufgedrängt. Als Vorbilder eignen sie sich – wie wirkliche Zeitgenoss:innen auch – nur in begrenztem Maße und erst nach sorgfältiger Überlegung. Dem Text angemessener erscheint es mir, die Protagonist:innen nicht als Vorbilder zu vereinnahmen und zu überfordern, sondern sie mit empathischer Distanz als Typisierungen von vier fundamentalen Beziehungen zu interpretieren:

Die Protagonist:innen der *Genesis* repräsentieren bestimmte Stadien der Zivilisationsgeschichte und unterschiedliche Beziehungen zu Gott, sie haben verschiedene Charaktereigenschaften und werden in unterschiedliche Situationen geworfen.

Diese vier Beziehungen korrespondieren auf mal zwingende, mal lose, immer aber erkenntnisstiftende und bildkräftige Weise miteinander.

Die Reichhaltigkeit dieser Typisierungen und Relationen blüht in einer religiös-propagandistischen Lesart notwendigerweise nicht auf: Bei missionarischer, frömmlerischer oder fanatischer Lektüre wird die Mehrdeutigkeit der Texte unterschlagen, Kinderbibeln stutzen die Geschichten zurecht. Letzteres mag als Einführung in die Ethik und als Bewahrung des kulturellen Gedächtnisses angehen, aber früher oder später verdient der Text eine ergebnisoffene, nicht-moralisierende Lektüre.

Wenn wir sagen, dass die Chiffre „Gott" schillernd und widersprüchlich daherkommt, so liegt dies nicht nur daran, dass so vieles den Menschen des zweiten vorchristlichen Jahrtausends übergroß und übermächtig schien, sondern auch daran, dass das Judentum – nach Sigmund Freuds Rekapitulationen der Bibelforschung in *Der Mann Moses und die monotheistische Religion* – als Kompromiss zwischen den aus Ägypten ausgewanderten Hebräer:innen und den am Berg Sinai wohnenden Midianiter:innen hervorging. Die einen importierten und radikalisierten die Idee des einen, allliebenden Gottes, die anderen bestanden auf der Integration ihres grollenden Vulkangottes Jahwe.[2] Auch die *Genesis* speist sich aus mehreren Quellen – was hier nicht weiter vertieft werden kann – und dies mag erklären, warum in manchen Passagen Gott für das Nicht-Vorstellbare und Unaussprechliche steht, während in anderen das Numinose auf das Menschlich-Allzumenschliche schrumpft. Summiert man unter der Chiffre „Gott" auch das Unergründlich-Abgründige des menschlichen Innenlebens – und dies erzwingen die Geschichten der *Genesis* geradezu – so kehrt sich der Satz „Und Gott schuf den Menschen zu seinem Bilde, zum Bilde Gottes schuf er ihn." (1. Mose 1,27) notwendigerweise um: „Und der Mensch schuf Gott nach seinem eigenen Bilde, zum Bilde seiner selbst schuf er ihn." Dieser religionspsychologische Allgemeinplatz erlaubt eine nicht eifernde, differenzierende Lektüre.

Interpretieren wir nun die in den *Frühen Resonanzversuchen* ausgewählten neun Szenen. Sie enden mit Jakobs Traum von der Himmelsleiter und dem dieser Offenbarung gewidmeten Gedenkstein, da in ihnen die Resonanzen so bildstark glücken. Die folgenden Josephslegenden sind in einem anderen, geschmeidigeren Tonfall geschrieben und behandeln teils ganz neue Themen. Sie werden nicht berücksichtigt. Auch der Turmbau zu Babel wird in meinem Zyklus nicht zum Bild, denn in ihm sehen die *Genesis*-Autoren ein Beispiel urbanen Gottesfrevels – er fungiert als „Othering", nicht als satisfaktionsfähiger Resonanzversuch.

2 Neun architektonische Nachtstücke

1: Gottes Eingriff

1. Mose 1-8: Am Anfang schuf Gott Himmel und Erde. Und die Erde war wüst und leer, und es war finster auf der Tiefe; und der Geist Gottes schwebte auf dem Wasser. Und Gott sprach: Es werde Licht! Und es ward Licht. Und Gott sah, dass das Licht gut war. Da schied Gott das Licht von der Finsternis und nannte das Licht Tag und die Finsternis Nacht. Da ward aus Abend und Morgen der erste Tag. Und Gott sprach: Es werde eine Feste zwischen den Wassern, die da scheide zwischen den Wassern. Da machte Gott die Feste und schied das Wasser unter der Feste von dem Wasser über der Feste. Und es geschah so. Und Gott nannte die Feste Himmel. Da ward aus Abend und Morgen der zweite Tag.

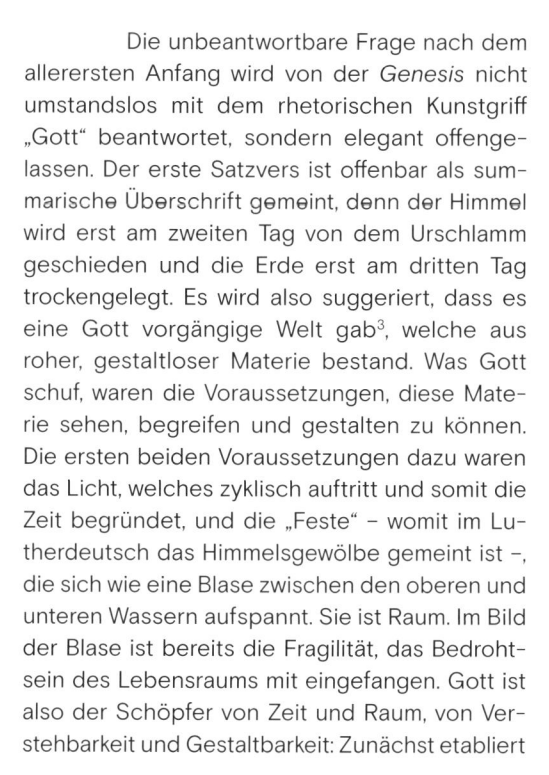

Gottes Eingriff

Die unbeantwortbare Frage nach dem allerersten Anfang wird von der *Genesis* nicht umstandslos mit dem rhetorischen Kunstgriff „Gott" beantwortet, sondern elegant offengelassen. Der erste Satzvers ist offenbar als summarische Überschrift gemeint, denn der Himmel wird erst am zweiten Tag von dem Urschlamm geschieden und die Erde erst am dritten Tag trockengelegt. Es wird also suggeriert, dass es eine Gott vorgängige Welt gab[3], welche aus roher, gestaltloser Materie bestand. Was Gott schuf, waren die Voraussetzungen, diese Materie sehen, begreifen und gestalten zu können. Die ersten beiden Voraussetzungen dazu waren das Licht, welches zyklisch auftritt und somit die Zeit begründet, und die „Feste" – womit im Lutherdeutsch das Himmelsgewölbe gemeint ist –, die sich wie eine Blase zwischen den oberen und unteren Wassern aufspannt. Sie ist Raum. Im Bild der Blase ist bereits die Fragilität, das Bedrohtsein des Lebensraums mit eingefangen. Gott ist also der Schöpfer von Zeit und Raum, von Verstehbarkeit und Gestaltbarkeit: Zunächst etabliert er Kategorien und Gedanken, dann erst, in den folgenden Tagen, macht er sich an die Gestaltung der Materie. Als Schöpfer des Denkens – oder: als das Denken selbst – ist er also nicht der Ursuppe entstiegen (nicht wie beispielsweise Venus dem Meer entstiegen ist), sondern befindet sich auf nicht erklärliche, sondern schlicht hinzunehmende Weise außerhalb von ihr. Genauer: „über ihr": „und der Geist Gottes schwebte auf dem Wasser." (1. Mose 1,2) Diese Aussage ist sicherlich nicht nur räumlich ortend, sondern auch hierarchisch ordnend zu verstehen.

Die Zeichnung *Gottes Eingriff* bezieht sich auf den ersten Tag: In den noch nicht in Festes und Flüssiges geschiedenen Urschlamm reißt das Licht einen Raum. Der Eingriff etabliert eine erste Orientierung in Oben und Unten sowie den Horizont. An seiner Linie treffen sich Himmel und Erde. Mit Oben, Unten, Horizont und Licht sind die Grundkategorien und -phänomene des Raums und der Orientierung in ihm gegeben.

2: Kains Furchen

1. Mose 2-26: Und Abel wurde ein Schäfer, Kain aber wurde ein Ackermann ... Wenn Du den Acker bebauen wirst, soll er dir hinfort seinen Ertrag nicht geben. Unstet und flüchtig sollst Du sein auf Erden ... So ging Kain hinweg von dem Angesicht des HERRN ... Und er baute eine Stadt, die nannte er nach seines Sohnes Namen Henoch. Henoch aber zeugte Irad ... von dem hergekommen, die in Zelten wohnen und Vieh halten ... Jabal, von dem sind hergekommen alle Zither- und Flötenspieler ... Tubal-Kain, von dem sind hergekommen alle Erz- und Eisenschmiede.

Der Biss in den Apfel hat dem Menschen das moralische Unterscheidungsvermögen geschenkt. Dies hält den Menschen aber nicht von der Ausübung verwerflicher Taten ab noch veranlasst es Gott, in seiner noch rohen, patriarchalischen Selbstherrlichkeit und Willkür davon abzulassen, den Menschen zur Ausübung derselben zu reizen. Gott (bzw. Kains eigenes, neidisches Minderwertigkeitsgefühl) stachelt Kains Eifersucht an, Kain erschlägt seinen Bruder. An der Figur des Schuldbeladenen, Stigmatisierten, zur Rastlosigkeit Verdammten wird das Menschenschicksal drastisch demonstriert. Weil der Blick zurück der peinigende Blick auf untilgbare Schuld wäre, schaut und flieht Kain permanent nach vorne. Die Mordtat lässt ihn vom sesshaften Ackerbauern zum umtriebigen Kolonisator werden: Er begründet die Siedlungsform Stadt, seine Nachkommen werden Viehzüchter, Musiker und Eisenschmiede (1. Mose 4,20-22). Wir alle stammen von Kain, dem Zivilisator, ab. Kain ist ein Instrument, ja ein Sklave Gottes, denn er vollzieht Gottes Auftrag „Macht Euch die Erde untertan" (1. Mose 1,28). Jedoch vollzieht er ihn als Verdrängungsakt, ohne Resonanzen aufbauen zu dürfen, denn Gott hat ihn verflucht. Nach der Verfluchung wird von keiner weiteren Kommunikation Kains mit Gott berichtet. Bemerkenswert ist allerdings, dass es nicht die Eltern sind, die Kain anklagen, oder Gebote – es gibt ja auch noch keine –, sondern sein eigenes Gewissen. Denn für dieses steht hier die Chiffre „Gott". Der Biss in den Apfel hat, so bestätigt es schon dieser erste Test nach dem Sündenfall, seine Wirkung getan.

Die Zeichnung *Kains Furchen* wirft ein Schlaglicht auf den Territorialkonflikt. Das Ackerland nimmt selbst die Gestalt einer alles begradigenden Pflugschar an. Eine Grenzmauer befestigt die Landnahme. In der Konfliktzone mit dem Weideland überlagern sich die parallelen Ackerfurchen mit den schleifenförmigen Trittspuren des Viehs sowie den Blutspuren der Opfer und des Brudermordes.

3: Noahs Altar

1. Mose 8, 2-21 und 9,11: ... und ließ Wind auf Erden kommen und die Wasser fielen. Und die Brunnen der Tiefe wurden verstopft samt den Fenstern des Himmels, und dem Regen vom Himmel wurde gewehrt ... Noah aber baute dem Herrn einen Altar ... und opferte Brandopfer auf dem Altar. Und der Herr roch den lieblichen Geruch und sprach in seinem Herzen: ... Und ich will hinfort nicht mehr schlagen alles, was da lebt, wie ich getan habe ... Und Gott sagte zu Noah: Und ich richte meinen Bund so mit euch auf, dass hinfort keine Sintflut mehr kommen soll, die die Erde verderbe.

Nach dem verfluchten, aktivistischen Kain betritt mit Noah ein sorgender, vorsorgender, sich und die Seinen (mit dem Bau der Arche Noah) aktiv schützender, Zeichen verstehender, die Umweltbedingungen sondierender (das Aussenden der Öltaube) und demütig-dankbarer Mensch die zivilisatorische Bühne. Nach der Sintflut rekultiviert er die Erde. Aber er baut nicht nur Wein an, sondern errichtet auch einen Altar. Bei Kain und Abel war der Kommunikationsversuch (das Opfern) noch nicht mit dem Akt des Bauens verbunden. Noahs Altar ist der erste Altar der fünf Bücher Mose, was zu vermerken wichtig ist, denn das zweite Buch Mose enthält im Zusammenhang mit dem Bau der Stiftshütte eine detaillierte Beschreibung des Altarbaus (Kap. 27 und 38) und das dritte Buch Mose beginnt mit einer Typologie der Opferriten: Brandopfer, Speisopfer, Dankopfer, Sündopfer und Schuldopfer. Am Beginn aber steht Noahs Bau eines Altars der Dankbarkeit. Nach Kains Aktivismus und nach der traumatisierenden Katastrophe soll – so kann man die doppelte Bautätigkeit Noahs deuten – das zivilisatorische Projekt der Umgestaltung der Erde im Einklang mit spirituellen Belangen weitergetrieben werden. Noahs Gottergebenheit sowie Gottes Reue und Rührung schaffen einen Moment der Gegenseitigkeit, die Gott zur Schließung des Bundes mit den Menschen anhält.

Die Zeichnung *Noahs Altar* platziert den Altar nicht im bäuerlichen Weinbergidyll, sondern in einer albtraumhaften Szenerie. Denn die Kargheit des Textes täuscht über die Abgründe, in die Noah hat blicken müssen, und über das Mitschuldgefühl des Überlebenden, von dem Noah nicht verschont geblieben sein kann, hinweg. In den Albtraum schwemmen die Erinnerungen an den Aufruhr der Elemente, an das Verkippen der Orientierungen und an höhlenhafte Mäuler hinein.

4: Lots Frau

1. Mose 19, 18-26: Rette dein Leben und sieh nicht hinter dich, bleib auch nicht stehen in dieser ganzen Gegend … Da ließ der HERR Schwefel und Feuer regnen vom Himmel herab auf Sodom und Gomorra und vernichtete die Städte und die ganze Gegend und alle Einwohner der Städte und was auf dem Land gewachsen war. Und Lots Frau sah hinter sich und ward zur Salzsäule.

War Gottes Rückschauverbot ein weiser Ratschlag, um den Menschen vor der Schockstarre, dem Todesschrecken zu bewahren, oder wollte Gott mit ihm seine eigene Reputation wahren, denn der unmittelbare Blick auf das von ihm verursachte Grauen würde bei den Menschen, um deren Gunst er doch so häufig und eitel buhlt, ein schlechtes Licht auf ihn werfen? War die Verbotsüberschreitung, die Lots Frau beging, motiviert von Anhänglichkeit an ihr Hab und Gut, von Mitleid mit den im Inferno verbrühenden Nachbar:innen, von voyeuristischer Sensationslust oder von der Angst vor der ungewissen Zukunft? Oder ist sie gar nicht motiviert von einer dieser Gelüste, Anwandlungen und Schwächen, sondern ganz im Gegenteil von moralischer Stärke, von der Entscheidung, das widerliche Spiel, das die Männer und ihr Mann mit Gott abgemacht haben, nicht mitspielen zu wollen? Wählt sie den Freitod oder fühlt sie sich zumindest in ihn getrieben aus Verzweiflung über das Mitschuldgefühl der Überlebenden?

Die Geschichte der Bestrafung Sodom und Gomorras ist eine Geschichte des mannigfachen Scheiterns: Gott war daran gescheitert, mit der Sintflut die Welt vom Bösen zu befreien, und scheitert nun daran, sich an sein Versprechen der Schonung der Menschen zu halten. Abraham scheitert daran, Gott von der Zerstörung der Städte abzuhalten, die Männer Sodoms scheitern in dem Versuch, die als Männer verkleideten Engel zu missbrauchen, Lot scheitert an sich selbst, indem er, um seine Gäste vor dem Mob zu schützen, seine eigenen Töchter feilbietet. Die interpretationsoffene Geschichte ist in Zeiten der Massenmigrationen von drängender, fürchterlicher Aktualität.

Die Salzsäule, zu der Lots Frau erstarrt, ist das erste und einzige Auftreten der Säule im ersten Buch Mose. Säulen mit Basis, Schaft und Kapitell sind jenes architektonische Element, das wie kein anderes den Menschen repräsentiert – Wand, Boden und Decke vermögen dies aufgrund ihrer Proportionen und Positionen nicht zu tun. Mit dem Auftritt der Säule wird die Architektur als Ganze geadelt: Fortan ist die Architektur nicht mehr nur Diener, sondern auch Sinn- und Spiegelbild des Menschen. Es entsteht eine neue Resonanzbeziehung – in Hartmut Rosas Terminologie eine „diagonale Resonanzachse" – zwischen Mensch und Ding: Im scheinbar „toten", nichtssagenden Ding stecken Botschaften und Erinnerungen, das Ding ist Spur menschlicher Präsenz. Die Salzsäule ist ein Geschöpf sowohl Gottes wie auch des Menschen: Gottes insofern, als er den Menschen erstarren lässt, des Menschen insofern, als er die für Gottes Eingriff ursächliche Handlung selbst vollzieht. Allerdings ist damit der Architektur auch die Bürde eingeschrieben, Spiegelbild des Menschen immer nur in Anerkenntnis des Todes sein zu können, denn sie kann sich immer nur toter, erstarrter Materie bedienen. Die Geschichte von Lots Frau zeigt in kaum mehr als einem Satz Glanz und Elend des Anthropomorphismus in der Architektur.

Die Zeichnung *Lots Frau* zeigt einen Pfeiler von archaischer Einfachheit, den zwei angewinkelte Subtraktionen in drei Zonen gliedern. Der Pfeiler steht in leerer Nacht, in die nur von den Rändern her die Feuersbrunst und vage Erinnerungen an die Sintflut (bzw. Noahs Albtraum) hineinspielen.

5: Abrahams Wege

1. Mose 12, 1-9: Und der HERR sprach zu Abram: Geh aus deinem Vaterland und von deiner Verwandtschaft und aus deines Vaters Hause in ein Land, das ich dir zeigen will ... Danach brach er von dort auf ins Gebirge östlich der Stadt Bethel und schlug sein Zelt auf, sodass er Bethel im Westen und Ai im Osten hatte, und baute dort dem HERRN einen Altar und rief den Namen des HERRN an. Danach zog Abram weiter ins Südland ... 18,30: Abraham sprach: Zürne nicht, Herr, dass ich noch mehr rede. Man könnte vielleicht dreißig {Gerechte in Sodom} finden. Er aber sprach: Finde ich dreißig darin, so will ich ihnen nichts tun ... 21,10-19: Da sprach sie zu Abraham: Treibe diese Magd aus mit ihrem Sohn ... Das Wort missfiel Abraham sehr um seines Sohnes willen ... Und Gott tat ihr die Augen auf, dass sie einen Wasserbrunnen sah. Da ging sie hin und füllte den Schlauch mit Wasser und

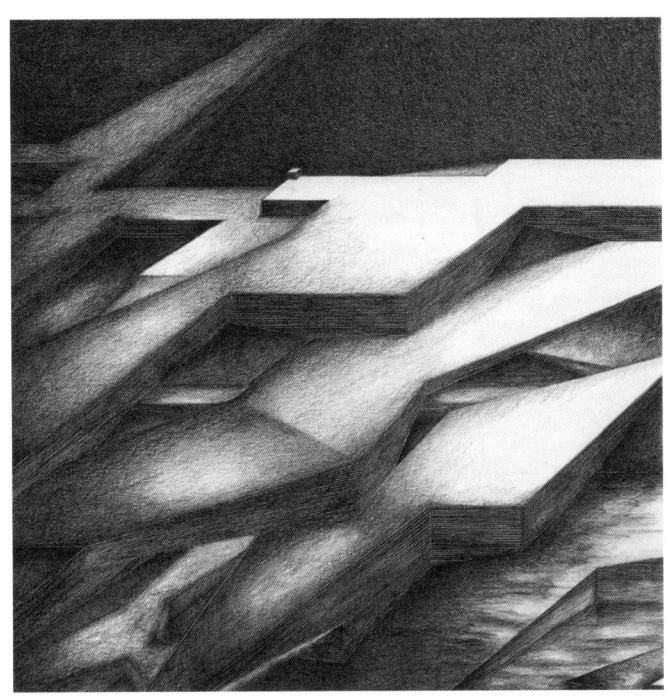

Abrahams Wege

tränkte den Knaben ... 22,9–14: ... baute Abraham dort einen Altar und legte das Holz darauf und band seinen Sohn Isaak, legte ihn auf den Altar oben auf das Holz und reckte seine Hand aus und fasste das Messer, dass er seinen Sohn schlachtete. Da rief ihn der Engel des HERRN vom Himmel und sprach: Abraham! Abraham! Er antwortete: Hier bin ich. Er sprach: Lege deine Hand nicht an den Knaben und tu ihm nichts; denn nun weiß ich, dass du Gott fürchtest und hast deines einzigen Sohnes nicht verschont um meinetwillen ... Und Abraham nannte die Stätte „Der HERR sieht".*

Mit Abraham tritt ein durchaus moderner, in sich gespaltener Charakter auf. Weder ist er kritiklos gottergeben wie Noah noch gottmissachtend wie Lots Frau. Zwar ist er durchaus gottesfürchtig und fügt sich demütig Gottes Zumutungen auch gegen sein eigenes Gewissen, ja seine innere Stimme scheint sich geradezu darin zu gefallen, ihm immer härtere Prüfungen aufzuerlegen. Aber auf dem Höhepunkt dieser Zumutungen, in der ihm nach seiner Auffassung von Gott befohlenen Opferung seines Sohnes, erkennt er – so meine Interpretation dieser verstörenden Szene –, dass eine Gottesgehorsamkeit wider Vernunft und Gewissen eine grundfalsche, obsolet gewordene Auffassung von Gott ist: In Gestalt des ihn zurückhaltenden Engels siegt sein Gewissen über seine triebhafte Sucht, Gott blinden Gehorsam zu beweisen. In anderen Episoden hingegen gelingt es Abraham – darin Mose selbst vorwegnehmend – die göttliche Stimme nicht nur zu vernehmen, sondern in wirkliche Dialoge mit ihr zu treten, wie im Falle seiner eloquenten, mit Ratio (1. Mose 18,25: „Das sei ferne von dir, dass du das tust und tötest den Gerechten mit dem Gottlosen ... Sollte der Richter aller Welt nicht gerecht richten?") und Empathie begründeten Fürbitte für die Stadt Sodom. In seinem Scheitern ist Abraham eine tragische Figur. Es bleibt das Bild eines mehr getriebenen als rational planenden Menschen, der sich von Gott zu emanzipieren sucht, ohne mit ihm brechen zu können. Sein Nomadentum, seine Wege sind auch Wege der Erkenntnis: nicht blindes Umherirren, sondern geduldiges, erduldendes Erkunden, Suchen, Fragen.

Die Zeichnung *Abrahams Wege* zeigt Wege in einem Stadium der Formation: geschichtet, abgetreppt, polygonal geknickt, Zwischenräume eröffnend, mit drei Altären – zwei angeschnitten an den Rändern, ein dritter auf der äußersten Kante eines Plateaus – und einem Brunnen, ebenfalls an den Rand des Bildes gedrängt.

6: Saras Grab

1. Mose 23, 1–6: Da kam Abraham, dass er sie beklagte und beweinte. Danach stand er auf von seiner Toten und redete mit den Hetitern und sprach: Ich bin ein Fremdling und Beisasse bei euch; gebt mir ein Erbbegräbnis bei euch, dass ich meine Tote hinaustrage und begrabe. Da antworteten die Hetiter Abraham und sprachen zu ihm: Höre uns, lieber Herr! Du bist ein Fürst Gottes unter uns. Begrabe deine Tote in einem unserer vornehmsten Gräber; kein Mensch unter uns wird dir wehren, dass du in seinem Grabe deine Tote begräbst ...

Saras Grab ist das erste in der *Genesis* erwähnte. Auch über Bestattungsrituale wird bis dahin kein Wort verloren. Bemerkenswert ist, dass nicht Gott Abraham anweist, Sara eine Grabstätte zu verschaffen, sondern Abraham selbst dazu die Initiative ergreift. Auch der Ort ist ihm nicht verheißen worden, sondern er erwirbt ihn – das mag gleichermaßen pragmatisch, hygienisch oder ehrfurchtsvoll motiviert sein – an dem Ort, an dem Sara starb. Gewiss ist die Errichtung des Erbbegräbnisses Teil der Strategie, Gottes großen Plänen mit Abrahams Nachkommen Genüge zu tun, aber die konkrete Ausgestaltung des Auftrags liegt nun in der Initiative der sich zunehmend ihrer selbst bewusst werdenden Menschen.

Die Zeichnung *Saras Grab* zeigt ein

Felsengrab, dessen gestufte und geglättete Front den Einblick in die Grabkammern verwehrt. Ebenso wie die Kammern selbst bleiben die Grenzen des geglätteten Felsens im Geheimnisvollen. Im Kontrast zu dieser Unschärfe und Grenzenlosigkeit stehen die scharfgeschnittenen, an einer einzigen Linie gefalteten Raumkanten als Zeichen bewusst getroffener Entwurfsentscheidungen.

7: Rebekkas Brunnen

1. Mose 24, 15-20: ... und ehe er ausgeredet hatte, siehe, da kam heraus Rebekka ... und trug einen Krug auf ihrer Schulter. Und das Mädchen war sehr schön von Angesicht, eine Jungfrau, die noch von keinem Manne wusste. Die stieg hinab zum Brunnen und füllte den Krug und stieg herauf. Da lief ihr der Knecht entgegen und sprach: Lass mich ein wenig Wasser aus deinem Kruge trinken. Und sie sprach: Trinke, mein Herr! Und eilends ließ sie den Krug hernieder auf ihre Hand und gab ihm zu trinken. Und als sie ihm zu trinken gegeben hatte, sprach sie: Ich will deinen Kamelen auch schöpfen, bis sie alle genug getrunken haben. Und eilte und goss den Krug aus in die Tränke und lief abermals zum Brunnen, um zu schöpfen, und schöpfte allen seinen Kamelen.

Die umständliche, ermüdende Wiederholung der immer gleichen Substantiva zeigt zum einen, dass in diesem Kapitel die Verfasser Charakteristika der mündlichen Erzähltradition ungeschmälert bewahrt haben. Zum anderen lässt sie die Nervosität des Protagonisten durchblicken, denn er befindet sich auf heikler erotischer Mission: Abrahams Oberknecht soll für dessen Sohn eine Frau finden. So stolz ist er auf die perfekte Erfüllung seines Auftrags (soll heißen: so sehr ist er selbst in Rebekka verliebt), dass er sie viermal erzählen lässt: Zuerst nimmt er sich selbst ins Gebet, dann wird das Geschehen selbst erzählt, dann erzählt er Rebekkas Familie, wie er sich selbst ins Gebet genommen habe und dass es sich dann tatsächlich so, wie er, Abraham und wohl auch der HERR es sich vorgestellt hatten, zugetragen hatte. Die knappe, aber auch durch Wiederholung plastische Ausmalung der Szenerie verfehlt nicht ihre Wirkung auf die Lesenden: Als einzige Episode der *Genesis* trägt sie die Züge einer erotischen Komödie (die Episode von Joseph und Potifars Frau ist zwar auch erotischer Natur, endet aber ungut mit der Verhaftung Josephs).

Die Zeichnung *Rebekkas Brunnen* versetzt die Rebekkas Fürsorge kennzeichnenden Gefäße Krug, Brunnen und Tränke in eine verzauberte Szenerie: Der Brunnen hat sich zu einem Bassin geweitet, der Zugang zu einer Freitreppenanlage und der Platz zu einem Zwitter aus sich bauschender Seide und verwehendem Sand. Krug und Tränke verankern die Szenerie in der kargen Wirklichkeit.

8: Jakobs Treppe[4]

1. Mose 28, 12-15: Und ihm träumte, und siehe, eine Leiter stand auf Erden, die rührte mit der Spitze an den Himmel, und siehe, die Engel Gottes stiegen daran auf und nieder. Und der HERR stand oben darauf und sprach: ... Und siehe, ich bin mit dir und will dich behüten, wo du hinziehst, und will dich wieder herbringen in dies Land. Denn ich will dich nicht verlassen, bis ich alles tue, was ich dir zugesagt habe.

Die Spannung zwischen Todesangst und Lebenshunger des jungen, auf der Flucht befindlichen Betrügers und Mutterlieblings Jakob entlädt sich in dem nächtlichen Traum von der Himmelsleiter. Nach dem Scheitern des von naiv-plumper Überheblichkeit gekennzeichneten Turmbaus zu Babel stellt die Himmelsleiter eine geglückte Verbindung von Himmel und Erde her. Sie glückt, weil sie nicht das Unmögliche verlangt: Weder steigt Gott auf ihr herab, noch steigen die Menschen auf ihr auf, sondern nur von den Mittlerwesen, den Engeln, wird sie begangen. Diese allerdings zirkulieren permanent auf ihr, steigen auf und ab und können somit Botschaften in beide Richtungen überbringen und anreichern und wandeln. Gott, das überwältigend Unverständliche, zeigt sich nicht in rätselhaften Zeichen, sondern nahbar. Sie ist, meine ich, auch ein Zeichen von Jakobs Realismus. In der Jakobsleiter gewinnt der vertikale Resonanzdraht, der sich zuvor neben der göttlichen Stimme nur in nichtdialogisch wirkenden Naturphänomenen wie dem Regenbogen (1. Mose 9,16) oder der Feuerflamme (1. Mose 15,17) manifestiert hatte, erstmals eine von menschlichen Artefakten geprägte, dialogische Gestalt.

Die Zeichnung *Jakobs Treppe* zeigt eine rhythmisierte, aus mehreren Läufen verschiedener Steigungen und damit Laufgeschwindigkeiten komponierte Stufenanlage in wolkendurchzogener Mondnacht. Die Treppenläufe verbreitern sich, teilen sich, haben verschiedene Untersichten, Unterzüge werden zu Überzügen, Konsolen zu begehbaren Mauern – die Elemente der ineinander verflochtenen Läufe kommunizieren untereinander und wandeln einander. Anfang und Ende dieses kleinen Stufenschauspiels liegen außerhalb des Blickfeldes.

9: Jakobs Studien

1. Mose 28,11-22: ... und kam an eine Stätte, da blieb er über Nacht, denn die Sonne war untergegangen. Und er nahm einen Stein von der Stätte und legte ihn zu seinen Häuptern und legte sich an der Stätte schlafen ... Als nun Jakob von seinem Schlaf aufwachte, sprach er: ... Hier ist nichts anderes als Gottes Haus, und hier ist die Pforte des Himmels. Und Jakob stand früh am Morgen auf und nahm den Stein, den er zu seinen Häuptern gelegt hatte, und richtete ihn auf zu einem Steinmal und goss Öl darauf ... und dieser Stein, den ich aufgerichtet habe zu einem Steinmal, soll ein Gotteshaus werden ...

Der frohlockende Traum von der Himmelsleiter ist Jakobs Schlüsselerlebnis. Am nächsten Morgen wendet Jakob den Stein im Raum: Liegend war er ihm Kopfkissen und ermöglichte ihm den Resonanztraum, stehend ist er ihm Gedenkstein für das aus dem Traum gesogene Gottvertrauen. Der Gott Noahs und der Gott Abrahams schloss den Bund mit den Menschen. Aber der Gott Noahs war auch zu fürchterlichen Verzweiflungstaten fähig gewesen und der Gott Abrahams dachte sich misstrauisch eine Zumutung („Prüfung") nach der anderen aus. Der Gott Jakobs dagegen ist auf beständigere Weise ein ermutigender, schützender und sogar liebender Gott. Zwar ist auch das Leben Jakobs voller tragischer und erniedrigender Ereignisse, doch deren Verursachung schreiben Jakob und die Textverfasser offenbar nicht mehr Gott zu, sondern den Menschen und den sozialen Verhältnissen, in denen sie leben. Der Gott Jakobs greift kaum in konkrete Situationen ein – und Jakob scheint dies auch nicht zu erwarten. Denn er ist ein rational planender Mensch. Der Kampf mit dem Engel, aus dem Jakob versehrt, aber auch gestärkt hervorgeht und in welchem er dem Engel die Segnung abpresst, kann – bei aller Rätselhaftigkeit dieser Episode, die ebenso wie die Bindung Isaaks seit langem viele divergierende Interpretationen ausgelöst hat – auch als Ausdruck eines zuvor nicht vorstellbaren menschlichen Selbstbewusstseins gelesen werden. Und anders als sein Vater Isaak hält Jakob selbstverständlich selbst um die Hand einer Frau an.

Die Zeichnung *Jakobs Studien* erforscht die Raum- und Körperhaftigkeit eines vielfach ausgehöhlten Kubus. Von allen sechs Seiten dringen keilförmige Einschnitte in die Masse. Je ein schmaler und ein breiter Keil formen ein Volumen; die drei Volumina durchdringen einander. Durch die Gleichartigkeit von je drei Seiten bestätigt und überwindet der Kubus spielerisch die Ausrichtung des menschlichen Wahrnehmungsraums in Vorne/Hinten, Oben/Unten und Links/Rechts. Durch die Aushöhlungen und die angedeuteten Materialwandlungen entwindet sich der Stein der Funktionalität als

Resonanzräume

Archetypen: Bühne-Unterstand vs. Bucht-Spange	Axonometrie der Außenansicht	Umkehrung Vollkörper – Hohlkörper
Mittiger Vertikalschnitt	Röntgenbild, Drahtmodell vor flächig angelegter Rückwand	Kartesisches Raumgitter und Drahtmodell ohne Schnittkanten und Subtraktionen
Mittige Schnittflächen der Umkehrung von Vollkörper und Hohlkörper	Mittiger Horizontalschnitt	Schnittlinien der nicht fragmentierten schrägen Raumkanten

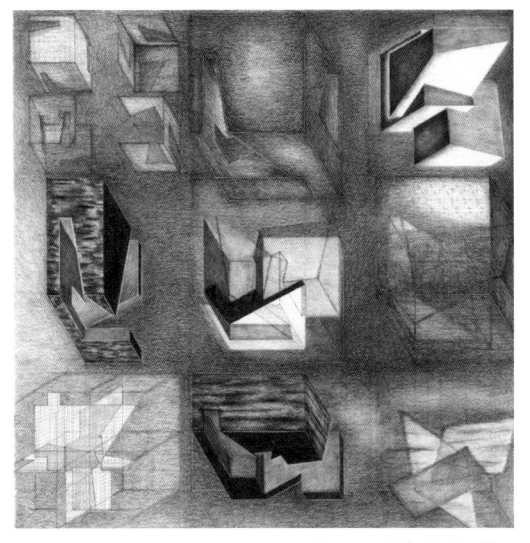

Jakobs Studien   Jakobs Studien

Opferaltar und gelangt zum reinen Für-sich-Sein – er wird zur absoluten Architektur. Das abschließende neunte, quadratische Blatt der Serie gliedert sich in die architekturgeschichtsträchtigen neun Quadrate. Die einzelnen Felder werden von verschiedenen Darstellungsweisen (s. Tabelle 1)[5] des 9 x 9 x 9 cm messenden Objekts besetzt. Allesamt sind die Zeichnungen Versuche, die Dreidimensionalität des raumhaltigen Körpers in zwei Dimensionen zu veranschaulichen, was keiner Darstellungsweise allein gelingen kann. Jakob ist weniger zur Darstellung als zur Erforschung der Welt angehalten. Auch sind die Darstellungen in verschiedene Nachtstimmungen getaucht, wodurch sie die unterschiedlich geprägten Nächte der Blätter 1 bis 8 noch einmal wachrufen. Mit der rational durchkonstruierten Durchdringung des Körpers von einem komplex komponierten Raum finden Körper und Raum eine zuvor nicht erreichte Balance – das amorphe Eindringen des Raums im ersten Blatt ist zu einem ästhetisch-mathematisch kalkulierten Durchwalten im neunten Blatt gereift.

Existenzielle Antwortbedürftigkeit

Das Gelingen und Misslingen der Resonanzversuche der biblischen Gestalten möchte ich an dieser Stelle nicht weiter vergleichen, da Hartmut Rosa in seinem monumentalen Grundlagenwerk „Resonanz" ein überreiches Instrumentarium der Differenzierung vorgelegt hat und der extensive Einsatz des Instrumentariums den Rahmen dieses Essays sprengen würde. Die Lesenden selbst können reflektieren, bei welchen Versuchen die Suche nach Orientierung oder Anerkennung jene nach der Resonanz vielleicht überwog, welchem Charakter sie eine besondere Resonanzfähigkeit zugestehen und wen sie als Resonanzkiller abstempeln würden, wer offenbar mit einer lebenslangen Resonanzblockade zu kämpfen hatte und wer es sich in einer Scheinresonanzoase allzu kommod gemacht hat. Bevor wir uns aber der Rolle der Architektur im Resonanzhaften zuwenden, möchte ich noch folgendes Charakteristikum der *Genesis*, das sich mir in der Lektüre der fünf Bücher Mose aufdrängte, zur Sprache bringen: Der *Exodus* bietet Gott die Bühne für seine großen, theatralischen Auftritte als Retter in höchster Not und als Wundertäter (das Meer teilt sich, das Manna regnet vom Himmel, das Wasser sprudelt aus dem Felsen …). Eindrucksvoll stellt er seine Solidarität, Erfindungskraft und Macht in Massenszenen unter Beweis. In der *Genesis* hingegen waren die Kollektivszenen noch ausschließlich katastrophaler Art. Ermutigend und schützend offenbarte er sich nur Individuen mit einer besonderen Resonanzfähigkeit. Diese schützte er zwar auch in besonderen Notsituationen (Noah, Hagar, Lot, Jakob), aber das Resonanzverlangen der Protagonist:innen scheint weniger aus besonders bedrängten Situationen geboren als vielmehr Ausdruck einer existenziellen Grundbefindlichkeit zu sein: Ohne dies mit einer konkreten Textstelle belegen zu können, scheint es mir die Erfahrung der Einsamkeit und Schutzlosigkeit und der nagende Verdacht der Nichtigkeit und Sinnlosigkeit des Lebens zu sein, die die Suche nach dem Größeren motivieren und den Bund mit ihm herbeisehnen – denn dieser, seine Erneuerung und Ausweitung ist der Hauptinhalt der göttlichen Sprechakte. In Hartmut Rosas Worten:

„Religion kann dann verstanden werden als die […] Idee, dass dieses *Etwas* ein Antwortendes, ein Entgegenkommendes – und ein Verstehendes ist. *Gott* ist dann im Grunde die Vorstellung einer *antwortenden Welt*. […]"[5] und „Als Kern der Religiosität lässt sich auf diese Weise mit Buber und Paul Gerhardt gleichermaßen *die existenzielle Antwortbedürftigkeit* des Menschen auf der einen und das Versprechen ihrer potentiellen *Erfüllung* auf der anderen Seite identifizieren."[6]

Emanationen des Architektonischen

Das erste Kapitel der *Genesis* legt nahe, dass den Anfang der göttlichen Taten die Gliederung der Welt in Masse und Leere bildete. Die Masse wiederum wird in Festes und Flüssiges, die Leere in Hell und Dunkel geschieden. Je nach Kontext kann der Gegensatz Masse/Leere auch als Körper/Raum, Positiv/Negativ, Dichte/Weite, Präsenz/Absenz, Begrenzt/Grenzenlos oder Himmel/Erde erfasst werden, der Gegensatz Hell/Dunkel auch als Tag/Nacht oder Licht/Schatten. Mit dem Denken kam die Dichotomie in die Welt; sie ist Ursprung, Grundlage und Antrieb aller folgenden fluch- oder segensreichen Ausdifferenzierungen wie auch der Versuche, diese zu überwinden. Die Dichotomie erzwingt den Aufbau von Resonanzbeziehungen wie auch die Herstellung von Artefakten. Die Artefakte, von deren Entwicklung die *Genesis* erzählt, sind nicht Waffen oder Bekleidungen, Hirtenstäbe oder Trinkgefäße, sondern Bauten. Freilich nicht Monumentalbauten, nicht Tempel und Paläste, da die Protagonist:innen der *Genesis* nicht Könige und Priester, sondern Hirten und Bauern sind. Deren profane Alltagsbehausungen wie Zelte und Hütten werden jedoch auch nur gelegentlich erwähnt und sind kaum Orte signifikanter Ereignisse. Solche sind vielmehr die Altäre, die Brunnen und die Wegräume. In ihren Auftritten schlägt sich die wachsende Bedeutung des Bauens für die geistige Selbstversicherung des Menschen in der Welt nieder. Bauwerke erinnern an Offenbarungen und generieren damit kulturelle Traditionen, individuelle Reflektionen und mögliche Reproduktionen. Ebenso dienen sie dem Zweck, dem unsteten Übermächtigen mehr Stetigkeit abzuringen. Die Geschichte des Bauens ist die Geschichte der nachahmenden Wiederholung, der gewagten Herausforderung und der kritisierenden Abänderung der den Menschen gegebenen Schöpfung.

Altäre und geplante Monumente[7]:

Altäre dienen der Formalisierung und Ritualisierung von Bittgesuchen und Dankesbezeugungen durch Opfergaben. Verzichthandlungen können nicht alltäglich werden – die Altäre sind dem Alltag feierlich enthoben. Sie beanspruchen um sich herum einen Platz für die Separierung vom Profanen, für die Vorbereitung der Gaben, für die Inszenierung des Rituals und für die Erinnerung an den Vorgang. Sie markieren einen Mittelpunkt im Raum und einen Wendepunkt in der Zeit. In der *Genesis* sind sie seltener der bewusst geplante Versuch der Herstellung einer „vertikalen Resonanzbeziehung" mit dem Nicht-Greifbaren als vielmehr die Erinnerung an die Gnade der Erfahrung einer solchen Beziehung. Sie sind „Spurensicherung". In ihrer Dinglichkeit symbolisieren sie die Beziehung zu dem schlechthin Nicht-Dinglichen. Durch den positiven Akt des Bauens gehen sie über den nur negativen Akt des vorübergehenden Präparierens – sprich: Säuberns – einer „Opferstelle" hinaus. Während die Opferungen Kains und Abels nur konkurrierendes Werben um Aufmerksamkeit sind[8], für die offenbar eine „Stelle" genügt, die nicht durch einen Bau dignifiziert wird, scheint Noahs Altar retrospektiv, also dankend gemeint, was ihm Gott wiederum durch seine Versicherung des Bündnisses dankt. Es entsteht Gegenseitigkeit.

Die vielen Altäre, die Abraham errichtet, haben unterschiedliche Bedeutungen: Teils sind es Dank- und Erinnerungsaltäre für das Erscheinen Gottes (1. Mose 12,7), teils Altäre, um Gott anzurufen (1. Mose 12,8), teils auch Grenzsteine des Territoriums, das Gott seinen Nachkommen verheißen hat (1. Mose 13,18). Darüber hinaus ist der Altar – nämlich der Altar der Bindung Isaaks – auch Ort einer Grenzerfahrung und der wichtigsten Erkenntnis, die wir der Figur Abraham verdanken: dass wir nicht allen unseren inneren Stimmen Folge leisten dürfen, denn oft sind sie gelenkt von inneren Gelüsten, denen wir mit moralischen Kriterien begegnen müssen. Die Chiffre „Gott" darf nicht für solche Gelüste missbraucht werden.

Während Isaak mehr Restaurator und Erbauer von Brunnen als Altären ist, tritt bei Jakob die Ritualfunktion hinter die Memorialfunktion der Architektur zurück: Nur von zwei Altarbauten Jakobs ist die Rede (1. Mose 33,20 und 35,7), historisch neu und ausführlicher bedacht wird die zweimalige Aufrichtung des Gedenksteins in Bethel (1. Mose 28,18-22 und 35,14). Mit der Aufrichtung des Steins ist der Bau von Opferaltären zwar nicht historisch überwunden – das 2. und 3. Buch Mose enthalten detaillierte Erörterungen zu Altarbau und Opferritus –, aber mit dem reinen Monument hat sich dem Altarbau eine Manifestation einer vergeistigteren Beziehung zu Gott hinzugesellt. An dem Monument wird nur noch ein unaufwändiges Trankopfer, die Weihung in Form der Übergießung mit Öl vollzogen und ein Gelübde abgelegt; vorrangig scheint er der individuellen Kontemplation zu dienen.

Fungiert Jakobs Stein als Gedenkstein für eine gelungene Resonanzbeziehung, so ist die Salzsäule Mahnmal der Verbotsübertretung – also einer gescheiterten, vielleicht sogar bewusst verweigerten Resonanzbeziehung und damit einer Selbstopferung. Das Mahnmal ist das psychosoziale Pendant zum Gedenkstein. Ergänzt wird die Dichotomie dieser beiden Erinnerungsarchitekturen durch die Grabstätte: Sie dient nicht dem Gedenken an gelungene oder gescheiterte Resonanzbeziehungen, sondern der Rückversicherung der Lebenden im geschichtlichen Werden. Sie dient der Orientierung in der Zeit durch den ehrenden, dankbaren und im besten Fall auch liebenden Rückblick. Mit dem Ritualaltar, dem Gedenkstein, dem Mahnmal und der Grabstätte hat die *Genesis* eine Familie von Gedächtnisarchitekturen geschaffen, die bis heute den Kern dieser Gattung bilden – welche nicht irgendeine Baugattung ist, sondern notwendiger gebauter Beitrag zur Orientierung in einer geschichtlich geprägten Welt.

Brunnen und ungeplante Monumente:

Peter Schäfer[9] macht darauf aufmerksam, dass die Priester, die im fünften vorchristlichen Jahrhundert die *Genesis* aus verschiedenen Quellen komponierten, die Schriften der griechischen Naturphilosophen gekannt haben dürften. So nimmt es nicht Wunder, dass die Kapazitäten der vier Elemente Erde, Luft, Wasser und Feuer Leitmotive der Erzählung bilden. Für das Bauen in der *Genesis* ist insbesondere das Wasser bedeutsam. Das Wasser ist das uranfängliche Element, das eingedämmt werden musste, um zunächst der Luft und dann auch der Erde Räume zuzugestehen. Mit der Sintflut bricht die vernichtende Kraft des Wassers wieder durch. Die *Genesis* kennt kein Leben an den zyklisch bedrohlichen Meeresgestaden und auch nicht an den nährenden Flussufern. Ganz im Sinne der Vertreibung aus dem Paradies und der Verfluchung Kains ist das Wasser rares Gut und muss durch Arbeit gewahrt und gewonnen werden – vor allem durch den Brunnenbau. Sie sind zunächst einmal für das Überleben bitter notwendige Nutzbauten. Anders als beim steinernen Altarbau, der auch der Errichtung reiner Monumente den Weg bahnt, erzählt die *Genesis* jedoch noch nicht von Wasserbauten, die über den Brunnen als Bauaufgabe hinauswachsen, wie es etwa Bassins oder Thermen wären. Diese sind einer späteren kulturellen Entwicklung in anderen Gegenden vorbehalten – in der Wüste des zweiten Jahrtausends vor Christus war das Wasser schlicht zu kostbar, als dass mit ihm hätte gespielt werden können. Dennoch übernehmen die Brunnen komplexe spirituelle und soziale Funktionen, die über die bloße Erhaltung physischen Lebens weit hinausgehen:

Eine erste bedeutende Rolle spielen die Brunnen in den beiden Episoden von Hagar, der ägyptischen Sklavin Abrahams, die ihm auf Saras Willen hin den Sohn Ismael schenkt. Als Abraham wider sein eigenes moralisches Empfinden (1. Mose 21,11) Hagar und Ismael in die Wüste schickt, rettet diese ein Brunnen vor dem Verdursten. Bereits zuvor, als die schwangere Hagar auf der Flucht vor Saras Missgunst war, hatte Hagar Gott als fürsorglichen Gott erlebt: „Du bist ein Gott, der mich sieht. […] Darum nannte man den Brunnen ‚Brunnen des Lebendigen, der mich sieht'". (1. Mose 16,13-14) Der Brunnen wird zur Metapher des fürsorglichen Gottes – der „männliche" Gott der *Genesis* übernimmt also auch die traditionell weiblichen Aufgaben der Gottheiten. Die Brunnen werden überdies zu Orten, die Abraham davor bewahren, sich mit der von menschlicher Schwäche motivierten Härte seines Tuns in untilgbare Schuld zu verstricken. Sie werden zu ungeplanten Erinnerungsorten mit Gedenk- und Mahnmalcharakter.

Es gehört zu den Überraschungen für die Lesenden, dass Isaak, der Nutznießer der Enterbung Ismaels (1. Mose 21,10), sich an dem „Brunnen des Lebendigen" – also dem Brunnen Hagars und Ismaels – niederlässt. Auch fällt in einer Erzählung, die mit Sentimentalitäten geizt, auf, dass eine große Anhänglichkeit Isaaks an die Mutter angedeutet wird: Erst nach deren Tod lässt er um eine Frau werben, sein Eheschluss „tröstet ihn über seine Mutter" (1. Mose 24,67). Angesichts der mütterlich-weiblichen Konnotation des Brunnens überrascht es dann nicht, dass die Lebensgeschichte Isaaks wie keine andere der *Genesis* mit dem Brunnenbau verbunden ist: Nach der Ausweisung durch die Philister restauriert er nicht nur die von Abrahams Knechten gegrabenen und von den Philistern verstopften Brunnen, sondern lässt auch neue Brunnen graben (1. Mose 26,15-33). Die vier neu ausgehobenen Brunnen sind Zeichen der Suche nach einer neuen Lebensmitte: Die ersten beiden werden umkämpft – Isaak nennt sie „Zank" und „Streit"[10] und verlässt sie –, den dritten nennt er „Weiter Raum", denn er liegt in friedlichen Landen. Hier sieht er die zukünftige Möglichkeit der Entfaltung seines Geschlechts. Nicht weit von diesem Ort erscheint ihm Gott in der Nacht und erneuert seinen Schwur. Am folgenden Tag errichtet Isaak einen Dankaltar, lässt aber neben diesem auch gleich einen weiteren Brunnen graben, den er den „Schwurbrunnen" nennt. Hier wie nirgends sonst in der *Genesis* wird durch räumliche und zeitliche Engführung nicht nur die funktionale Komplementarität von Brunnen und Altar „bewiesen", sondern auch deren gemeinsame Funktion als Erinnerungsarchitekturen. Ob man in dem viermaligen Brunnenbau nun eine Präferenz für diesen erkennen will oder in dem einmaligen Altarbau die feierliche Heraushebung desselben, bleibt den Lesenden überlassen.[12]

Die Altäre, so scheint es, dienten nur dem Herstellen – in der Terminologie Hartmut Rosas – „vertikaler Resonanzachsen". Im Unterschied zu vielen anderen Kulturen gingen in der althebräischen Kultur von ihnen offenbar keine „horizontalen Resonanzachsen", keine zwischenmenschlichen, sozialen Impulse aus. Dies ist bei den Brunnen ganz anders: Wie in den Erläuterungen zu „Rebekkas Brunnen" dargelegt, werden die Brunnen zu Orten des geselligen Lebens, zu Orten wirtschaftlicher und politischer Handlungen sowie privater und erotisierender Erlebnisse. Auch Isaaks Sohn Jakob verliebt sich an einem Brunnen in Rahel (1. Mose 29,1-14). Damit werden sie auch zu Orten der Erinnerung. Als Fluchtpunkt des Brunnenbaus scheint die Bereicherung der sozialen Interaktion (der Vita Activa, der unwillkürlichen Erinnerung) auf, als Fluchtpunkt des Altarbaus die Bereicherung der individuellen Einkehr (der Vita Contemplativa, der gewollten Erinnerung). In einem ausgefüllten Menschsein ergänzen diese Bauten und die von ihnen bedienten Tätigkeiten einander komplementär. Sie bilden den doppelten Ursprung einer Architektur der Erinnerung – d. h. einer Architektur im Schnittpunkt vertikaler, horizontaler und kraft ihrer Dinghaftigkeit auch diagonaler Resonanzachsen – und damit Orientierung in einer überwältigend-unverständlichen Welt. Es ist ein menschenfreundliches Bild des Bauens, das die *Genesis* mit dem Modell Brunnen-Altar (Keimzellen des öffentlichen Raums bzw. des Sakralbaus) entwirft.

Wegräume:

Auch die Wege, mit denen die Altäre und Brunnen als Punkte im Raum erreichbar werden, sind nicht gottgegeben, sondern müssen mühsam gebahnt, erbaut, befestigt und unterhalten werden. Auch von ihnen als Orientierungsmittel des Menschen erzählt die *Genesis*. In Abrahams Aufbruch aus der Heimat klingt das klassische „Monomythos"-Motiv von Aufbruch-Initiation-Rückkehr an. Der Wege bedarf es, um dem Hungertod, Feinden oder Katastrophen zu entfliehen oder die Neugier zu befriedigen. Anders als in den Sagen und Märchen anderer Kulturen ist nie von Räubern und Wegelagerern die Rede, selten von ungeplanten Begegnungen oder gar exotischen Erlebnissen auf den Karawanenrouten: Innerhalb des revolutionären Monotheismus hält sich das Interesse der *Genesis*-Protagonist:innen für Pittoreskes und für die Anderen mit ihrer Vielgötterei verständlicherweise in engen Grenzen. Es wird kaum von kulturellen Adaptationen berichtet; man ist zufrieden, wenn es für die Nomad:innen und „Beisassen", die

die staatenlosen Hebräer:innen sind, zu keinen Konflikten kommt.

Die Wege Kains sind die pragmatisch-geradlinigen des Ackerbauern und die mäandernden des Umhergetriebenen, die Wege Noahs die richtungslose Fläche, die Wege von Lots Familie der Fluchtweg, die Wege Abrahams das von Unruhe getriebene Erkunden des Geländes in allen vier Himmelsrichtungen, die Wege Rebekkas die der Fürsorge. Die Jakobsleiter schließlich ist der einzige Weg, der auch eine vertikale Komponente hat, der sich vom Boden löst. Zusammengenommen präsentiert die *Genesis* eine reiche Typologie der Wege als Ausdruck der inneren Unruhe von Staatenlosen und Gott-Suchenden.

Körper und Raum:

Komplementär ergänzen sich die Altäre und Brunnen in ihrer psychosozialen Funktion. Komplemente sind sie auch bezogen auf Feuer und Wasser und Oben (der Aufstieg von Flammen und Rauch in den Himmel) und Unten (das Schöpfen des Wassers aus der Erde). Überdies sind sie Komplemente bezogen auf Körper und Raum: Altäre sind massive Blöcke, Brunnen raumhaltige Gefäße. Die Dichotomie voll/hohl bildet im Kleinen ab, was im Großen die Anfangshandlung Gottes und die Grundlage allen Lebens war: nämlich die Teilung der Welt in Himmel (das hohlräumige Gewölbe) und Erde (den massiven Körper).

Dem Menschen wird als Aktionsraum die instabile Grenzfläche zwischen den beiden zugewiesen. Die allmähliche, von Rückfällen bedrohte Ausformung dieser dreidimensionalen Übergangszone ist ein Leitmotiv der *Genesis*, das sich unter der Erzähloberfläche durchzieht und wiederholt auch an diese heranreicht. In den Zeichnungen bildet diese allmähliche Ausformung der Beziehungen von Körper und Raum die Erzähloberfläche selbst. Sie vollzieht sich von einem ersten Eindringen bis hin zum wechselseitigen Durchdringen. Die formale Vokabel, an denen diese Prozesse durchdekliniert werden, sind die Polygone und Polyeder.

Die Vielfalt der Erscheinungsformen von Körper und Raum zeigen, dass die *Genesis* ein Buch der Unruhe ist, ein Buch der Aufbrüche, Unterbrechungen und Abbrüche. Die Vielfalt ist keine beliebig-spielerische, sondern meist aus dem Mangel und der Not, aus der Notwendigkeit zum Experiment geboren. Einen dauerhaft bergenden Raum gewährt sie nirgends den Lebenden (auch nicht in der von uns nicht betrachteten Josephslegende), sondern nur den Toten in Gestalt des Erbbegräbnisses. Auch deswegen ist der Entwurf der Grabstätte der einzige, in dem sich alle Elemente in rechten Winkeln versammeln. Eine glückliche Durchbrückung des furchterregend endlosen Raums und ein Abheben von der zerschrundeten Grenzfläche des Erdmassivs gelingen nur im Traum. Dieser Traum aber gibt Jakob, dem Analytiker, gleich am nächsten Morgen Anlass zum Studium der Darstellbarkeit und Dialektik von Körper, Raum und Fläche. Träumen und Denken, zwei komplementäre Aktivitäten der menschlichen Vorstellungskraft, finden in Jakob zusammen.

Nacht und Licht:

Warum nun sind die Zeichnungen durchweg Nachtstücke, obwohl einige Szenen doch am helllichten Tag spielen, obwohl das Licht in der *Genesis* als Metapher der Erkenntnis fungiert und göttlichen Ursprungs ist, die Finsternis hingegen der vorgöttlichen Welt angehört? Da die Zeichnungen interpretieren und nicht illustrieren, ist es nicht ihre Aufgabe, buchhalterisch die Stunde des Geschehens zu dokumentieren noch auch die vielleicht etwas vorschnelle Entscheidung der großen Chiffre, die Nacht mit Finsternis gleichzusetzen (1. Mose 1,5: „und nannte das Licht Tag und die Finsternis Nacht."), gedankenlos hinzunehmen. Prägend für meine Lektüre war der Eindruck, dass die Geschichten in großen, leeren Räumen zu spielen scheinen – selbst wo Städte erwähnt sind, bleiben ihre geselligen Gassen unausgeleuchtet. Die zeitlichen Abstände zwischen den Geschichten sind groß, Vorgeschich-

	Raum	Körper
Gottes Eingriff	Linearer Raum	Amorph-unfeste Masse
Kains Furchen	Gewölbter Raum	Zerschrundete Oberfläche
Noahs Altar	Gefaltete Zwischenräume	Massive Blöcke
Lots Frau	Umraum	Massiver Solitär
Abrahams Wege	Gelagerte Zwischenräume	Gestufte Terrassen
Saras Grab	Höhle	Felswand
Rebekkas Brunnen	Becken	Wandung
Jakobs Treppe	Durchfließender Raum	Verkröpfung
Jakobs Studien	Verschachtelter Raum	Ausgehöhlter Block

ten und überbrückende Episoden rar und die psychologischen Reaktionen müssen von den Lesenden selbst ergänzt werden. Obgleich die Geschichten Anfang und Ende haben, heben sie meist unvermittelt an und enden ebenso.

Mit anderen Worten: Die Geschichten erscheinen den Lesenden wie vereinzelte Lichter in einer weiten Nacht mit unerkannten Rändern. So unterschiedlich Nachtstimmungen auch sein mögen – ihre den Menschen umfangende und geheimnisvolle Atmosphäre ist allen gemeinsam: ob es nun bezaubernd-schimmernde Nächte sind oder furchterregend-leere, düster-prächtige oder süß durchduftete, unbewegt-bleiche oder anheimelnd von Brisen durchwehte. Zu all diesen Stimmungen finden die Nächte wegen der Düfte und Winde und Klänge, die sie durchwehen, aber auch wegen des Lichts, das eben nicht abwesend ist, sondern gerade in den Nächten so subtil variieren kann. Als die große Chiffre sprach: „Es werde Licht!" (1. Mose 1,3), hat sie glücklicherweise nicht nur den totalen Tag geschaffen und ihm zum Kontrast die totale Nacht belassen, und auch nicht nur die Übergangsdämmerungen mit ruhiger Hand durchgefärbt, sondern auch eine unerschöpflich reiche Welt der Nachttönungen hingezaubert, zu denen eine Resonanzbeziehung aufzubauen uns nicht nur Eichendorff und Mozart oder Messiaen und Lutz Seiler helfen können, sondern auch die *Genesis*.

Nachbemerkung: Neuerlich geweckt wurde mein Interesse an der Genesis durch die Lektüre Marcel Prousts und mehr noch durch die vielen Gespräche mit Constantin von der Mülbe, der schon viel früher als ich die Triftigkeit und Lebendigkeit der Gottesvorstellungen in der Bibel entdeckt hatte und dies als Architekt in seine Gestaltung von Kirchenräumen hat miteinfließen lassen. Constantin von der Mülbe sind die Frühen Resonanzversuche gewidmet. ∎

Anmerkungen

[1] Vgl. Peter Schäfer: „Angesichts dieser Überschneidungen kann kein Zweifel daran bestehen, dass die Autoren der biblischen Schöpfungsberichte diese Epen in irgendeiner Form gekannt haben müssen. Aber ein Blick auf die zugrundeliegenden Weltbilder offenbart auch wesentliche Unterschiede und zeigt, dass die Hebräische Bibel das Weltbild der altorientalischen Epen in allen entscheidenden Punkten auf den Kopf stellt." (Schäfer 2022, S. 14)

[2] Vgl. Sigmund Freud, der die These aufstellt, dass der biblische Moses eine Kunstschöpfung ist aus einem midianitischen Moses und einem ägyptischen Moses: „Der Gott Jahwe, dem der midianitische Moses damals ein neues Volk zuführte, war wahrscheinlich in keiner Hinsicht ein hervorgendes Wesen. Ein roher, engherziger Lokalgott, gewalttätig und blutdürstig; er hatte seinen Anhängern versprochen, ihnen das Land zu geben, in dem „Milch und Honig fließt", und forderte sie auf, dessen gegenwärtige Einwohner auszurotten „mit der Schärfe des Schwertes". Man darf sich verwundern, daß trotz aller Umarbeitungen in den biblischen Berichten so viel stehengelassen wurde, um sein ursprüngliches Wesen zu erkennen […] Einem Teil des Volkes hatte der ägyptische Moses eine andere, höher vergeistigte Gottesvorstellung gegeben, die Idee einer einzigen, die ganze Welt umfassenden Gottheit, die nicht minder alliebend war als allmächtig, die, allem Zeremoniell und Zauber abhold, den Menschen ein Leben in Wahrheit und Gerechtigkeit zum höchsten Ziel setzte." (Freud 2023, S. 125)

[3] Vgl. Peter Schäfer: „Mit der Erschaffung des Lichts überführt Gott die bereits existierende materielle Vorwelt in die konkrete Schöpfung. Das Licht wird, wie alle folgenden erschaffenen Objekte, ausdrücklich für „gut" befunden und von der zur Vorwelt gehörenden – also nicht von Gott erschaffenen – Finsternis unterschieden." (Schäfer 2022, S. 39)

[4] „Leiter" ist nicht die einzig mögliche Übersetzung, auch wenn sie in der abendländischen Bildtradition vorherrschend wurde. Das hebräische Wort sullām kann auch „Treppe", „Stiege" oder „Rampe" bedeuten. Die Bildvorstellung der Erzählung beruht wahrscheinlich auf der einer Tempeltreppe einer altorientalischen Zikkurat, die vom Erdboden zum Allerheiligsten emporführte. Das erklärt, warum Jakob das wahre „Haus Gottes" gefunden zu haben glaubte." https://de.wikipedia.org/wiki/Jakobsleiter_(Bibel), abgerufen am 29. 7. 2023, 11.00. Gemäß diesem Sachverhalt heißt es in der „Einheitsübersetzung der Heiligen Schrift" von 2016 auch „Treppe".

[5] Rosa 2019, S. 435

[6] Rosa 2019, S. 446

[7] Die Begrifflichkeit „geplante" und „ungeplante" Monumente verwende ich in Anlehnung an die von Alois Riegl 1903 in seinem epochalen Text *Der moderne Denkmalkultus: Sein Wesen und seine Entstehung* entwickelten Begriffe „gewollte" und „ungewollte" Denkmale. Riegl schreibt: „Historische Denkmale sind nun im Gegensatz zu den gewollten „ungewollte" {…} nicht den Werken selbst kraft ihrer ursprünglichen Bestimmung kommt Sinn und Bedeutung von Denkmalen zu, sondern wir moderne Subjekte sind es, die ihnen dieselben unterlegen. In beiden Fällen {…} handelt es sich um einen Erinnerungswert, und deshalb sprechen wir ja auch da wie dort von „Denkmalen." (S. 6f.)

[8] Vgl. Hartmut Rosas Kritik an der laut Rosa vor allem von Axel Honneth ausgearbeiteten „Aufmerksamkeitstheorie": „Die Annahme, Menschen ginge es in all ihren Bestrebungen, Handlungen und Kämpfen letztlich immer nur um das Erlangen von Anerkennung und das Vermeiden von Missachtung, scheint mir zu einseitig zu sein. […] ich kann verlangen, (rechtlich) geachtet oder (sozial) wertgeschätzt sowie, wenn schon nicht geliebt, so doch wenigstens fürsorglich behandelt zu werden; und die entsprechenden Formen der Anerkennung lassen sich dann auch institutionell und strukturell implementieren. […] Resonanz aber ist immer ein dynamisches Geschehen, sie drückt eine lebendige Antwortbeziehung aus […] Ich werde anerkannt, aber nur zwischen uns ereignet sich Resonanz." (Rosa 2019, S. 333f.)

[9] Schäfer 2022, S. 38

[10] „Die Versorgung mit Frischwasser ist für jede Siedlung die Grundlage ihrer Existenz und bildet in Anatolien, wo die Quellen selten sind, eine der stärksten Triebkräfte zum Zusammenschluss der Menschen. Die Quellen fordern Wartung, Bewirtschaftung und unter Umständen Verteidigung. Man wird annehmen dürfen, dass Quellen schon sehr früh gefasst und ausgestaltet worden sind, dass Schutzmauern gebaut und Rohre eingeführt wurden, doch lassen sich diese primitiven Anlagen nirgends mehr nachweisen." Naumann, Rudolf. *Architektur Kleinasiens*. (Tübingen: Ernst Wasmuth Verlag 1971), S. 190

[11] Sicherlich kann man sich bei einer psychologisierenden Lektüre auch nicht der Erkenntnis verschließen, dass die Geschichte von der Bindung Isaaks durch Abraham nahelegt, dass sein Verhältnis zum Vater zerrüttet gewesen sein muss – und damit auch zum Altar als solchem.

Bibliografie

Bibel. Nach der Übersetzung Martin Luthers. Stuttgart: Deutsche Bibelgesellschaft, 1999

Freud, Sigmund. *Der Mann Moses und die monotheistische Religion*. (1939). Zitiert nach: Sigmund Freuds Werke. Wiener Interdisziplinäre Kommentare, Band 6. Wien: Vienna University Press, 2023

Kleine, Holger: *Raumdramaturgie. Typologie und Inszenierung von Innenräumen*. Basel: Birkhäuser Verlag, 2017

Naumann, Rudolf: *Architektur Kleinasiens von ihren Anfängen bis zum Ende der hethitischen Zeit*. Tübingen: Ernst Wasmuth Verlag, 1971

Riegl, Alois: *Der moderne Denkmalkultus: Sein Wesen und seine Entstehung*. Wien und Leipzig: W. Braumüller Verlag, 1903.

Rosa, Hartmut: *Resonanz. Eine Soziologie der Weltbeziehung*. stw 2272. Berlin: Suhrkamp Verlag, 2019

Schäfer, Peter: *Die Schlange war klug. Antike Schöpfungsmythen und die Grundlagen des westlichen Denkens*. München: C. H. Beck Verlag, 2022

Internetquelle

https://de.wikipedia.org/wiki/Jakobsleiter_(Bibel)
Zuletzt abgerufen am 29. Juli 2023

Ralf Kunze

Obwohl es technische Apparate sind, die für uns den größten Teil der fotografischen Bildherstellung übernehmen, bezeichnen wir uns als Verfasser:innen oder Autor:innen unserer Bilder:

Das kontrollierte und gesteuerte „Einfangen" des reflektierten Lichtes unserer gewählten physisch-atmosphärischen Phänomene findet als entscheidender initialer Akt und kreatives Agieren statt. Es ist als Steuerung für die konkreten „Bild"-Entwürfe konstituierend und unverzichtbar. Das aktive Fotografieren passiert oft an den Grenzen der Apparateprogrammierungen oder darüber hinaus, als kompositorische und atmosphärische „Einstellung" des Bildausschnitts, seine Abstraktheit durch Kontraste, Helligkeit, Farben etc. Auf diese Weise entreißt die fotografische Praxis das technisch Abgebildete also offensichtlich einer zufälligen Willkürlichkeit und der einprogrammierten Mechanik des „Knipsens" und macht diese Bilder ohne uns als Autor:innen bzw. unsere Absichten und Ziele völlig unwahrscheinlich!

Meine Bild-Objekte selbst sind eigentlich nur Varianten oder Experimente zur Bilder-Rahmung! Was macht es mit dem Bild, wenn ein Rahmen es nicht allseitig gleich umgibt, sondern es von rahmenden Fragmenten in unterschiedliche Bild-Räume „versetzt" wird?

Die Rauminstallationen nehmen gemeinhin als schön klassifizierte Phänomene verfremdend in den Blick, um Wahrnehmungsautomatismen und Wertannahmen zu durchbrechen. Ich lade ein, mit Hilfe solch kritischer Raum-Bild-Kompositionen eigene Welterfahrungen und deren Potential möglicher Resonanz zu erleben.

Beim Herstellen dieser Objekte leiten mich serendipische Experimente und empathische Spekulationen von Wirkungswahrscheinlichkeit. Ich lasse nicht nur zu, Überraschendes in ihnen zu entdecken, welches ich teilweise gar nicht suchte, sondern die Versuche bleiben zunächst bewusst so offen und naiv, damit unkontrollierbare Zufälle provoziert werden und zur konstituierenden Planungsflexibilität beitragen. Entscheidend ist schlussendlich eine definitive Auswahl und logische Einbindung möglicher Optionen. Ob die teils irritierenden und unberechenbaren Beziehungen innerhalb einiger Objekte zwar fremd und unkonventionell wirken, aber gleichzeitig als anregend und nachvollziehbar zusammengefügt erlebt werden, hängt wohl auch von der Lese- bzw. Sehfähigkeit der Betrachtenden und ihrer Offenheit und Motivation ab?

loreley WE 556, Welterbe 556 – Hintergrundschönheit als Resonanz-Spiel?– Das per se Schöne der wunderbaren Natur und Kultur des oberen Mittelrheintals ist einfach da! Seit 2002 als UNESCO-Weltkulturerbe Nr. 556 registriert. Daneben eine kreative Suche nach verborgener Schönheit des Welterbes 556 zu starten, nimmt alle Betrachtenden mit auf eine Reise nach Sankt Goarshausen. Die realen Lokalitäten enthalten einen subversiven Charme, der hier in drei Bildformationen allgemein erspürt werden will. Die Beobachtungen scheinen, wie verbindende formale Setzungen, diese konkreten Details gefundener Schönheit zu Protagonisten von geheimnisvollen oder gemäldehaften Bildszenarien zu verwandeln:

Bahnhof St. Goarshausen am Rhein / Rheinfähre Loreley VI / Burg Katz am Rhein

Der Tourismus und das Marketing der Region setzen größtenteils auf das programmtreue Erlebnis „zertifizierter" Naturschönheit. Diese werbegerecht erlebte Schönheit, schnell konsumiert, muss nicht die einzig wahrnehmbare Schicht des Erlebens bleiben. Eine Schönheit des Alltags, die überall zu finden wäre und hier nur exemplarisch, fast in detektivischer Indizien-Wahrnehmung erschlossen und vorgeführt wird, könnte als Hintergrundrhythmus, unter dem großen, bedeutenden Schönen aller Orte und von jeder und jedem, selbst entdeckt werden!

kanzan, Kirschblüten-Reaktoren 1–3 – Prunos Serrulata ‚Kanzan' Kultivar – Die fotografische Präsenz von japanischen Nelkenkirsch-Bäumen „tanzt im Raum". Fiktive räumliche Scheibenkompositionen erzeugen Räume, in denen sich Menschen in drei verschiedenen Maßstäben (Stadt/Haus/Zimmer) begegnen könnten. Sie sind der räumliche Rahmen für Begegnung mit zwei konkreten Orten in Wiesbaden: Es sind Perspektiven der Galileistraße bzw. der (südlichen) Nerotal-Straße. Die drei Objekte variieren das Wahrnehmungsspiel zur Nelkenkirsche …

Auch die Kirschblüte, die in Japan für jede Region exakt vorhergesagt und angekündigt wird, ist vom Klimawandel betroffen: In einigen Teilen der Welt startet die Blüte schon bis zu drei Wochen früher, gegenüber ersten Daten traditioneller Aufzeichnungen …

Die drei Kirschblüten-Reaktoren. so verschieden ihre Reflektionsorte oder Bühnen für eigene Projektionen sind, erzeugen doch immer die gleiche „Energie" für alle Betrachtenden: Fantasie! Die Erschließung von Sinn und Bedeutung gelingt nicht, ohne persönlich produzierte Energie …

reduce, reuse, recycle … , Betonpumpe 1+2 – Die Neubauten der Europa-City am Berliner Hauptbahnhof wurden alle zwischen 2020 und 2022 fertiggestellt. Die Bildmontagen auf den transparenten Mesh-Folien zusammen mit Fotos eines Betonwerks am Handelshafen Mannheim sollen die nachhaltig dringende Frage nach alternativen, zementlosen Bauweisen kritisch aufwerfen. Wie wird wohl ihre im Jahr 2100 völlig übliche Weiter- bzw. Wiederverwendung aussehen?

blühende landschaften, Mannheim Handelshafen – Blühend einerseits im Sinne prosperierender Ökonomie noch einmal das Betonwerk im Handelshafen Mannheim. Andererseits als das Aufblühen kreativer Inbesitznahme mit Graffiti-Kunst am gleichen Ort … *raum tanz ZUR mitte* ist daraus ein Graffiti-Motivexperiment in Miniaturen zur Bildraum-Manipulation durch Rahmung.

new york diner, NYC/ California 2 – Die verfremdeten Aufnahmen wurden bereits während eines Stipendiatenaufenthaltes in den USA 1993 gesammelt. 30 Jahre später wurden die Alltagssituationen u.a. als Spiel mit Klischee und Drama neu in einem Video montiert. Eine zentrale Rolle spielt dabei eine unspektakuläre, aber wiederholt sichtbare Fotografie des 2001 zerstörten Word-Trade-Centers, als Mahnung an „9-11" …

Gesellschaft, Gestaltung und Welt-Beziehung

Die „Leichtkraft" der Kirschblüte oder: Wie Magie in die Forschung zurückfinden könnte. Eine autobiographische Reise durch vier schwindelerregende Resonanzen

In diesem Essay werde ich vier voneinander völlig unabhängige Texte miteinander verknüpfen und diese auch selbst umfangreich sprechen und wirken lassen. Thematisch sind es vier unterschiedliche Aspekte, die mich selbst mal mehr, mal weniger im Zusammenhang meiner „Welt-Beziehung" bewegen. Außer dass sie für mich zentrale Positionen zu historischen und gegenwärtigen Fragen enthalten, verbindet sie zunächst wenig. Zwei Texte, der älteste von Roger Revelle (1956)[1] und der jüngste von Miriam Meckel (2023)[2], rahmen mein Betrachtungsfeld als wissenschaftliche Prognosen zu Auswirkungen auf unsere Gesellschaft oder gar Zivilisation. Die anderen beiden Texte, von Vilém Flusser (1983)[3] und Philipp Oswalt (2014)[4], umkreisen mein professionelles Feld der Gestaltungsfragen zu Bildproduktion, Design und Umweltbedingungen sowie deren Prozesse und Methoden. Sie fokussieren neben der Innenperspektive des Entwerfens und dem Anspruch produktiver Qualität bei Gestaltungen auch auf dessen unmittelbar Sinn stiftende Wirkung. Indirekt werfen sie damit diese Frage auf: Wie entsteht eine individuelle und erfüllende Beziehung zur Welt?

Die beiden Perspektiven auf die Gesellschaft beziehungsweise auf die Gestaltung geraten selbstverständlich auch in Wechselwirkungen und tragen damit zur Komplexität meiner Welt bei. Komplexe Zusammenhänge nachvollziehen und eigenes Denken und Handeln, in vernetzten Wirkungszusammenhängen unserer Lebensrealität, zu reflektieren, ist Teil jeder geistigen Betätigung. Trotz scheinbarer Ohnmacht gegenüber dem globalen Weltlauf[5] lohnt es immer, diesen zu hinterfragen und die Welt modellhaft alternativ zu denken: Wie kann es gelingen, die komplexe Welt für mich zu einer reizvollen, aufregenden Spielwiese für ein selbstbestimmtes Leben zu machen?

Bei dem Wunsch gelingender Welt-Beziehung sind meine ersten Fragen:

Um welche Welt geht es? Und wie entsteht meine Beziehung zu ihr?

Die Welt, um die es wohl geht, müsste die Welt aller Menschen sein. Wie wir diese in ökonomisch globalen und intermedial bestimmten Zeiten teilen und aufteilen, bewirkt ihre Verfügbarkeit (nur für einige) und ihre offensichtliche Unverfügbarkeit[6] für viele. Es ist also die gesellschaftliche Verfasstheit unserer globalen Zivilisation und Kultur, die die Beschaffenheit meiner Welt mehr bestimmt und meine Freiheit auf ihren Zugriff minimiert, als ihre ursprüngliche physikalische Natur oder deren kultivierte Physis.

1. Gesellschaft verhandeln:

Die Welt, in der ich heute lebe, ist nicht nur der globale, physische Raum meiner Existenz, als der „Erdball", der über Millionen Jahre für alles Lebendige gleichzeitig Umwelt („Schöpfung"), Potenzial und Begrenzung war. Vielleicht begann mit der Neolithischen Revolution vor 10.000 Jahren, bei einer Bevölkerungsdichte von weltweit nur ca. 5 Millionen Menschen[7], sich das zivilisatorische Antlitz der Welt abzuzeichnen, welches bis heute die von Zivilisation geprägte anthropozentrische Welt zu „meiner Welt" werden ließ? Eine Weltbevölkerung von bald 8 Milliarden Menschen scheint zum wesentlicheren „Welt"-Aspekt geworden zu sein? Wie wir Menschen mit der Welt und uns selbst umgingen und künftig umgehen werden, erlegt uns nun bereits mehr Handlungszwänge auf, als es die „Wildheit der Natur" als fremdes, bedrohliches Gegenüber einer noch romantischen Vormoderne je vermochte. Unser zivilisatorischer Umgang miteinander und mit Ressourcen (der regenerativen Welt-Natur) bestimmt für uns und künftige Generationen nun stärker, was unsere „Welt" ist und wie wir ihre physikalischen Potenziale und Begrenzungen neu kalibrieren müssten.

Wenn diese Zivilisation mir Vorzüge wie z.B. eine Trinkwasserversorgung oder das Smartphone beschert, mir gleichzeitig aber meine persönliche Abhängigkeit und Ausgeliefertheit bewusst macht, fällt es mir schwer, mein Manövrieren in dieser Welt als selbstbestimmtes und befriedigendes Handeln zu verstehen oder zu kultivieren. Daher wäre doch anzustreben, für jeden Menschen ein Dasein in dieser Welt, mit Genuss und Anstrengung, aber zumindest überwiegend als ein Erlebnis von steuerbarer Selbstwirksamkeit begreifbar zu machen.

Ich sehe zwei Möglichkeiten, eine global-gesellschaftliche und eine individuelle:

a) Wir schaffen uns (endlich) gemeinsam eine verbindliche globale Verfassung für neue Welt-Beziehungen: Menschenrechte, Gleichheit, Selbstbestimmung in respektvoller Balance mit Traditionen und Religionen werden zur Grundlage für ein neues Teilungs- oder besser Kooperationsmodell, wie es z.B. das 2. Konvivialistische Manifest[8] und die 17 Sustainable Development Goals[9] (SDGs) der UN vorschlagen?

b) Bis dahin arrangieren wir uns individuell oder in stärkeren Interessengemeinschaften mit dieser verfügbaren Welt-Beschaffenheit in ihrer eingeschränkten Welt-Verfügbarkeit.

Wie wir uns jenseits individueller Einflussnahme als Gesellschaft oder Weltgemeinschaft jedoch anders positionieren und verhalten müssten, möchte ich nun anhand der oben erwähnten Publikationen von Roger Revelle (1956) und Miriam Meckel (2023) beleuchten.

Was müssen wir besser und vor allem dringend schneller machen? Wissenschaftliche Erkenntnis und belastbare Prognosen für wahrscheinliche Szenarien dynamischer Prozesse in Gesellschaft- und Umweltentwicklungen müssten zum Schutz der Menschheit mit größten globalen Anstrengungen und Kooperationen innerhalb weniger Jahre in koordinierte politische Ziele für planvolles angemessenes und gemeinsames Handeln münden.

Legitimierte und machtvolle globale Institutionen nach dem Vorbild der UN, jedoch mit weitreichenden Kompetenzen zur Krisenvermeidung, ohne lähmende Vetorechte einzelner Nationen, wären hierfür dringend erforderlich, scheinen jedoch, außer in reiner Beratungsfunktion wie z.B. beim IPCC (Weltklimarat), in weiter Ferne. Angesichts sich stetig verkürzender Spannen bei digitalen Innovationen dürfte uns erst recht für Einschätzungen und Entscheidungen, wie künftig mit datenbasierter Automationssoftware, also „generativer KI" umzugehen wäre, eher kein ganzes Jahrzehnt verbleiben. Beim Klimawandel brauchten wir von der Erkenntnis bis zum politischen Steuerungsziel leider viele Jahrzehnte. Haben wir Zeit solche Fehler zu wiederholen? Zumindest müssten wir wohl sehr erfinderisch sein, um sie zu vermeiden …

Der immer stärker in unseren Alltag und ins Bewusstsein dringende menschengemachte Klimawandel macht uns deutlich, wie wichtig von wirtschaftlichen Interessen unabhängige und wissenschaftliche Objektivität künftig sein wird. Daher möchte ich daran erinnern, wie lange das Wissen um die Klimaveränderungen bereits nachweislich existiert. Wie viel wertvolle Zeit verstrich, bis messbare Phänomene zum anerkannten „State of the Art" und spät erst zu Grundlagen für politische Ziele wurden? Leider ist noch immer politisch agierenden Egozentriker:innen, rechten Querdenker:innen und Gesinnungsclubs möglich, mit verfänglichen Gegenerzählungen, reinen Behauptungen oder Glaubensbekenntnissen „alternative Wahrheiten" neben wissenschaftlichen Erkenntnissen zu etablieren.

Der Klimaforscher Stefan Rahmstorf (Professor für Physik der Ozeane an der Universität Potsdam und Leiter der Abteilung Erdsystemanalyse am Potsdam-Institut für Klimafolgenforschung) eröffnete seinen Vortrag auf der re:publica 23 über den dramatischen Stand der Entwicklungen mit einem Zitat von Alexander von Humboldt, der bereits 1843 diese physikalische Logik vertrat: „… der Mensch verändert das Klima durch Fällen der Wälder [...] und durch die Entwicklung großer Dampf- und Gasmassen an den Mittelpunkten der Industrie".[10]

Ein erster gewichtiger Versuch, die wissenschaftlichen Erkenntnisse bezüglich des Klimawandels im politischen Rahmen zu verantworten, ist sicherlich der Revelle-Report[11] von 1965: Der Ozeanograph und Klimatologe Roger Randall Revelle richtete als einer der ersten Wissenschaftler:innen, die den CO_2-Anstieg in der Erdatmosphäre erforschten, eine „Warnung vor unkontrollierter Erderwärmung und einem Abschmelzen der Polkappen" an den damaligen US-Präsidenten L. B. Johnson. Bereits neun

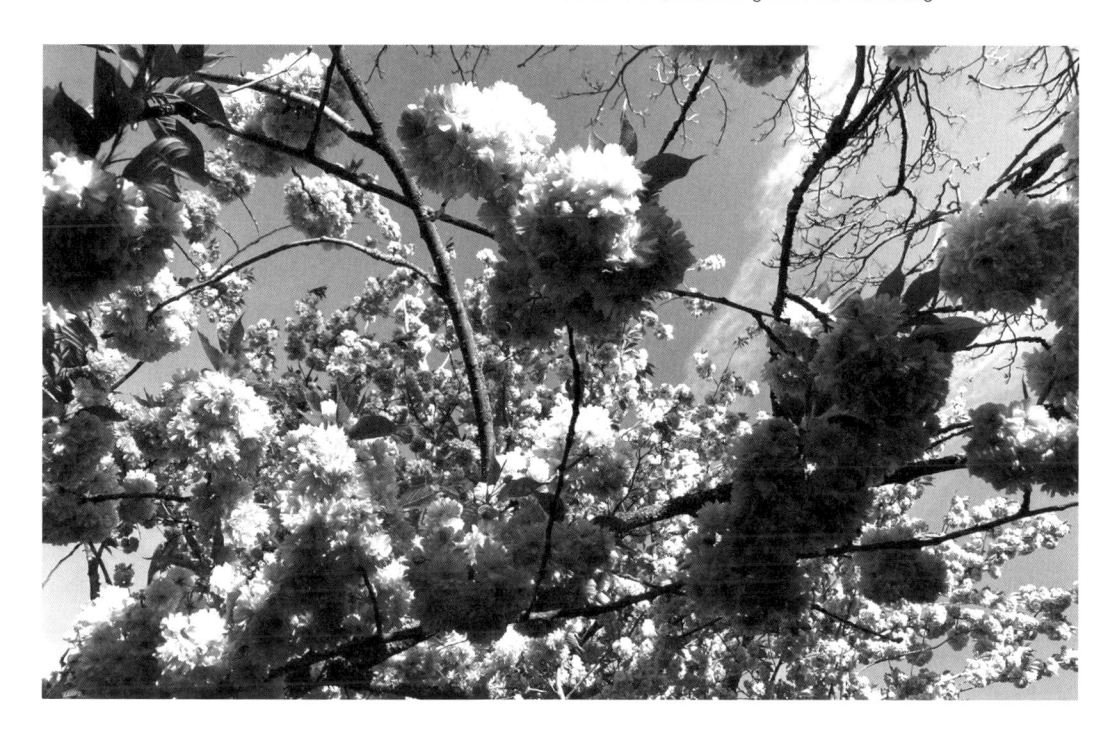

Jahre zuvor, am 28. Mai 1956, erschien im Time Magazine, im Artikel *One Big Green House*, die für die interessierte Öffentlichkeit zugängliche Erkenntnis von Revelle:

Since the start of the industrial evolution, mankind has been burning fossil Fuel (coal, oil etc.) and adding its carbon to the atmosphere as carbon dioxide. In 50 Years or so this process, says Director Roger Revelle of the Scripps Institution of Oceangraphy, may have a violent effect on the earth's climate ...

Up to 1860 man's fires added only about 500 million tons per year, and the atmosphere had no trouble in getting rid of this small amount. But each year more furnaces and engines poured CO_2 into the atmosphere. In 1900 the amount was 3 billion tons. By 1950, it was 9 billion tons. By 2010, if present trends continue, 47 billion tons of carbon dioxide will enter the air each year ...

In the future, if the blanket of CO_2 produces a temperature rise of only one or two degrees, a chain of secondary effects may come into play ... Each effect will reinforce the other, possibility raising the temperature enough to melt the icecaps of Antarctica and greenland, which would flood the earth's coastal lands ... [1]

Sogar die erwartbaren Kettenreaktionen bei 1–2° Temperaturerhöhung sind ihm schon offensichtlich. Die Zuversicht, es bliebe genügend Zeit zu reagieren und zu korrigieren, entschärfte das (heute längst Realität gewordene) Szenario offenbar sehr. Möglicherweise wurde sie missbraucht und zur Einladung für Verschleierungen mit alternativen Erzählungen der Öl- und Energielobby? Rutschte diese wissenschaftliche Erkenntnis deshalb wieder aus dem Visier des politischen Handels?

Der schwedische Physiker und Chemiker Svante Arrhenius[12], der 1903 einen Nobelpreis für Chemie erhielt, also auch keinesfalls verdächtig war, nur ideologische Propaganda zu betreiben, sagte bereits 1896 als Erster eine globale Erwärmung aufgrund anthropogener Kohlenstoffdioxid-Emissionen voraus. Je nachdem, ob wir diese Prognose im Jahr 1896 oder erst die zugänglichere Publikation Revelles von 1956 als Erkenntnis-Zeitpunkt annehmen und, sagen wir, das Pariser Klimaabkommen 2015[13] zwischen 195 Staaten (vom 12.12.2015 zur Begrenzung der Erderwärmung um 1,5–2°C; Weltklimarat IPCC empfiehlt dazu eine Reduktion fossiler Energie um 80% bis 2050 und um 100% bis 2100 ...) als Zeitpunkt einer multinationalen Anerkennung dieser Erkenntnis mit daraus resultierenden globalen Zielstellungen festlegen, wären es also 119 bzw. 59 Jahre, die als Wirkungszeitspanne von der wissenschaftlichen Erkenntnis bis zur politischen Zielstellung einer globalen Gesellschaft benötigt wurden. Diese Langsamkeit kann sich unsere Welt für Gesellschaftsvereinbarungen in massiven Fragen anthropogener Transformation nicht wiederholt leisten.

Um allen Zweifeln und Schönredereien vorzugreifen, möchte ich einen Aspekt sehr drastisch betonen: Nicht nur unsere Welt-Veränderung, sondern auch unsere Welt-Besorgnis sind überwiegend anthropozentrisch. Es gibt tatsächlich keinerlei Erkenntnisse, wie gut oder schlecht der Klimawandel generell für die Natur (pur) zu bewerten wäre. Schnelle Veränderungen könnten für die Natur selbst äußerst positive Folgen haben, wie z.B. das Ansteigen der Artenvielfalt nach verheerenden Waldbränden ... Was immer im Fokus aller Betrachtungen liegt, ist die relative Erfassung der unglaublich beschleunigten Veränderung aller Lebensverhältnisse für uns Menschen auf diesem Planeten. Die bereits beobachtbaren und die prognostizierten Veränderungen des Klimas und die daraus resultierenden lokalen Wettergeschehen zeigen das Eintreten der konkreten Prognose Roger Revelles!

Wir hätten es also besser wissen können und versäumten Aktionen oder Interventionen gegen die Energielobby zum geeigneten Zeitpunkt. Es wäre etwa meine Schulzeit gewesen, zwischen 1970 und 1985. Wir damaligen Schüler:innen, Studierende, Arbeitnehmer:innen hätten damals die großartigen *Fridays for Future*-Proteste mehr als 40 Jahre später überflüssig machen können. Einen solchen Zeitverlust sollten wir heute in ähnlich wichtigen Entscheidungen wie der „KI"-Frage nicht erneut zulassen!

Ich möchte an die eindrücklichen Passagen in Revelles Artikel *One Big Green House* von 1956, den Beleg unseres leider großen „demokratischen Verpennens", die Kolumne *Der technologisch industrielle Komplex* (2023)[2] der Professorin und Wissenschaftsjournalistin Miriam Meckel anhängen. Miriam Meckel kritisiert massiv, dass KI-Forschung überwiegend in Unternehmen und nicht mehr in unabhängiger Wissenschaft und Forschung entwickelt wird, und warnt hier vor den Gefahren, die durch die Präferenz privatwirtschaftlicher Macht anstelle gemeinwohlorientierter Verantwortung existieren. Die gigantischen durch KI beförderten Disruptionen sollen hier gar nicht konkret spekuliert werden, aber es scheint leicht verständlich, dass wir an einem ähnlichen digitalen Wendepunkt wie zuletzt vielleicht die Hardware-Innovation des Smartphones ab 1999 stehen, mit nur noch gravierenderen Auswirkungen für die menschliche Existenz. Am 18. März 1999 wurde das schwedische „Smartphone" Ericsson R380 auf der Cebit in Hannover vorgestellt und damals kaum beachtet.[14] Mit durchdringender Verbreitung trat das Smartphone dann spätestens ab 2007 durch das iPhone von Apple auf den Plan, es wurde am 9. Januar 2007 von Steve Jobs auf der Macworld in San Francisco vorgestellt und war kurz danach zunächst in den USA und im Herbst 2007 auch in Europa erhältlich. Es revolutionierte mit seinen diversen Anwendungen und vielen Wettbewerbern die Kommunikation und die meisten medialen und gesellschaftlichen Konventionen total! Es ist erst 16 Jahre her und ein Leben ohne Smartphone erscheint nicht nur Digital Natives zwar noch möglich, aber zunehmend sinnlos?

... OpenAI wurde 2015 als nichtkommerzielle Forschungseinrichtung gegründet, inzwischen ist es milliardenschwer. Microsoft

ist 2019 für eine Milliarde Dollar eingestiegen und hat kürzlich noch mal zehn Milliarden nachgelegt. Einer aber ist gleich geblieben: der Chefwissenschaftler Ilya Sutskever, der vor acht Jahren die Offenheit gepriesen hatte. Doch in einem Interview sagte er nun: „Wir haben uns schlichtweg geirrt. […] Ich gehe fest davon aus, dass es in ein paar Jahren für jeden völlig klar sein wird, dass es nicht klug ist, KI als Open Source anzubieten." …

Es geht nicht um Klugheit. Es geht um Geld. Generative KI hat im Weltmarkt ein Monopoly der Billionen-Dollar-Aussichten losgetreten. Wer seine Systeme offenlegt, hat verloren. Das kann man den Erfindern und Betreibern nicht mal übel nehmen. Sie agieren nach den Regeln des Marktes. Nur der Name ist dann etwas irreführend. „Closed-AI" müsste das Unternehmen jetzt eigentlich heißen.

Hinter dieser Frage der Transparenz steckt noch etwas anderes. Weil die Sprachmodelle immer größer werden, wächst auch der Finanzierungsbedarf. In einem der wichtigsten Innovations- und Entwicklungsfelder unserer Zeit, der Generativen KI, findet Forschung daher ganz wesentlich nicht mehr in den Universitäten und Forschungsinstituten, sondern in Unternehmen statt …
Die übergeordnete Frage lautet: Welche Rolle werden Wissenschaft und Forschung an Universitäten und in anderen Forschungseinrichtungen künftig haben, wenn die Forschung in einem der wichtigsten Entwicklungsfelder von Unternehmen gemacht wird? … Wozu noch Menschen in Theoriewissen, Hypothesenbildung, analytischen Fähigkeiten ausbilden, wenn die Arbeit durch KI geleistet werden kann? …

Hier entsteht eine Welt auf einer neuen – wörtlich – Berechnungsgrundlage, die wir gerade nur erahnen können. Und es entsteht in Anlehnung an den ehemaligen US-Präsidenten Dwight D. Eisenhower ein „technologisch-industrieller Komplex", der unabhängige Wissenschaft und Forschung verschwinden lässt. „Das Potenzial für die katastrophale Zunahme fehlgeleiteter Kräfte ist vorhanden und wird weiterhin bestehen. Wir dürfen es nie zulassen, dass die Macht dieser Kombination unsere Freiheiten oder unsere demokratischen Prozesse gefährdet", hat Eisenhower 1961 gesagt. 2023 sollten wir uns mit der Neuinterpretation dieser Warnung beschäftigen.[2]

Ich schlage zur Vorbeugung u.a. den Versuch einer multinationalen Sanierung der Rechtssysteme vor. Kreativität in der Judikative sollte professionelle Fantasie nicht mehr nur auf Lücken des bereits verfassten Rechts fokussieren, sondern sich erlauben, aus rein juristischer Perspektive eine Vision für ein globales nachhaltiges Schutzrecht für „Mensch und Schöpfung" zu entwickeln: Gemeinwohlinteressen müssten bzgl. globaler Wirkungen von privatwirtschaftlichen Initiativen als vorrangig definiert werden. Eine Rechtsumkehr[15] würde Handelnde (Milliardäre) verpflichten, per genehmigungsfähiger Folgenabschätzung vor einer neutralen öffentlichen Instanz zu belegen, wie positive soziale und privatwirtschaftliche Wirkungen in Balance gehalten werden. Wie sonst könnte der Hybris einzelner Multimilliardäre bzw. aller Oligarchen (in Ost und West) Einhalt geboten werden? Wie sonst könnte eine annähernde Balance zwischen privaten Kapitalrechten und öffentlicher Daseinsfürsorge gelingen? Nur der verstärkte Druck, Marktgeschehen im öffentlichen und nachhaltigen Interesse prioritär zu regulieren, könnte eine Sicherung von Werten durch völlig unabhängige öffentliche Hochschulen, Forschungsinstitute und weitere Kontrollinstanzen erzeugen.

2. Gestaltung verhandeln:

Gestaltungsarbeit ist ohne Analysen und Reflexionen von konkreter Welt- bzw. Umwelterfahrung nicht denkbar. Methodisch sind dies entscheidende Kompetenzen, wie auch eine spielerische, iterative bzw. heuristische „Suche" nach Ordnung, Gestalt oder alternativen Lösungswegen, um Beziehungen als „Proportionen" von Welt-Bedingungen, -Sachverhalten und -Phänomenen herzustellen oder zumindest einzustellen. Möglicherweise könnten Aspekte von Gestaltung und künstlerischer Arbeit allgemein anwendbare Modelle für gelingende Welt-Beziehung und Lebensgestaltung bieten?

Zwei vertieft über Gestaltung Nachdenkende möchte ich zu Wort kommen lassen und mit ihnen zeigen, dass Gestaltung immer Verhandeln ist. In dem Text von Vilém Flusser geht es ganz archaisch um frühe Bildentstehung und spätere Gestaltungen als Verhandeln von begrifflichem Denken und imaginativem Denken, zunächst als Kampf gegeneinander, später als sich ergänzende Aspekte: Nach Erfindung der Schrift bedeuten Texte zunächst Bilder. Später wird die Logik der Texte wiederum durch Bilder vorstellbar gemacht …

Philipp Oswalt spricht in seinem Artikel sehr konkret vom Entwurfsmodell als Zentrum der Gestalt-Verhandlung. Er untersucht die Methodik des Entwerfens und dessen Bedeutung von „Nichtwissen" im Prozess. Wenn auch seine Erkenntnisse aus Ableitungen des architektonischen Gestaltungskontextes entwickelt werden, halte ich sie für generell auf visuelle Gestaltung übertragbar.

Als Vilém Flussers kleines Büchlein *Für eine Philosophie der Fotografie* 1983 erschien, machte ich gerade mein Abitur. Ich war bereits fünf Jahre als Autodidakt fotografisch mehr oder weniger erfolgreich tätig und konnte mir sehr gut vorstellen, es weiterhin sogar beruflich zu betreiben. Erste winzige kommerzielle Aufträge für Familienfeste und Vereine, eigene Experimente bezüglich Landschafts- und Architekturfotografie, ein paar Preise und Auszeichnungen bei Fotowettbewerben, die Foto-AG in der Schule und mein eigenes S/W-Labor im bescheidenen improvisierten Maßstab im Keller boten mir alles erdenklich Notwendige. Wow! Und plötzlich eine Philosophie der Fotografie! Dies schien den noch vermissten Überbau liefern zu können …

Möglicherweise ist es nicht erstaunlich, dass mich heute, nach 40 Jahren, die damals elektrisierenden Seiten über das Universum der technischen Bilder, mit den Aufklärungen über die „falsche Kreativität" der programmierten Apparate, und meine Erkenntnis im Bereich der unwahrscheinlichen Verwendung der Apparate, eigenes Neues und kreative Freiheit finden zu können, nur noch wenig bewegen.

Was mich damals zwar auch berührte, aber offenbar viel weniger Relevanz für mich hatte als heute, ist Flussers generelle Betrachtung der „alten" Bilder und deren Magie:

Bilder sind bedeutende Flächen. Sie deuten – zumeist – auf etwas in der Raumzeit „dort draußen", das sie uns als Abstraktionen (als Verkürzungen der vier Raumzeit-Dimensionen auf die zwei der Fläche) vorstellbar machen sollen. Diese spezifische Fähigkeit, Flächen aus der Raumzeit zu abstrahieren und wieder in die Raumzeit zurückzuprojizieren, soll „Imagination" genannt werden. Sie ist die Voraussetzung für die Herstellung und Entzifferung von Bildern. Anders gesagt: die Fähigkeit, Phänomene in zweidimensionale Symbole zu verschlüsseln und diese Symbole zu lesen.

Die Bedeutung der Bilder liegt auf der Oberfläche. Man kann sie auf einen einzigen Blick erfassen – aber dann bleibt sie oberflächlich. Will man die Bedeutung vertiefen, das heißt die abstrahierten Dimensionen rekonstruieren, muß man dem Blick gestatten, tastend über die Oberfläche zu schweifen. Dieses Schweifen über die Bildoberfläche soll „Scanning" genannt werden. Dabei folgt der Blick einem komplexen Weg, der zum einen von der Bildstruktur, zum anderen von der Intention des Betrachters geformt ist. Die Bedeutung des Bildes, wie sie sich im Zuge des Scanning erschließt, stellt demnach eine Synthese zweier Intentionen dar: jener, die sich im Bild manifestiert, und jener des Betrachters. Es folgt, daß Bilder nicht „denotative" (eindeutige) Symbolkomplexe sind (wie etwa die Zahlen), sondern „konnotative" (mehrdeutige) Symbolkomplexe: Sie bieten Raum für Interpretationen.[3]

Die Bildbetrachtung erfolgt wie der schweifende Blick in die Landschaft: ein Bildelement nach dem anderen wird erfasst und gegebenenfalls wiederholt betrachtet. In diesem individuellen raumzeitlichen Scannen gibt es jedoch keinen definierten Anfang und kein Ende, auch keine verbindliche Reihenfolge. Theoretisch könnte die Wiederkehr des „Phänomenologisch immer Gleichen" nicht nur bei verschiedenen Personen, sondern bei mir selbst, nur zeitversetzt, zu ganz verschiedenen Erkenntnissen, Einsichten oder Bedeutungen führen. Es gibt also immer, je nachdem, wie streng eine Ikonographie im Sprachverständnis zu entschlüsseln ist, eine Dimension des Bildes als persönliche Projektionsfläche. Die der Bildbetrachtung eigene Raumzeit ist nach Flusser nichts anderes als die „Welt der Magie", die strukturell nicht von historischer Linearität bestimmt ist. Im Übergang vom Mythos zum Logos, also mit der Verbreitung der linearen Schrift im zweiten Jahrtausend v. Chr. entstand erst ein geschichtliches Bewusstsein oder die „Geschichte" im engeren Sinn. Historische Linearität, in der alles Ursachen hat und Folgen haben wird, löst die zirkulierende Zeit der Magie ab.

Es ist sicher, von der Steinzeit bis in die Gegenwart, ein unverändertes Bedürfnis des Menschen, sich die Welt verständlich und erklärbar zu machen. Dabei benötigt die unmittelbar sichtbare und spürbare Umwelt-Wahrnehmung offenbar immer zusätzlich die Idee einer sinnstiftenden, ordnenden Kraft, also ein Bild.

Bilder sind Vermittlungen zwischen der Welt und den Menschen. Der Mensch „eksistiert", das heißt, die Welt ist ihm unmittelbar nicht zugänglich, so daß Bilder sie ihm vorstellbar machen sollen. Doch sobald sie dies tun, stellen sie sich zwischen die Welt und den Menschen. Sie sollen Landkarten sein und werden zu Wandschirmen: Statt die Welt vorzustellen, verstellen sie sie, bis der Mensch schließlich in Funktion der von ihm geschaffenen Bilder zu leben beginnt. Er hört auf, die Bilder zu entziffern und projiziert sie statt dessen unentziffert in die Welt „dort draußen", womit diese selbst ihm bildartig – zu einem Kontext von Szenen von Sachverhalten – wird. Diese Umkehrung der Bildfunktion kann „Idolatrie" genannt werden, und wir können gegenwärtig beobachten, wie sie vor sich geht: Die allgegenwärtigen technischen Bilder um uns herum sind daran, unsere „Wirklichkeit" magisch umzustrukturieren und in ein globales Bildszenarium umzukehren.[3]

Nach Flusser geht es hier um das Vergessen. Hat der Mensch vergessen, dass er es war, der die Bilder erzeugte, um sich mit ihnen in der Welt zu orientieren? Wenn er sie nicht mehr entziffern kann, begibt er sich in die Funktion seiner Bilder, also die Abhängigkeit, die Vorstellungen selbst leben zu müssen. Aus Imagination wird Halluzination, aus orientierender Vorstellung wird dogmatische Ein-Bildung?

Flusser sieht die Entwicklung der Schrift als erste Maßnahme gegen die Entfremdung des Menschen von seinen Bildern. Die Suche nach der ursprünglichen Absicht hinter den Bildern ermöglichte seine Emanzipation in der Logik entwickelnden linearen Schrift. Der Kampf der Schrift gegen das Bild: Geschichtsbewusstsein gegen Magie führt zur neuen Fähigkeit des begrifflichen Denkens. Es ist abstrakter als imaginatives Denken und entfernt sich damit noch einen weiteren Schritt zurück von der Welt. „Texte bedeuten nicht die Welt, sie bedeuten die Bilder, die sie zerreißen. Texte entziffern heißt folglich, die von ihnen bedeuteten Bilder zu entdecken." Die Absicht der Texte sei es, Bilder zu erklären, die der Begriffe, Vorstellungen begreifbar zu machen. Texte seien danach nur ein Metacode der Bilder.

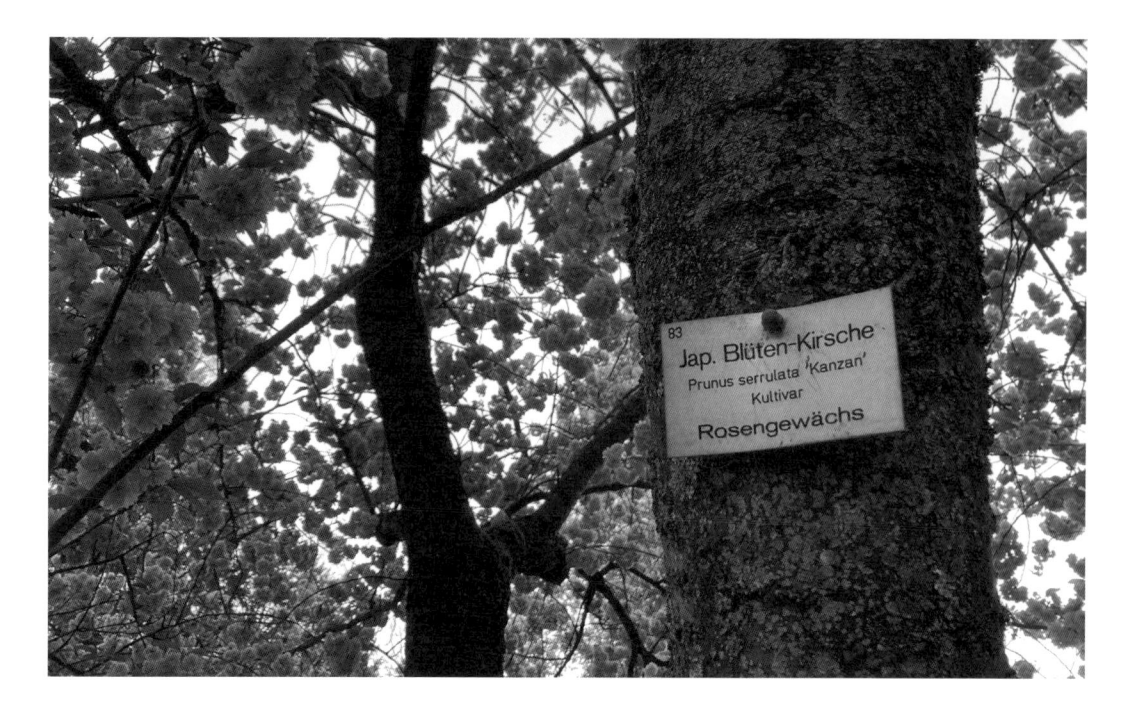

Vilém Flusser spricht hier konkret zwar von klassischen Bildern („Bilder sind bedeutende Flächen ..."), meint aber sicherlich auch die alten Bildnisse von Götterdarstellungen, Kultfiguren oder Fruchtbarkeitssymbolen mit, wenn sie zum Beispiel als kleine dreidimensionale Skulpturen imaginiert sind. Die Magie früher Bildnisse fokussiert generell auf die Verleihung von Bedeutung. Eine wichtige Aufgabe der Bilder ist die Vergegenwärtigung des tatsächlich Unverfügbaren. Die Repräsentation göttlicher Präsenz z.B. könnte damit als Konzept-Bild einer Welt-Beziehung verstanden werden.

Es scheint selbstverständlich, dass sich die akademische Welt der Forschung ausschließlich der Logik verschrieben hat und keinen Platz mehr dieser „Magie" einräumt. Der Fortschritt ist rational und vernunftgetrieben. Irrationalität ist eine Quelle künstlerischer Arbeit, aber nicht per se völlig antiwissenschaftlich. Zum Teil sind künstlerische Methoden vergleichbar mit wissenschaftlichen Experimenten, jedoch sind Ziele, Bezüge und Resultate künstlerischer Wissenschaft i.d.R. nicht primär auf die Produktion wissenschaftlichen Wissens ausgelegt (z.B. die Spinnennetz-Experimente von Tomás Saraceno).

Entwurfsdisziplinen sind eine Wissenskultur, die im Unterschied zu Naturwissenschaften oder Geisteswissenschaften im Wesentlichen nicht auf Wissensproduktion durch Messung, Berechnungen oder systematische Herleitung basiert, sondern auf Einbildungskraft und Intuition. Im Prozess der Wissenserzeugung durch Imagination oder Vorstellungsfähigkeit übernehmen „Nichtwissen" und Bild-Magie im Sinne Vilém Flussers sehr produktive Rollen.

Philipp Oswalt betont in seinem Beitrag Wissen – Nichtwissen – Entwerfen des Exzellenzclusters Bild Wissen Gestaltung von 2014 zunächst die ungeahnte Bedeutung von „Nichtwissen". Das Zurückstellen auf „Null" zu Beginn eines Entwurfs, bei der Konzeptsuche, ist ein produktiver Verzicht auf ein kontinuierliches Fortführen aller bereits gewonnenen Erkenntnisse zugunsten neuer „Bilder". Vielleicht ist ein Konzept das magische Leitbild eines Themas, welches einem Projekt verspricht, seine autonome und singuläre Ganzheit zu entfalten, wie durch eine „genetische" Substanz?

… Wissen ist nicht neutral, sondern es strukturiert und gestaltet Wahrnehmung und Denken. Erst ein Abstandnehmen von vorhandenem Wissen ermöglicht es, neue Einsichten zu gewinnen. Die strategische Bedeutung von Nichtwissen für Erkenntnisprozesse und Handlungen wurde in den letzten zwei Jahrzehnten zunehmend thematisiert und diskutiert, doch ist diese Denkfigur keineswegs neu. Zuerst ist in dieser Hinsicht der platonische Sokrates zu nennen, für den echtes Philosophieren nur aus dem Bewusstsein des Nichtwissens möglich ist …

Entwerfen benötigt vielfältiges Wissen. Hierzu gehören insbesondere das langjährige Erfahrungswissen der Entwerferin bzw. des Entwerfers, eine gewissenhafte Analyse der Aufgabenstellung wie auch Wissen über die Möglichkeiten der materiellen Herstellung. Aber der Entwurf ergibt sich nicht aus einer Wissenssynthese, im Gegenteil: Er erfordert einen epistemischen Bruch. Entwerfende verwerfen, negieren und vernachlässigen vorhandenes Wissen, um zu neuen Einsichten zu kommen. Entwerfen entzieht sich einer deterministischen Arbeitsweise, es ist zugleich unter- und überbestimmt. Für jede Entwurfsaufgabe gibt es eine (wohl unendliche) Vielzahl von möglichen Entwürfen. Dabei würde die Verabsolutierung der verschiedenen, oft sich widersprechenden Entwurfsparameter den Lösungsraum auf ein Nichts zusammenschrumpfen.

Entwürfe sind keine Lösungen, Entwürfe sind Positionierungen.

Entwürfe beginnen zwar durchaus vergleichbar zur analytischen Forschung mit einer Untersuchung der Gegebenheiten – bei einem Gebäude etwa mit dem vorgesehenen Ort, der gewünschten Nutzung und den vorhandenen Ressourcen, oft auch mit der Analyse vergleichbarer Bauten. Dies erfolgt teils systematisch, teils informell (etwa Besichtigung des Ortes, Gespräche etc.) und alles in allem heuristisch. Doch jeder Entwurf schafft etwas Neues, das sich nicht aus einer gegebenen Situation logisch ergibt, sondern aus einer Bewertung von Alternativen in einem großen Möglichkeitsraum. Im Unterschied zu den Wissenschaften ist das Neue damit keineswegs notwendigerweise das absolut, sondern das für die spezifische Situation Neuartige …[4]

Während in Wissenschaft und Technik durch Forschung immer mehr und neues Wissen produziert wird und das gesuchte relevante Wissen einen Fortschritt darstellt, kann man beim Entwerfen den Erkenntnisfortschritt nicht im Sinne eines Wachstums zu „höheren Erkenntnisstufen" durch sich verdichtende oder lückenschließende Wissensexpansion auffassen. Oswalt beschreibt den Erkenntnis-Fortschritt beim Entwerfen als Wandel oder Transformation.

… Die Innovation, das Entstehen von neuem Wissen, im Entwerfen geht einher mit dem Verlust von altem Wissen. Der Entwurf etwa der Philharmonie von Hans Scharoun oder der Neuen Nationalgalerie von Mies van der Rohe in Berlin steht nicht auf einer höheren Stufe als jener einer gotischen Kathedrale oder eines griechischen Tempels. Zugrunde liegen vielmehr veränderte Entwurfspraktiken. In einer Syntheseleistung müssen sie sich mit einem sich wandelnden

Kontext transformieren, sie unterliegen einer Koevolution. Dabei werden sie mit zunehmender Komplexität konfrontiert ...[4]

Mit zunehmender Anzahl der Planungsdisziplinen und Planungsbeteiligten im Bau wächst das in den Entwurf zu integrierende Wissen. Selbst die Sanierung und Generalinstandsetzung der Neuen Nationalgalerie in Berlin 2016–2021 durch das Architekturbüro David Chipperfield Architects produzierte über 200 Pläne für die Ausführung, während Mies van der Rohe seine Planungs- und Ausführungsdetails 1963–68 auf nicht einmal 50 Plänen zeichnete[16]. Leider schrumpft mit zunehmender Technisierung des Bauens bei vielen Beteiligten das Verständnis für die immanent wichtige Rolle der Entwerfenden, die eher Spezialist:innen für das „Ganze", also für den Sinn-Zusammenhang der im Bau verkörperten (magischen) Idee, sind und sich selbst keinesfalls nur als Spezialist:innen für Ästhetik und dekorative Oberflächen betrachten.

... Die Syntheseleistung wird dann auf andere Personen, Strukturen und Apparate übertragen, welche keine entwurflichen Arbeitsweisen verfolgen, sondern Synthese als methodisch organisiertes Management, als geregelte Prozessführung von Wissen verstehen. Hierbei werden dann keine Entwurfsalternativen mehr verhandelt, sondern die in Software wie dem Building Information Modeling (BIM) eingeschriebenen Lösungen unhinterfragt perpetuiert. Hier erlebt die Sachzwanglogik der technokratischen Nachkriegsplanung ihre digitale Wiedergeburt. Beim Entwerfen aber erlaubt die Konkretion der Ideen in Zeichnungen und Modellen das Verhandeln heterogener Einflüsse. Sie macht den Entwurf heterogenen Praktiken und Wissensformen zugänglich, erlaubt eine intuitive und logisch-systematische Herangehensweise, assoziatives und kalkulierendes Arbeiten.

Das Modell dient hier nicht der Abbildung einer vorhandenen Realität. Vielmehr stellt es eine zukünftige Möglichkeit dar und erlaubt es, diese zu entwickeln. Das Modell – und damit meine ich hier nicht nur das physische dreidimensionale Modell, sondern auch die Skizze, die Zeichnung, das digitale Modell – ist das Zentrum des Entwurfsprozesses. Es ist der Verhandlungsort der verschiedenen Wissenssorten, der Abwägung verschiedener Entscheidungskriterien und Entwicklungsmöglichkeiten, der Sichtweisen verschiedener beteiligter Akteurinnen und Akteure, seien es Fachleute aus der Gestaltung, dem Ingenieurswesen und der Herstellung, die Auftraggebenden oder auch die Öffentlichkeit.

Gestaltung findet in den meisten Fällen im Team statt. Entwerfende von Gestaltansätzen stehen im Dialog mit anderen Gestalterinnen und Gestaltern des Studios, die ihren Entwurf rezipieren, kommentieren, verwerfen, verändern, weiterentwickeln etc. In diesem Zusammenspiel gibt es einen steten Wechsel des Blicks, einen ständigen Rollenwechsel zwischen Autor_in und Rezipient_in. Abstraktion und Unschärfe von Modell und Zeichnung ermöglichen assoziative Umdeutungen und befördern produktive Missverständnisse. Gerade hierdurch werden sie zum Medium des kreativen Dialogs. Die Externalisierung der Entwurfsidee erlaubt die Distanznahme und Neubewertung der Gestalt und ermöglicht neue Sichtweisen ...

Im Entwurf kondensiert sich also das vielfältige Wissen verschiedener Akteurinnen und Akteure. Aber Entwerfen ist keine Synthese vorhandener Wissensbestände. Ein Entwurf ist ein Wurf, er ist gerichtet. Er ist nicht neutral, und er ist nicht alternativlos. Er bewertet und nimmt eine Position ein. Er akkumuliert nicht nur Wissen, er verwirft es auch. Er ist Ausdruck einer Haltung, eines Selbstverständnisses.

Im Entwerfen setzt sich der Mensch mit der Welt in Beziehung. Er entwirft sein In-der-Welt-Sein ... Mit der Entwicklung von Artefakten – ob Architekturen oder andere

Gebrauchsobjekte – entwerfen Gestaltende menschliche Verhaltensmodelle, Sichtweisen, Haltungen und Repräsentationen. Die Artefakte sind Werkzeuge, mit denen der Mensch seine Beziehung zur Umwelt gestaltet. Sie sind Manifestation von Wertvorstellungen und Weltsichten. Entwerfende antizipieren die Positionierung derjenigen Personen zur (Um-)Welt, welche die Artefakte künftig besitzen oder benutzen werden. Aus der Fülle an Möglichkeiten realisieren die Artefakte eine Option und verwerfen alle anderen. Entwerfen basiert – anders als das angeblich wertfreie Wissen – explizit auf Werturteilen … In der Wertfrage liegt wohl der wichtigste Unterschied zwischen dem Entwerfen und den Wissenschaften, und sie verweist auf die von Sokrates betonte Differenz zwischen instrumentellem und ethischem Wissen …[4]

Während unser stetig wachsendes, wissenschaftliches und technisches Wissen als Motor einer kontinuierlichen Modernisierung vorhandene Gewissheiten und Zusammenhänge auflöst, indem immer neu hinzugefügte Artefakte das Wissen zunehmend fragmentieren, zielt Gestaltung dagegen auf Ganzheit. Nach Oswalt ist Gestaltung eine kompensatorische Gegenkraft zu ständig innovativer Modernisierung. Gestaltung vermag steigende Komplexitäten und Fragmentierungen wieder in neue Zusammenhänge zu verstricken: „Sie richtet die neuen Möglichkeiten auf wünschenswerte Ziele aus und versucht der Modernisierung einen übergeordneten Sinn einzuschreiben."

Begriffliches und imaginatives Denken führen dabei zu instrumentellen bzw. ethischen Wissensteilen. Ein Konzept im Sinne einer zusammenhängenden und fertigen Ganzheit repräsentiert in erster Linie eine wertbasierte Haltung und damit seine Weltbeziehung. Wenn diese Vision im Projekt-Ganzen erfüllt ist, finden wir ein Konglomerat von State-of-the-Art-Wissensanwendungen aller benötigten Disziplinen in organischer Zusammenfügung. Diese Ganzheit im Konzept, diese Vision erschafft immer mehr als nur die Summe ihrer erforderlichen Wissensanwendung!

Teils abweichend von Aussagen zur „Design Research" ist für mich das auf Erkenntnis und Wertung basierte Entwerfen eine künstlerisch erforschende Betätigung. Bei Entwurfsarbeit im visuellen, planerischen Bereich handelt es sich nach diesen Betrachtungen immer um künstlerische Forschung, wenn nach den oben entwickelten Entwurfscharakteristika verfahren wird, die Gestaltung darauf ausgerichtet ist, ein Unikat zu produzieren, und dies mit einem künstlerischen Anspruch erfolgt. Die sperrige oder geschmeidige Fügung aller Anwendungen wissenschaftlicher Erkenntnis zu einem Ganzen des unikaten Artefakts wird durch ein über Funktionalität hinausreichendes Konzept zur (bildhaften) Verkörperung der Gestaltungsintention und Entwurfshaltung.

3. Gelingende Welt-Beziehung?

Unsere Welt benötigt frischen, globalen Entwurfswind! Das ist keineswegs ein Plädoyer für Geoengineering, sondern eine Aufforderung, alternative Ideen über den gewöhnlichen Maßstab von gestalteten Artefakten hinaus in ausgeweiteten gesellschaftlichen Dimensionen zu antizipieren. Etwa so, wie es die Gruppe Archigram[17] von 1960 bis 1974 teilweise in utopischen

Szenarien betrieb? Denkbar, aber es geht mir mehr um die persönliche Erlaubnis zur „naiven Frage": Könnte es nicht auch ganz anders laufen? Und wenn, wie eigentlich?

Der Motor des Entwerfens ist diese unbestimmte Fragestellung: „Vielleicht"? Alternativ? Ganz anders? Sie ist eine philosophische Selbst-Ermächtigung für die Fragenden, die in erster Linie nicht beansprucht, Recht zu haben oder zu bekommen, sondern die auf alternative „Bilder" und somit erweiterte Sinn-Produktion gerichtet werden könnte.

Haben die Menschen vergessen, dass sie die (die Welt bedeutenden) Bilder selbst erzeugten? Naive Fragen sind erforderlich, um zu versuchen, den Homo oeconomicus vor dem „Absaufen in Scheinkausalitäten" zu retten: Hat der Mensch vergessen, dass er das Smartphone selbst erfand – und nicht vorfand wie das Matterhorn. „Gebt uns doch noch Raum für weitere geile Geräte und Taten …" Die Kunst kann es: Naive Fragen stellen! Aber bitte nicht nur als heilige Zone im Kultur-Tempel, sondern auch im Alltag, als die Kunst-Idee eines Joseph Beuys, zu der jede/r befähigt oder gar verpflichtet ist: Bilder entwickeln und deren Magie ein- bzw. ausschalten lernen!

Dieses spielerische Kunstverständnis begeistert und beflügelt mich: Ein Kirschblüten-Reaktor ist möglicherweise eine Art „Raum-Comic"? Erkenntnis im Entwerfen wird als Wandel oder Transfer von Wissen erzeugt, wie Philipp Oswalt sagt. Pure „Umformung" in Geometrie, Funktion oder Atmosphäre schafft damit neuen, persönlichen Ausdruck. Gestaltung richtet dabei die neuen Optionen dieser Modernisierung immer affirmativ auf wünschenswerte Ziele aus, um ihr einen übergeordneten Sinn einzuschreiben.

Mein obiger Appell unter Gesellschaft verhandeln, juristische Kreativität z.B. für Visionen globaler nachhaltiger Schutzrechte für „Mensch und Schöpfung" zu investieren, ist selbstverständlich so eine naive Frage eines Entwerfenden. Vermutlich darf eine seriöse Anwältin diese nicht aufwerfen? Mit gesellschaftlichem Auftrag wären aber sicher ungeahnte Entwürfe von ihr zu erwarten …?

Entwürfe sind nicht primär nur wissensgerechte Lösungen von Spezialist:innen, sondern Entwürfe sind wertende (politische) Positionen mit dem Anspruch einer umsichtigen Verantwortung.

Benötigen wir etwa neben der Design-Thinking-Welle, als Therapieform für Führungspersonal in Unternehmen, nun auch Entwurfspraxis-Kurse für Sinn suchende Normal-Bürger:innen zur Wiedererlangung von Entscheidungsmündigkeit für ihre persönliche Welt-Beziehung?

Vielleicht! – Vielleicht müsste es aber alles auch ganz anders sein …? ▪

Bibliografie

Vilém Flusser, *Für eine Philosophie der Fotografie*, 1983

Miriam Meckel, *Der technologisch industrielle Komplex*, 2023

Philipp Oswalt, *Wissen – Nichtwissen – Entwerfen*, 2014

Roger Revelle, *One Big Green House*, 1956

Anmerkungen

[1] Time: „One Big Greenhouse" 28. Mai 1956, Wikipedia – Einzelnachweis 1 zu Roger Revelle. Von 1950 bis 1964 war er bei der Scripps Institution als Professor für Ozeanografie tätig. Seine Forschungsergebnisse sagten im Jahr 1956 voraus, dass die Freisetzung von Kohlenstoffdioxid durch den Menschen um 2010 tiefgreifende Auswirkungen auf das Weltklima haben wird ... (letzter Abruf 15.06.2023)

[2] Miriam Meckel, „Der technologisch industrielle Komplex" 28. April 2023, ada-magazin.com

[3] Vilém Flusser, „Für eine Philosophie der Fotografie", Seite 9-11, EUROPEAN PHOTOGRAPHY 1983, ISBN 3-923283-01-6

[4] Philipp Oswalt „Wissen – Nichtwissen – Entwerfen" Beitrag des Exzellenzclusters Bild Wissen Gestaltung, Seiten 150-155, Transcript Verlag 2015 – https://www.transcript-verlag.de/978-3-8376-3272-9/haare-hoeren-strukturen-wissen-raeume-agieren/?number=978-3-8376-3272-9

[5] Marlene Knobloch „Serious Shit", dtv, 2023 ISBN-13 978-3423283229 oder EXTRAPOLATIONS Siencefictionserie von Apple TV, 21. April 2023, 8 Folgen mit wahrscheinlichen Szenarien für die Jahre 2037-2070

[6] Hartmut Rosa „Unverfügbarkeit", Residenzverlag 2018, „Resonanz als klingende, unberechenbare Beziehung einer nicht-verfügbaren Welt, durch Einlassen auf Fremdes, Iritierendes, auf all das was außerhalb unserer kontrollierbaren Reichweite liegt"

[7] „Bevölkerungsentwicklung seit 10.000 v. Chr.", science-at-home.de (letzter Abruf 30.07.2023)

[8] „Das zweite konvivialistische Manifest", freies pdf unter https://blog.transcript-verlag.de/zweites-konvivialistisches-manifest /

[9] Die 17 Sustainable Development Goals https://sdgs.un.org/goals

[10] Stefan Rahmstorf, Vortrag auf der re:publica23, www.youtube.com/watch?v=aP-fnv7DlNw (letzter Abruf 20.07.2023)

[11] Revelle Report: „Restoring the Quality of Our Environment" (letzter Abruf 20.07.2023)

[12] Svante Arrhenius, https://de.wikipedia.org/wiki/Svante_Arrhenius (letzter Abruf 20.07.2023)

[13] Pariser Klimaabkommen 2015, https://de.wikipedia.org/wiki/%C3%9Cbereinkommen_von_Paris (letzter Abruf 12.08.2023)

[14] Smartphone, https://de.wikipedia.org/wiki/Smartphone

[15] Friederike Otto, „Wütendes Wetter- Auf der Suche nach den Schuldigen für Hitzewellen, Hochwasser und Stürme", 2019 Ullstein Verlag, https://de.wikipedia.org/wiki/Friederike_Otto (letzter Abruf 08.08.2023). https://de.wikipedia.org/wiki/Zuordnungsforschung (letzter Abruf 24.07.2023). Die Klimawissenschaftlerin am Imperial College London plädiert für den Einsatz ihrer „Zuordnungsforschung" in Gerichtsverfahren, mit dem Ziel einer Durchsetzung von Verursacherverantwortungen!

[16] Persönliche Auskunft von DCA durch Architektin Martina Betzold (zuständig für die TGA-Integration der Generalinstandsetzung der Neuen Nationalgalerie): Auf ca. 50 DIN A0 Pläne legte Mies die gesamte Planung der NNG vor. Dirk Lohan, der Enkel von Ludwig Mies van der Rohe, damals Projektbeteiligter und heute Vertreter der Urheberrechte beriet DCA bei dem Projekt in regelmäßigen Treffen und konnte viele zusätzliche Infos aus dem Bauprozess von 1963-68 beitragen.

[17] Archigram: Gruppe britischer Architekten, die von 1960-74 nicht aufgrund realer Bauten, sondern durch Veröffentlichung von gezeichneten Entwürfen großen Einfluss ausübte. https://de.wikipedia.org/wiki/Archigram (letzter Abruf 27.07.2023)

Theo Steiner

Die Bilder aus diesen Serien entstanden auf meinen Stadtwanderungen, häufig nachts, auf leeren Gehwegen. Wenn ich mich durch eine Stadt bewege, genieße ich es sehr den Blick schweifen zu lassen. Tagsüber gibt es dafür jedoch oft nicht die nötige Zeit, sondern ich eile wie alle anderen Menschen möglichst rasch zum nächsten Termin. Deshalb finde ich nächtliche Spaziergänge eine wunderbare Möglichkeit, um die Augen in Ruhe wandern zu lassen. Städtische Räume bieten immer jede Menge zu entdecken, zu jeder Zeit. Doch tagsüber dominiert das menschliche Treiben die Szene, nachts dagegen zeigt sich die Stadt unverstellt als Bühnenbild der *comédie humaine*.

Räume, die bei Tageslicht vor allem als Transportwege und Parkplätze für Menschen und Maschinen genutzt werden, mutieren nachts zu halbleeren Bühnen. Und beim Betrachten dieser Szenerien ohne Akteure fallen noch stärker als sonst die Gestaltungsmittel und Kommunikationsangebote auf, die heutzutage extensiv den Stadtraum möblieren.

Beim Streifen durch eine Stadt tauchen entlang von Baustellen neuerdings besonders viele Bilder auf, die mich zum Nachdenken über unser Leben und über die gesellschaftlichen Verhältnisse anregen. Bilder auf Bauzäunen überlagern sich mit Einblicken auf die Baustelle, von der wir Passant:innen ausgesperrt sind. Der forschende Blick trifft auf fundamentale Fragen nach dem Bebauen und Bewirtschaften, nach Bewohnen und Besitzen … Bespielt als Werbeflächen erzählen uns die Bauzäune dadurch viel über die Gegenwart und über die Sehnsüchte von Menschen. Die Werbebilder zeigen, wie stark das Bauen von Wohnraum mit Zukunftserwartungen aufgeladen wird, doch sie zeigen recht unverblümt, dass die darin ausgemalten Resonanzräume nicht für alle Menschen zugänglich sein werden. Auch sehen wir, welche zerstörerischen Potenziale dem Verwirklichen der Bebauungspläne zu Grunde liegen. Und damit wird klar, dass die hier inszenierte *comédie humaine* unverkennbar auch tragische Züge aufweist.

Für meine fotografische Praxis ist es eines der faszinierendsten Merkmale dieser visuellen Kulturen, die ich beobachte und erforsche, dass sprechende Bilder, welche die Brüche und Verwerfungen der Bauwirtschaft kommentieren, einfach auf der Straße liegen. Ich lese sie mit meiner Kamera auf und nehme dadurch Stellung zu unserer Lebenswelt. Bilder von angeblich beglückendem Raumgebrauch werden durch Alltag und Zufall hinterfragt. Der Kommentar entsteht meist durch einen Einbruch des Realen in die im Stadtraum befindlichen Werbebilder. Konkurrierende, kommentierende Elemente wie Schmutz, unpassende Gegenstände, ungeplante Bildnachbarn „schieben sich" ins Blickfeld. Oder Elemente der Baustelle und andere Teile des urbanen Hintergrunds „blenden sich ein", da die Werbebilder auf semitransparente Mesh-Planen gedruckt wurden. Auf diese Weise zeigen meine Bilder die Verflechtungen und Verwerfungen des urbanen Gewebes, aber auch unserer Handlungsnetze. ▪

Fotodemontagen aus dem urbanen Alltag

Theo Steiner über seine Fotoserien, die den Bauzaun als eine harte Raumgrenze zeigen, durch die gleichwohl Ungeplantes hindurchsickert.

Bauzäune als Bühnen-Bilder und Spion-Spiegel

Bauzäune haben nicht nur die praktische Funktion einer Abgrenzung und Sicherung des Geländes, sondern in der jüngsten Zeit mehr und mehr auch die Funktion einer Werbefläche. Beworben werden entweder die geplanten Bauwerke oder baulichen Veränderungen, aber auch die ausführenden Unternehmen. Die Bilder auf den Bauzäunen positionieren sich gegenüber der Realität des sozialen urbanen Raums oder sie überlagern sich mit Einblicken auf die Baustelle, von der wir Passant:innen ausgesperrt sind. Der forschende Blick trifft hier auf fundamentale Fragen nach dem Bebauen und Bewirtschaften, nach Bewohnen und Besitzen … Bauzäune und deren Bespielung als Werbeflächen erzählen auf diese Weise viel über den Zustand unserer Gegenwart und über die Sehnsüchte von Menschen.

Der italienische Fotograf und Kartograf Luigi Ghirri hatte in den 1970er Jahren begonnen, Landstriche seiner Heimat mit der Kamera zu erforschen, mit dem Ziel, neue Bilder zu entdecken und zu konstruieren. Viele seiner Fotografien zeigten oder dokumentierten dabei Fotografien im öffentlichen Raum – Werbebilder, Plakate, Fototapeten, Ansichtskarten und dergleichen mehr. Über die Bilder seiner frühen Serie *Kodachrome* (1970–1978) schrieb er: „Many […] have mistaken these photographs for photomontages; instead I would be more inclined to call them ‚photodismontages', for they pay homage to that colossal photomontage that already exists – the physical world itself."[1]

Ghirri weist in seinem Essay darauf hin, dass unsere Umwelt bereits große Mengen an Bildern beherbergt. Wir könnten sogar sagen, dass die moderne Lebenswelt zu einer begehbaren Fotomontage geworden ist. Aus diesem Grund produziert Street Photography immer wieder Fotografien, die andere Fotografien zeigen, manchmal als zufällig anwesende Objekte, die mit

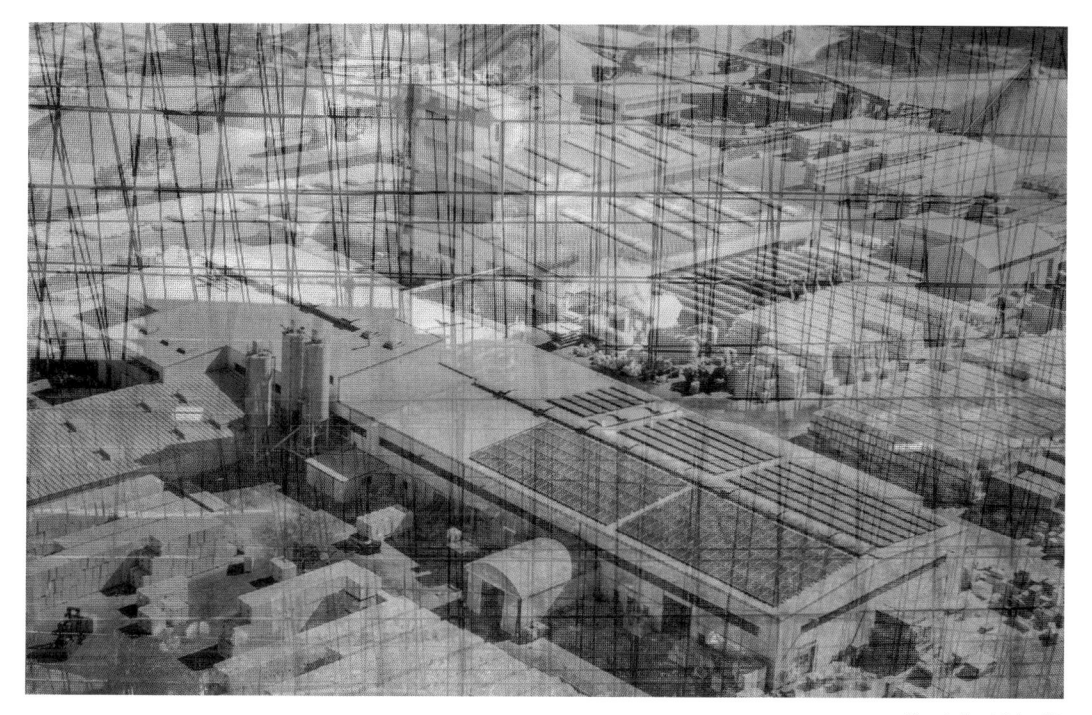

Baustellenbilder #5

ins Bild gekommen sind, manchmal als zentrale Sujets wie in den Bildern von Luigi Ghirri. Was das späte 20. Jahrhundert gekennzeichnet hatte, lässt sich auch fünfzig Jahre später in unserem spätmodernen 21. Jahrhundert feststellen. Deshalb begreife ich meine eigene fotografische Praxis ebenfalls als Fotodemontage. Meine Bilder werden aus der Lebenswelt destilliert und entstehen ganz konsequent als „available images", das heißt nur mit Hilfe des vorhandenen Lichts und der Wahl des passenden Gesichtspunkts und Ausschnitts.

Dabei zeigt sich, dass diese Bilder-von-Bildern diskursive Qualitäten aufweisen. Sie können eine dichte Beschreibung liefern bzw. die Beschreibung einer Situation verdichten. Solche Bilder dokumentieren nicht einfach nur den visuellen Reichtum einer urbanen Szene, sondern kommentieren das zugrundeliegende Zeitgeschehen und regen uns zum Nachdenken an. Es geht also nicht darum, dramatische, spektakuläre oder faszinierende Bilder des städtischen Lebens zu produzieren, sondern mit Hilfe der Kamera so etwas wie ästhetische Sozialforschung zu betreiben, uns dazu anzuregen, die vitale Komplexität und die verborgenen Ressourcen einer Stadt zu erforschen – auch im Sinne eines urbanistischen Sensibilisierungsprojekts, als Beiträge zu einem „Sinneswandel".

In den Jahren 2021–23 entstand am Rand von Baustellen eine Gruppe von fotografischen Serien zu diesem Themenkomplex. Die Fotografien zeigen, wie stark das Generieren von Wohnraum mit Zukunftserwartungen aufgeladen wird. Nicht erst in der reflexiven Distanz der Street Photography werden die diskursiven Potenziale sichtbar. Bereits in der Werbung für die entstehenden Gebäude oder für die ausführenden Unternehmen wird ein vielschichtiger Diskurs entwickelt, der all die Baumaßnahmen legitimiert und anpreist, tief in den Sehnsüchten der Menschen verankert. In der Werbebilderwelt der Bauzäune erscheinen die Baumaßnahmen im freundlichen Licht der Herstellung von Wohnraum, allgemeiner: von Lebensraum. Diese Bilderwelt lebt von den menschlichen Bedürfnissen und „Begehrnissen" (Gernot Böhme). Wir Menschen suchen nach „Resonanzerfahrungen" (Hartmut Rosa) und zwar nicht nur untereinander, sondern auch in unseren Beziehungen zu Dingen. Räume zum Wohnen und Arbeiten nehmen dabei eine besondere, affektiv aufgeladene Stellung ein. Die Werbewirtschaft und allgemein die Warenwirtschaft nutzen unser existenzielles Resonanzbedürfnis, unser Beziehungsbegehren sowie den aktuellen Hype um „das Besondere" und übersetzen es in ein Objektbegehren. Die Marktwirtschaft und die Ideologie des Konsumismus lenken unsere Resonanzsehnsucht so, dass uns Objekte wie eine Wohnung nicht nur verfügbar und erreichbar, sondern auch mit der Erfüllung unserer Sehnsüchte aufgeladen erscheinen.

Blendung

Meine Bauzaun-Fotografien demonstrieren die mit Werbeplakaten gestalteten Bauzäune als Bühnenbilder der *comédie humaine*, die unverkennbar auch tragische Züge aufweist. Durch Brüche – Einbrüche des Realen, die Vermischung von Bildebenen – und durch Aspektwechsel zeigen die Fotografien nicht nur, wie die Sehnsucht nach Resonanz werbetechnisch genutzt wird, sondern hinterfragen auch die Greifbarkeit und Erreichbarkeit der Phantasmen. Besonders intensiv beobachtet habe ich diese Zusammenhänge in den Städten Heidelberg und Wiesbaden, deren jüngere Geschichte interessante Gemeinsamkeiten aufweist: So finden wir in beiden Städten für deutsche Verhältnisse ungewöhnlich viele Altbauten, denn sie waren im Zweiten Weltkrieg relativ wenig bombardiert worden. Zudem sind im Anschluss beide Städte stark durch die Stationierung von US-Militär geprägt worden. Heidelberg ist überdies der Standort eines der weltweit größten Unternehmen zur Herstellung von Baustoffen: Heidelberg Cement, das 2023 den neuen Markennamen Heidelberg Materials bekommen hat, vertritt eine Branche, die für ca. 40% des weltweiten CO_2-Ausstosses verantwortlich ist.

In den letzten Jahren ist nun in Heidelberg eine große Menge von Grundstücken frei geworden, was die Stadt dazu veranlasst hat, diese Situation für eine stadtplanerische Initiative zu nutzen. Bereiche in der Nähe des Heidelberger Hauptbahnhofs waren frei geworden, da die Deutsche Bahn beschlossen hatte, das nahegelegene Mannheim stärker als Knotenpunkt zu nutzen. Auch das US-Militär machte Grundstücke frei, indem es seine in Heidelberg stationierten Truppen nach Wiesbaden verlegte. Dadurch wird in Heidelberg aktuell sehr viel neu gebaut. Nur noch selten werden dabei Baustellen wie in früheren Zeiten von Bretterzäunen eingefasst. Latte an Latte bilden diese Zäune eine massive Grenze zwischen dem Gehweg und dem Baugelände. Heutzutage werden stattdessen meist bedruckte Kunststoffplanen auf Metallstreben montiert. Dieses Material erlaubt es, Bilder, Texte und Symbole zu platzieren, die Grenzmarkierungen als Träger von Botschaften zu nutzen. Ein großes Areal direkt südlich der Gleisanlagen des Heidelberger Hauptbahnhofs war lange Zeit militärisches Speditionsgelände mit Lagerhallen gewesen und wurde nun nach dem Abzug des US-Militärs für die Errichtung eines sehr großen Gebäudekomplexes genutzt.

Die Werbung für diese Großbaustelle lieferte den ersten Anstoß für die Serien der Bauzaun-Fotografien. Der Slogan der Kampagne lautete *UNSER PLATZ* Auf den verschiedenen Plakaten wurde dieser zentrale Slogan dann ergänzt durch konkretisierende Zusätze wie „Unser Zuhause" / „Unser Handel" / „Unser Erfolg" / „Unser Platz zum Leben" oder „Unser Komfort". So wurden die Bauzäune zu Kommunikationsflächen für Eigenwerbung, um neue Kundschaft anzulocken, Menschen zum Kauf oder Anmieten einer Wohnung, eines Geschäftslokals zu motivieren. Deshalb inszenieren die Werbebilder auf diesen Bauzäunen Momente von Fröhlichkeit und gelingendem Leben – Eltern spielen mit ihren Kindern, Frauen stöbern in einer Boutique, Menschen kochen miteinander, stoßen mit Weingläsern an, lächeln beim Blick in geschäftliche Unterlagen oder spielen Gitarre am Sofa …

Diese Bilder zeigen Phänomene, die der Soziologe Hartmut Rosa mit Hilfe des Resonanzbegriffs untersucht. Eine Resonanzerfahrung mache ich, wenn ich von jemandem oder etwas affiziert werde, eine Emotion entwickle, ein Interesse zeige, das aus der Sache heraus begründet ist. Ich erfahre Selbstwirksamkeit – und gleichzeitig behält die Erfahrung von Resonanz den Charakter von etwas Unverfügbarem. Resonanz ist somit ein Gegenbegriff zur Entfremdung, zu jenem „Zustand, in dem die ‚Weltanverwandlung' misslingt, sodass die Welt stets kalt, starr, abweisend und nichtresponsiv erscheint" (Rosa 2016, 316). Wo aber können wir Menschen Resonanzerfahrungen machen? Manche finden diese Erfahrungen in der Natur, andere in der Kunst; manche erleben so etwas in spirituellen oder religiösen Kontexten, andere in zwischenmenschlichen Beziehungen. In den Bildern der Kampagne *UNSER PLATZ* wird nur ein kleiner Ausschnitt möglicher Resonanzen visualisiert. Selbstverständlich sind diese Sehnsuchtsbilder mediale Inszenierungen und als solche könnten wir sie leicht einer skeptischen oder kritischen Betrachtung unterziehen. Doch bei ihrem Einsatz im urbanen Raum, am Rand einer Baustelle sind diese Bilder gleichzeitig auch reale Alltagsobjekte: Sie sind das Dekor eines Bauzauns, ja sie sind der Bauzaun selbst. Und damit kommt eine andere Form des Kommentierens ins Spiel.

Der Zaun muss während der monatelangen Bauzeit immer wieder neu gesetzt werden: An der einen Stelle wird er verschoben, an einer anderen muss er geöffnet werden. Beim Versetzen der Felder kommt es immer wieder zu Verschiebungen und Lücken, zu neuen, unbeabsichtigten Konstellationen. Das Werbebild erhält eine neue „Nachbarschaft" oder der Hintergrund der Baustelle mischt sich ein. Das Unfertige und Rohe der Baustelle, das martialische Auftreten der Gerüste und das Schmutzige dringen ein in die helle, heile, bildhübsche und blitzsaubere Werbewelt.

Ein neuer Kontext des Bildes oder der Einbruch des Realen kommentieren so die Versprechungen und Sehnsüchte, die eine Fotografie verkörpert. Und neben solchen unbeabsichtigten Brüchen gibt es auch noch absichtliche Störungen, höchstwahrscheinlich durch die Arbeitskräfte selbst: Paneele werden kopfüber montiert oder Schrauben werden als ironische „Schmuckstcinc" mitten in ein Zahnpasta-Lächeln gedreht … Mit solchen alltagspraktischen Interventionen blendet ein popkultureller Sarkasmus seine Kommentare ein. Die Fotos meiner Serie *UNSER. PLATZ.* zeigen zwar auch die schönen Werbebilder, welche den idealisierten Endzustand des Gebäudekomplexes evozieren sollen, doch sie fokussieren dabei auf die Brüche und Verschiebungen – und fragen, um wessen Platz es hier eigentlich geht.

Überblendung

Brüche anderer Art ergeben sich bei Werbebildern, die auf Lochrasterfolien gedruckt werden. Solche Mesh-Planen sind luftdurchlässig, und seit einigen Jahren wird dieses Medium extensiv für die Außenwerbung auf eingerüsteten Gebäuden und eben auch als Blickfang an Bauzäunen genutzt. Mit ihrer Lochstruktur greifen diese Folien die Technik von Einwegspiegeln auf, die wir als Polizei- oder Spionspiegel kennen. Wenn wir einen solchen Spiegel oder ein Bild auf einer Mesh-Plane von einem gut beleuchteten Raum aus betrachten, dann blenden wir automatisch die Löcher und alles, was durch sie zu sehen wäre, aus. Doch im Dunkel der Nacht und bei entsprechendem Lichteinfall scheinen Elemente des Hintergrunds durch. Die Fotografien aus diesen Serien vermischen und kombinieren dadurch unterschiedliche Ebenen: Wir sehen das gedruckte Bild, den Gitterzaun dahinter, seine Streben, kurz: alles, was sich hinter dem Bauzaun befindet – eine Brache, Baumaterial, Rohbauten, Bäume, Himmel, Skyline usw.

Die Fotografien, die auf diese Weise entstehen, wirken auf den ersten Blick wie Doppelbelichtungen, doch tatsächlich handelt es sich um einfache Ansichten von Bildebenen, die sich im realen Raum überlagern. Unter speziellen Lichtverhältnissen mutieren dadurch die gedruckten Bilder, und ihre Aussage verkehrt sich bisweilen sogar ins Gegenteil. Vom Schein der Straßenlaterne und einer Ampel beleuchtet erscheint etwa eine aufgedruckte propere Architekturvisualisierung plötzlich wie eine Ruine, das saubere und perfekte Rendering der Gebäude verwandelt sich in ein Bürgerkriegsszenario. Oder durch die visuellen Überlagerungen reimt sich Gold plötzlich auf Rost. Oder auf Brache, Schotter und Kraut. Immer wieder schieben sich Stangen ins Bild, Gitter und Streben. Die realen Verhältnisse einer Baustelle – Baumaterial, Kräne, Rohbauten usw. – vermischen sich mit Elementen der Bilder auf den Bauzäunen. Auf einer Großbaustelle werden nicht nur die aktuellen Immobilienangebote beworben, sondern vor allem die ausführenden Unternehmen – die Projektentwicklung und die Lieferanten von Baumaterial wie Sand, Kies und Schotter. Doch deren Extraktivismus wird im Kontext der surreal anmutenden Überblendungen sichtlich als destruktives Projekt ins Bild gesetzt.

Eingangs wurden die Fotografien dieser Serien als „Fotodemontagen" bezeichnet; in den Bildern der Serie THE ART OF DEMOLITION wird Demontage in einem ganz wörtlichen Sinn zum Thema, denn der Akt der Zerstörung wird in den Werbebildern selbst als genuiner Bestandteil der Bauwirtschaft sichtbar. Vor dem Bau neuen Wohnraums steht nämlich sehr oft die Zerstörung von bereits bestehendem Wohnraum. Alte Gebäude werden mit unterschiedlichen Begründungen aussortiert – weil man sie plötzlich hässlich findet, altmodisch, überholt oder nicht sanierbar. Anstatt vorhandene Strukturen zu sanieren oder zu überarbeiten, werden Gebäude abgerissen, um an derselben Stelle andere, neue Gebäude zu errichten. Die ökologische Bilanz eines solchen Handlungsmusters fällt dementsprechend katastrophal aus.[2] Zwei Meldungen aus dem Jahr 2022 belegen dies exemplarisch: Das Umweltbundesamt meldete, dass in Deutschland mehr als 70% aller abgebauten Rohstoffe von der Bauindustrie verarbeitet werden.[3] Und die Architektenkammer Baden-Württemberg rechnete vor, dass 55% des gesamten Abfallaufkommens in Deutschland in der Baubranche anfällt.[4]

An einer Baustelle in Wiesbaden fand ich die Kampagne mit dem Titel *The Art of Demolition*, mit der ein Abbruchunternehmen seine Dienste bewirbt, und in diesen Bildern wird gezeigt, wie aufwändig die Zerstörung von Gebäuden ist. Als 1972 in St. Louis der Wohnkomplex Pruitt-Igoe aufgegeben und zur Vernichtung freigegeben wurde, kam Sprengstoff zum Einsatz und der Abriss geriet zum zeitsparenden und dramatisierenden Spektakel. Die Sprengung wurde, nicht zuletzt durch die Untermalung mit der Musik von Philip Glass in dem Film *Koyaanisqatsi*, zum proklamierten Schlussstrich unter die moderne Architektur und zur Inkunabel der Postmoderne. Das Gelände des riesigen Wohnkomplexes umfasste zwar 33 elfstöckige Türme, aber die Detonationen hatten ausreichend Abstand zu den nächstliegenden Gebäuden der Nachbarschaft. Doch in dicht bebauten Innenstädten wie in dem aktuellen Wiesbadener Fall und angesichts der neuen Vorschriften zum Recycling von Altbestand kommt nur eine schrittweise Demontage in Frage.

Durch das Überblenden mit den Einfamilienhäusern der Nachbarschaft wird bei diesen Fotografien vom Rand einer Baustelle in Wiesbaden deutlich, welche Zukunft wahrscheinlich auch den anderen Gebäuden der Nachbarschaft blüht. Was eben noch ein benutzbares, bewohnbares Gebäude war, gilt über Nacht als architektonischer Müll. Die Fotografien mit ihrem Gewirr aus Gebäudeteilen und abgebildeten Betonbrocken, aus realen Gerüststangen und fotografiertem Bauschutt veranschaulichen die Brutalität der maschinellen Zerstückelung. Noch nie war Mülltrennung so martialisch, noch nie so spektakulär. Was jedoch auf der Ebene der Werbebilderwelt als technische Effizienz erscheinen mag, verwandelt sich in der Überlagerung zu komplexem Chaos. Die Überblendungen mit dem realen Hintergrund erzeugen apokalyptisch anmutende Bilder im Stil eines Terminator-Films: Wir sehen nur noch Maschinen in einer zerstörten Umwelt.

An dieser Serie wird erneut sichtbar, wie die Methode der Fotodemontage funktioniert. Flüchtige Bilder, die nur für einen bestimmten Moment oder nur aus einem bestimmten Augenwinkel erscheinen, dürften meistens im Vorbeigehen unbeachtet bleiben. Durch die Transformation in eine Fotografie wird dieser spezielle Moment oder Blick nicht nur festgehalten, sondern er entwickelt damit auch sein Potenzial, Aspekte unserer aktuellen Lebenswelt zu kommentieren und zu hinterfragen. In

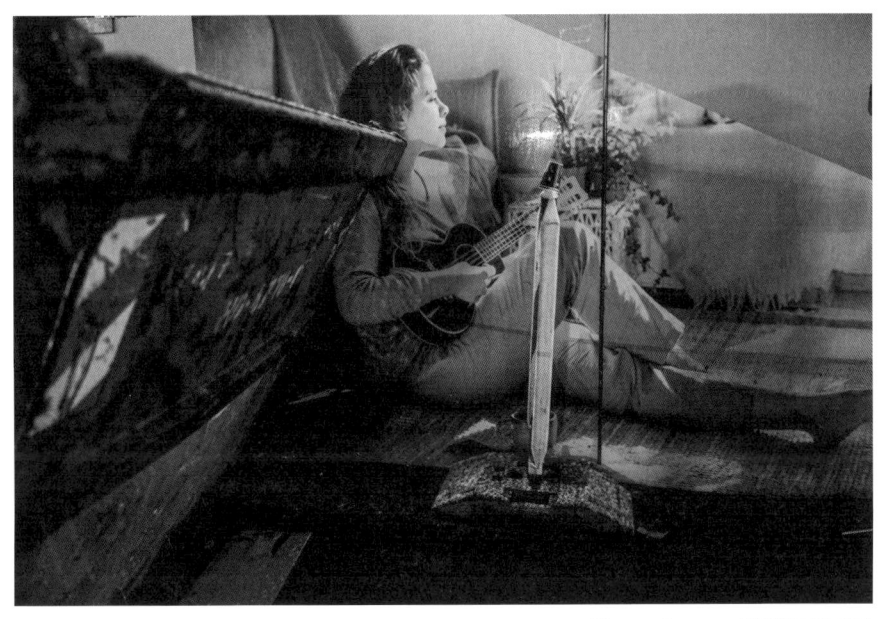

Gitarrenstimmung (UNSER. PLATZ.)

der Tradition der Psychogeographie spricht man in diesem Zusammenhang von „détournement" (Zweckentfremdung)[5]: Ästhetische Artefakte werden aus ihrem gewöhnlichen Kontext genommen und entgegen ihrem vorgesehenen Zweck verwendet. Im Surrealismus etwa wurden Alltagsgegenstände in diesem Sinne entfremdet, in der Strömung des Situationismus wurden Zeitungsausschnitte oder Alltagsfotos in neue Kontexte verschoben, aber auch historische Aussagen, die in dem neuen Zusammenhang plötzlich eine ganz andere Tragweite entwickelten. Mittels der Methode der Fotodemontage werden Blicke und Bilder zu Vorrichtungen, um neue Bilder zu generieren, die uns darüber nachdenken lassen, warum ihre Vorbilder hergestellt wurden, warum diese so attraktiv wirken und warum wir unser Leben auf diese Weise ausrichten sollten … ▪

Anmerkungen

[1] Luigi Ghirri, Kodachrome, in: ders., The Complete Essays 1973-1991, London 2017, S. 24

[2] Vgl. Ella Müller, Out of Sight, Out of Mind: Modern Architecture and Waste. Master Thesis, Aalto Universität, Helsinki, 2022. https://issuu.com/ellammuller/docs/muller_2022 Zuletzt abgerufen am 13. Juni 2023.

[3] Bundesministerium für Umwelt, Naturschutz, nukleare Sicherheit und Verbraucherschutz (BMUV), Nachhaltigkeit in der Baubranche: Eine Großbaustelle?
https://www.bmuv.de/jugend/wissen/details/nachhaltigkeit-in-der-baubranche-eine-grossbaustelle-1
Zuletzt abgerufen am 10. März 2023.

[4] Architektenkammer Baden-Württemberg, Nachhaltigkeit in der Baubranche. https://www.akbw.de/themen/nachhaltigkeit-klima/nachhaltigkeit-in-der-baubranche Zuletzt abgerufen am 10. März 2023.

[5] Vgl. dazu etwa Merlin Coverley, Psychogeography, Harpenden, Hertfordshire 2006, S. 94f.

Bibliografie

Austin, Tricia: *Narrative Environments and Experience Design. Space as a Medium of Communication*, New York 2020

Coverley, Merlin: *Psychogeography*, Harpenden, Hertfordshire 2006

Ghirri, Luigi: *The Complete Essays 1973-1991*, London 2017

Harland, Robert: *Graphic Design in Urban Environments*, London 2016

Haubner, Tine: *Auf der Suche nach Dingresonanz. Zum Verhältnis von Arbeit und Gesellschaftskritik in Hartmut Rosas kritischer Soziologie. In: Christian Helge Peters, Peter Schulz (Hg.), Resonanzen und Dissonanzen. Hartmut Rosas kritische Theorie in der Diskussion*, Bielefeld 2017, S. 217-232

Müller, Ella: *Out of Sight, Out of Mind. Modern Architecture and Waste*. Master Thesis, Aalto Universität, Helsinki, 2022

Reckwitz, Andreas: *Gesellschaft der Singularitäten. Zum Strukturwandel der Moderne*, Berlin 2017

Rosa, Hartmut: *Resonanz. Eine Soziologie der Weltbeziehung*. Berlin 2016

Rosa, Hartmut: *Unverfügbarkeit*. Wien – Salzburg 2019

Zukunft verbaut

Elke Krasny

Zukunft verbaut? Welche Gedanken gehen Ihnen durch den Kopf, wenn Sie diese Frage hören? Welche Gefühle weckt diese Frage bei Ihnen? Welche Bilder entstehen vor Ihrem inneren Auge, wenn Sie sich vorstellen, dass die Zukunft verbaut ist? Wie sieht eine verbaute Zukunft aus?

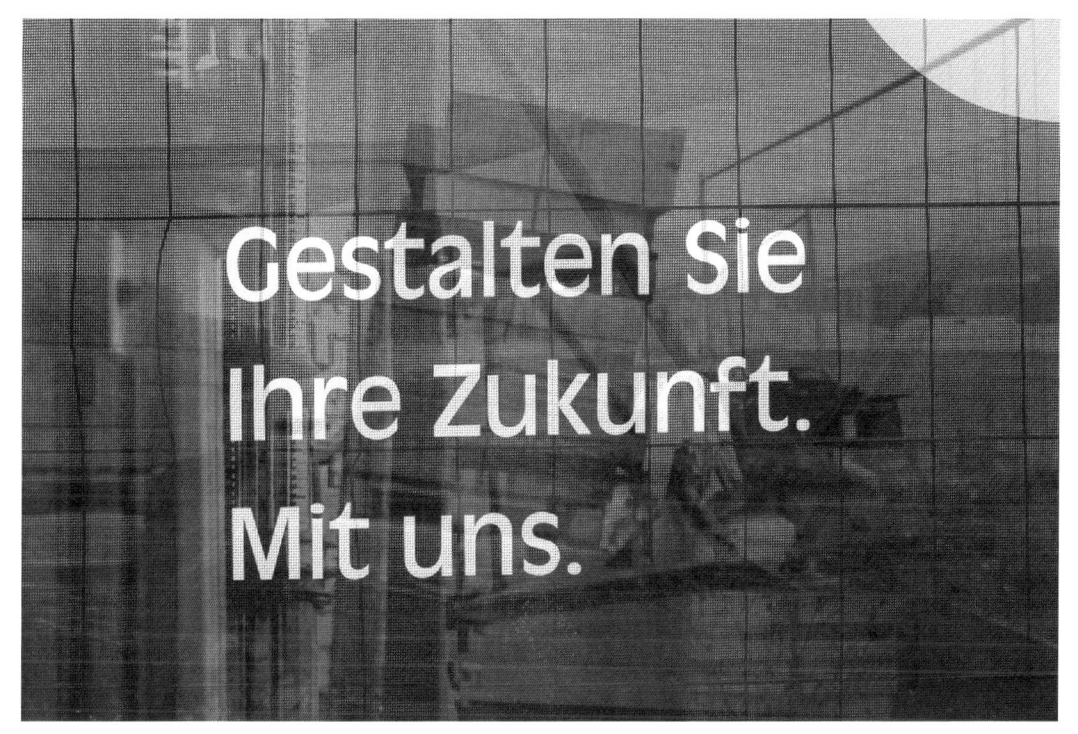

Theo Steiner, Gestalten Sie Ihre Zukunft #1

„Sich etwas verbauen" ist eine geläufige Redewendung. Sie bringt zum Ausdruck, dass man sich um Chancen bringt, dass man sich selbst der Möglichkeiten beraubt, die es hätte geben können, die bestanden hätten, wenn man nicht selbst verursacht hätte, dass es diese Möglichkeiten nicht mehr gibt. Diese Redewendung wird nicht nur rückbezüglich verwendet. Sie kann auch dafür eingesetzt werden, um zum Ausdruck zu bringen, dass menschliche Wesen nicht nur sich selbst, sondern auch andere Wesen um Möglichkeiten und Chancen bringen, die diese hätten haben können, wären sie ihnen nicht weggenommen worden. Was mich im Zusammenhang mit diesem Text interessiert, ist es, diese Redewendung in ihrer Wörtlichkeit ernst zu nehmen und analytisch einzusetzen. Wenn die Zukunft verbaut ist, dann gibt diese Redewendung Aufschluss darüber, dass wir uns mit dem Bauen befassen sollten, um herauszufinden, was die Ursachen dafür sind, dass die Zukunft verbaut ist. Bauen verbaut Land. Bauen verbaut Ressourcen. Wenn Bauen zu viel Land verbaut, wenn Bauen zu viele Ressourcen verbraucht, dann verbaut Bauen die Zukunft. Bauen wird zum Zukunftsraub. Bauen bringt um Zukunft. Bauen bringt die Zukunft um. Warum, so werden Sie sich vielleicht fragen, beginnt dieser Text mit der Frage nach der verbauten Zukunft? Warum habe ich Sie, als Lesende, darum gebeten, darüber nachzudenken, was diese Wendung „Zukunft verbaut" bei Ihnen für Überlegungen und Gefühle auslöst? Die nachfolgenden Ausführungen legen dar, was mich dazu gebracht hat, die kulturtheoretische Auseinandersetzung mit dem Bauzaun, zu der mich der Designtheoretiker und Fotograf Theo

Steiner im Zusammenhang mit seiner dokumentarischen Langzeituntersuchung von Bauzäunen eingeladen hat, analytisch aus der Perspektive der verbauten Zukunft zu entwickeln. Dabei ist es mein Ziel, den Bauzaun als paradigmatisches Anthropozän-Objekt fassbar zu machen.

In einem Gespräch mit Theo Steiner über seine fotografische Langzeitbeobachtung eines Bauzauns in Stadtentwicklungsgebieten auf frei gewordenen, vormals von der US-amerikanischen Armee und von der Deutschen Bahn genutzten Flächen in Heidelberg, die zwischen April 2021 bis April 2022 stattfand, betonte Steiner die auffällige Nutzung des Bauzauns als Kommunikationsfläche mit der städtischen Öffentlichkeit. Ob Werbung oder Graffiti, der Bauzaun kommuniziert aktiv und intensiv an seiner Oberfläche. Die Oberfläche wendet sich lautstark an die Öffentlichkeit. An meinem Arbeitsort in Wien mache ich seit einigen Jahren eine ähnliche Erfahrung. Der Weg zu meinem Arbeitsort endet entlang eines Bauzauns. Ich kann diesem Bauzaun gar nicht ausweichen. Er befindet sich direkt auf dem Gehsteig, von dem aus ich in das Gebäude gelange, in dem sich mein Arbeitsort befindet. Auf dem Gehsteig, auf Straßenniveau, bin ich auf Augenhöhe mit dem Bauzaun. Durch die Fenster des Instituts sehe ich auf diese riesige Baustelle, auf der das vom Office for Metropolitan Architecture geplante Luxuskaufhaus Lamarr im Bau befindlich ist. Lautstark, um nicht zu sagen aggressiv, kommuniziert der Bauzaun, mit mir, mit allen, die an ihm vorbeigehen. Mit Hedy Lamarr, der österreichisch-amerikanischen Erfinderin und Hollywoodschauspielerin wird nun auf dem Bauzaun Standortmarketing betrieben, bei gleichzeitiger Unterbeweisstellung von feministischem und geschichtspolitischem Bewusstsein. Lamarr war Gegnerin des Nationalsozialismus und galt lange als eine der vergessenen berühmten Frauen Wiens. Der Glamour der Hollywooddiva ist darüber hinaus dem urbanen Luxussegment, inklusive Dachgarten, an dem hier gebaut wird, überaus dienlich. Widersprüchliche Dimensionen der Kommunikation an der Oberfläche des Bauzauns waren auf meinem alltäglichen Weg präsent. Oft dachte ich entlang des Wegs zu meinem Arbeitsort über diesen Essay über den Bauzaun nach. Auch darüber, wie die werbenden Versprechungen an der Oberfläche des Bauzauns lautstark von den Realitäten – die als Abriss mit Sprengungen, Einsatz von Arbeitenden, enorme Materialbewegungen von meinem Arbeitsort nicht nur beobachtbar waren, sondern in Form von Lärm und Feinstaub in diesen eindrangen – abzulenken, diese durch die antizipierte Zukunft dessen, was entstehen wird, zu überschreiben versuchen. Wiewohl dies so augenfällig und auch wesentlich ist, wurde mir genau durch diese Beobachtungen der Baustelle vor meinem Arbeitsort klar, dass es im Zusammenhang mit diesem Beitrag wesentlich darum gehen soll, methodische Zugänge zu entwickeln, die über die kritische Auseinandersetzung mit dem, was ein Bauzaun an der Oberfläche sichtbar macht, und die Analyse der visuellen Politiken des Bauzauns als öffentliches Kommunikationsobjekt hinausgehen: Das Ziel hier in diesem Beitrag ist es, eine kritische feministische Anthropozän-Perspektive als Bestandteil von kulturtheoretischer Arbeit zu vertiefen.[1]

Methoden und Perspektiven sind immer in Relation zu den Bedingungen der Gegenwart, auf die sie sich beziehen und zu deren Analyse sie nicht nur herangezogen, sondern entwickelt werden, zu verstehen. Methoden und Perspektiven müssen folglich notwendigerweise verändert werden, wenn die Gegenwart sich einschneidend verändert. Derzeit verändert sich das Leben durch die anhaltende Klimakatastrophe. Dies erfordert, dass die Bedingungen, die die Gegenwart beherrschen, in ihrer sozialen, ökologischen sowie politischen, historischen und aktuellen Gemachtheit erkannt werden müssen. Dies dient einer kritischen „Selbstverständigung" über die Gegenwart.[2] Diese Kritik entsteht im Austausch mit oppositionellen und aktivistischen emanzipatorischen Bewegungen und durch Reflexion darüber. Im Zusammenhang mit dem Bauzaun, um den es in diesem Beitrag geht, ist hier an Recht-auf-Stadt-Bewegungen und Anti-Gentrifizierungskämpfe sowie an aktuellen Klima-Aktivismus zu denken. Vor zwanzig Jahren, um die Jahrtausendwende, wahrscheinlich auch noch nach der Finanz-/Wirtschaftskrise von 2008 wäre es die Display-Dimension von Bauzäunen gewesen, auf die sich kritische Theoriearbeit vorrangig bezogen hätte. Das Zusammentreffen der Artikulationen von Developerurbanismus, Bauwirtschaft und Finanzkapitalismus mit den Artikulationen von rebellischen, widerständigen und aktivistischen Gegenöffentlichkeiten hätte den Fokus von kritischer, am Marxismus, insbesondere am kulturellen Marxismus in Nachfolge der Frankfurter Schule orientierter, Kulturanalyse gebildet. Ebenso hätten sich eine erweiterte Kulturtheorie und kapitalismuskritische Stadtforschung auf die Dimensionen von urbanen Verdrängungsprozessen, Gentrifizierung und Leistbarkeit entstehender neuer Wohnungen, so diese auf einer Baustelle errichtet worden wären, konzentriert und auch auf die Dimensionen von politischer Mitbestimmung und Teilhabe an Gestaltung. Wiewohl solche Kritiken und Analysen nach wie vor hohe Relevanz haben, so sind es, seit wir im Laufe des 21. Jahrhunderts ein Bewusstsein dafür entwickeln, was es bedeutet, im Zeitalter des Anthropozäns, der anthropogenen Klimakatastrophe, mit einem verwundeten Planeten zu leben, wesentlich die Symptomatologien, die durch kritische kulturtheoretische Arbeit diagnostiziert werden, auch um die Dimensionen zu erweitern, die nun immer mehr in den Vordergrund treten: Klimakatastrophe, Raubbau an Ressourcen, Umweltzerstörung. Die Untersuchung von visuellen Politiken und sozialen Dimensionen muss sich um ökologische Dimensionen erweitern, um die Bedeutung, materiell wie semantisch, von Objekten und Tätigkeiten für und im Anthropozän zu verstehen. Solche Diagnosen sind wichtig, um andere, nicht zerstörerische und verwundende Lebensweise mit dem Planeten Erde zu entwickeln. Mit dem wachsenden Wissen darum, dass wir in einem geologischen Zeitalter leben, das durch die Effekte der Industrialisierung, für die Urbanisierung und Bauen entscheidende Motoren waren und sind, bedingt wurde, hat sich mein Bewusstsein für das, was die wesentlichen Bezugspunkte für feministische Theoriepraxis, die Kritik an Kapitalismus, Kolonialität und Patriarchat miteinander verschränkt, verändert.

Heute gilt meine eigene Aufmerksamkeit als kritische feministische Kulturtheoretikerin weniger den visuellen Artikulationen und medialen Repräsentationen, die als Symptomatologien von Hegemonie und Widerstand gelesen werden können. Mein Interesse hat sich erweitert und verschoben auf die Entwicklung einer Perspektive, die ein Anthropozän-Bewusstsein für die Konflikte zwischen der Welt als gebauter Welt und dem Planeten Erde als dem von vielen Wesen geteilten Zuhause schafft. Die Intention ist, dazu beizutragen, dass das Verständnis dafür, warum die Zukunft verbaut ist, größer wird, um dadurch zu lernen, andere Zukünfte zu fühlen und zu imaginieren. Dabei geht es mir vorrangig um zweierlei. Zum einen befasse ich mich seit geraumer Zeit, in Zusammenarbeit und engem Austausch mit Angelika Fitz, Direktorin des Architekturzentrum Wien und Kuratorin, mit der Entwicklung der Perspektive des kritischen Sorgetragens in Architektur und Urbanismus. Dies führte uns auch dazu, die Verstrickung des Bauens in den Kapitalismus und die Verursachung der Klimakatastrophe durch Bauen als das Fehlen von Sorge um die Zukunft, oder noch drastischer formuliert, das hegemoniale Bauen als Form der Zukunftszerstörung, als Vernichtung von Zukunft, zu begreifen. *Zukunft verbaut?* war der Titel einer Diskussionsveranstaltung im Architekturzentrum Wien, auf die ich später noch näher eingehen werde. Ich baue auf diesem Titel auf und verwende ihn als Denk-Werkzeug, um mich der Bedeutung des Bauzauns im Anthropozän anzunähern. Ein zugleich inhaltliches Anliegen und methodisches Interesse, das mich schon lange begleitet, betrifft die Frage, wie sich Redewendungen und Redefiguren, wie Metaphern, Metonymien und andere rhetorische Stilmittel, aber auch Dimensionen der historischen Etymologie, analytisch für eine feministisch-materialistische

Zugangsweise einsetzen lassen. Diese Methode bezeichne ich als semantischen Materialismus. Dieses wörtliche Ineinander-Bringen von sogenannten immateriellen Dimensionen, Bedeutung, und sogenannten materiellen Dimensionen, in unserem Fall das Bauen, macht auch verstehbar, dass diese Trennung nur eine durch den Binärseparatismus der Moderne hervorgerufene ist. Das Immaterielle wirkt immer im und durch das Materielle, das Materielle erzeugt immer Bedeutungen. Manchmal existieren Redewendungen, welche die Sprache uns anbietet, die für die Analyse des semantischen Materialismus ganz besonders dienlich sind. Sie erlauben es, die Urgenz der Bedeutung dessen, was die materielle Welt uns mitteilt, offenzulegen. Diese Art zu denken hat nahe Verbindungen zur „Bedeutung materiell-diskursiver Praktiken", von denen die feministische Quantenphysikerin und Philosophin Karen Barad in ihrem Buch *Agentieller Realismus*, das seit 2012 in deutscher Übersetzung vorliegt, spricht.[3] In dieser methodischen Perspektive des semantischen Materialismus gibt es Nähen und Verbindungen zu den von der feministischen Biologin und Wissenschaftstheoretikerin Donna Haraway vorgeschlagenen „materiell-semiotischen Knoten"[4] Sich mit der Wendung der verbauten Zukunft dem Bauzaun analytisch auseinanderzusetzen, folgt dieser Methode des semantischen Materialismus und erschließt durch diese den Bauzaun. Die materielle Bedeutung des Bauzauns wird im ursächlichen Zusammenhang zwischen dem modernen Bauen und dem geologischen Zeitalter des Anthropozäns lesbar gemacht. Dabei werde ich mich zuerst dem Bauzaun annähern, dann darauf eingehen, was es bedeutet, im Anthropozän zu leben, und schließlich die verbaute Zukunft mit dem Bauen zusammenführen. In meiner Konklusion werde ich einen Vorschlag dafür machen, wie die Display-Funktion von Bauzäunen, auf die Theo Steiners Bauzaununtersuchung den Fokus lenkte, für eine andere Art und Weise, Wissen über eine Baustelle zu vermitteln, genutzt werden könnte.

Annäherungen an den Bauzaun

In einer den Maßstab des Urbanen und die Zusammenhänge der Stadtentwicklung in den Blick nehmenden kulturtheoretischen Annäherung an dokumentarische Fotografie und künstlerische Untersuchungen des Stadtraums, wie die von Theo Steiner vorgelegte Bilderserie, sind folgende Fragen für eine kontextualisierende Analyse von Interesse: Ort – wo befinden sich die Bauzäune?; Zeit – die Zusammenhänge und Bedingungen der jeweiligen Gegenwart, die dokumentiert wird; Handelnde – dazu zählen Entscheidungsträger:innen, Finanzierende, Developer:innen, Baufirmen, Architekt:innen, Bauarbeiter:innen, aber auch Journalist:innen und Kritiker:innen, die über ein Bauvorhaben berichten, oder Aktivist:innen und Initiativen, die sich gegen dieses zur Wehr setzen; Rechte, Ressourcen und Materialien – welche Grundstücke, welche Bebauungsrechte betrifft es, welche Ressourcen und welche Materialien kommen zum Einsatz.

Diese Dimensionen sind oft auf Fotografien nicht zu sehen. Eine umfassende kontextualisierende Analyse braucht Zeit und Tiefenrecherchen und rückt die Kulturtheorie sowie die kritische Kunstgeschichte näher an Arbeitsweisen, wie sie in der Stadtforschung, der Soziologie oder der Anthropologie geläufig sind. Oftmals jedoch werden im Disziplinenverständnis von Kulturtheorie und Kunstgeschichte diese Kontexte, die einen Ort der Auseinandersetzung vollumfänglicher in seiner Spezifik und seiner Verflechtenheit in lokale Politik, Finanzwirtschaft und Bauwirtschaft sowie deren transnationale Arbeitsbedingungen, Produktionsketten, Material- und Ressourcenextraktionen, verstehbar machen, auf sogenannte Hintergrundinformationen reduziert oder als unwesentlich angesehen, wenn es um das Verstehen ästhetischer und formaler Kriterien von künstlerischen Arbeitsweisen, wie der Fotografie, oder um Politiken des Visuellen geht. Solche Untersuchungen sind zeitaufwändig und arbeitsressourcenintensiv. Sie würden auch anderer Arten und Weisen kollektiver Untersuchungen eines Bauzauns und seiner Großbaustelle bedürfen als die derzeitige akademische Disziplinenlandschaft sie nahelegt, in denen eine Gruppe von kritischen Forschenden mit den Mitteln ihrer Disziplinen, wie Fotografie, Stadtforschung, Architekturforschung, Politikwissenschaft, Ökonomie, Umweltwissenschaft, Kulturtheorie, Kunstgeschichte, um hier nur einige zu nennen, gemeinsam Zeit hat, die Methoden der Annäherung zu entwickeln, um den Bauzaun als Anthropozän-Objekt zu erfassen und zu durchdringen. Gerade, weil wir uns mit den kulturellen Bedeutungen von Untersuchungsgenständen im Kontext der Bedingungen ihrer Zeit auseinandersetzen und herausfinden wollen, was diese Gegenstände für eine Rolle spielten oder spielen, warum und wie wir heute unter den Bedingungen des Anthropozäns leben, sind solche kontextspezifischen Recherchen von Relevanz, um lokal situierte Objekte in ihrer anthropogenen und planetarischen Dimension besser zu verstehen.

Zu der Bilderserie von Theo Steiner sollen hier knapp folgende Informationen festgehalten werden: Baustellen in Heidelberg 2021–22. Die aktuellen Stadtentwicklungsgebiete in Heidelberg sind mit Kriegsgeschichte, Militärgeschichte und Bahngeschichte verbunden. Nach dem Zweiten Weltkrieg während der Phase des Kalten Kriegs wurden von Heidelberg aus „die in Europa stationierten Einheiten der US-Army, ihre Einrichtungen und Aktivitäten" koordiniert.[5] Im Jahr 2010 wurde die Schließung des Standorts angekündigt und seit 2013 sind keine US-amerikanischen Streitkräfte mehr in Heidelberg stationiert. Dadurch wurden Flächen frei, die einer neuen Nutzung durch Neubauten zugeführt wurden. Zu wesentlichen Akteur:innen von den Stadtentwicklungen auf der 44 Hektar großen Fläche des vormaligen Mark-Twain-Village/Campbell Baracks, der 166 Hektar großen Fläche auf dem Areal des vormaligen Güterbahnhofs sowie ehemaligen Militärflächen der US-Armee zählen unter anderem der Heidelberger Oberbürgermeister, die Konversionsgesellschaft, das Landschafts-und Forstamt, Wohnungsunternehmen und Baugenossenschaften sowie das Ministerium für Wirtschaft, Arbeit und Wohnungsbau Baden-Württemberg und die Städtebauförderung.[6] Die meisten dieser Zusammenhänge können in einer künstlerisch-fotografischen Untersuchung von Stadträumen, in diesem Fall von Bauzäunen auf einer Großbaustelle in einem Stadtentwicklungsgebiet, gar nicht sichtbar werden. Dies ist auch ein Hinweis darauf, dass für viele Personen, die sich in ihren städtischen Räumen an Bauzäunen vorbeibewegen, unsichtbar bleibt, wer die handelnden Entscheidungsträger:innen hinter dem Bauen sind, wer über Flächen, Auftragsvergaben und Finanzierungen entscheidet, wer über zu verwendende Ressourcen und Materialien entscheidet. Hier soll nochmals hervorgehoben werden, dass dieser Beitrag keine empirische Aufarbeitung zu den von Theo Steiner fotografisch untersuchten Baustellen leistet und keine Daten zu Klimabilanz und Klimawandelanpassung der auf diesen Baustellen realisierten und zu realisierenden Bauten vorlegt. Vielmehr geht es in diesem Beitrag darum, die Komplexität solch einer umfassenden Untersuchung, die vieler unterschiedlicher Wissenssorten bedarf, aufzuzeigen und darauf hinzuweisen, dass solche Untersuchungen mit kritischer Theoriearbeit verbunden werden müssen.

Was in der über den Zeitraum von einem Jahr erfolgten Langzeitbeobachtung der Bauzäune augenfällig wird, ist, dass die Bauzäune als Display fungieren. Sie zeigen nicht nur an, dass sie eine Baustelle einfrieden – so der Fachbegriff für die physische Eingrenzung oder Absperrung, die Grundstücke umschließen und das Betreten von Unbefugten verhindern. Sie werden auch als Anzeige verwendet. Sie werden zu Werbeträgern für Branding, Selbstdarstellung und Öffentlichkeitsarbeit von Developer:innen oder Bauträger:innen. Aber sie werden auch zu Flächen, die für die Artikulation von nicht vorgesehenen aktivistischen und widerständigen Botschaften aus der Öffentlichkeit verwendet werden. Dass Bauzäune zur aktiven und umkämpften Außenzone der Einfriedung werden, dass sich die Mitteilungen auf Bauzäunen verändern, dass sich an der Sprache der Werbung der aktuelle Stand von Werbeansprachen in der an neoliberalen Wertvorstellungen orientierten Adressierung von zukünftigen Nutzer:innen ebenso zeigt wie deren Überschreibungen oder Kritik an ihnen, wird durch Theo Steiners Untersuchung deutlich. Das ist ein Stück Stadtgeschichte in urbanen Transformationsprozessen, das häufig unerkannt, unsichtbar und unerzählt bleibt.

Im Anthropozän leben

Der Begriff Anthropozän wurde im Jahr 2000 von dem atmosphärischen Chemiker Paul J. Crutzen und dem Biologen Eugene F. Stoermer, der bereits in den 1980er Jahren vom Anthropozän gesprochen hatte, als geologische Bezeichnung für ein neues Erdzeitalter vorgeschlagen, um zum Ausdruck zu bringen, dass die menschengemachten Veränderungen geophysikalische, den gesamten Planeten verändernde Ausmaße angenommen und sich nachweislich in die Gesteinsschichten eingeschrieben haben.[7] Der Paläobiologe Jan Zalasiewicz, der auch der Vorsitzende der Arbeitsgruppe Anthropozän der Internationalen Kommission für Stratigrafie ist, deren Aufgabe es ist, darüber zu entscheiden, ob es tatsächlich ein neues Erdzeitalter gibt und wie dieses datiert werden soll, hat 2009 ein Buch vorgelegt, das dann ein Jahr später ins Deutsche übersetzt wurde und unter dem Titel *Die Erde nach uns. Der Mensch als Fossil der fernen Zukunft* erschienen ist.[8] In diesem Buch, das aus der Perspektive einer Zukunft geschrieben ist, in der die Menschheit vom Planeten Erde längst verschwunden ist, wird nachvollziehbar gemacht, wie Gesteine Veränderungen registrieren und Gesteinsschichten auch Gesteinsgeschichten sind: Die vom „Menschen" gemachte Geschichte hat zu einer vom „Menschen" gemachten Geschichte von Gesteinen geführt. Der „Mensch" gilt seither als geologisches Macht-Wesen. Aus den Denktraditionen der Geisteswissenschaften kommend hat der Historiker Dipesh Chakrabarty in seinem 2022 ins Deutsche übersetzten Buch *Das Klima der Geschichte im planetarischen Zeitalter* theoretische und historische Vorstellungen und Begrifflichkeiten entwickelt, die in vergleichbarer Weise, jedoch aus einer anderen wissenschaftlichen Disziplin kommend, das Bewusstsein dafür schärfen, dass Gesteine und Klima in engster und tiefster Verstrickung Teil der Geschichte sind, die vom „Menschen" gemacht wurde und die die Bedingungen des Leben-Könnens und Sterben-Müssens aller Menschen beeinflusst.[9] Hier beziehe ich mich auf die Art und Weise, wie der geologische Fachbegriff Anthropozän im Allgemeinen wiedergegeben wird, nämlich als vom „Menschen" gemachtes Erdzeitalter. Die Kategorie Mensch legt einen Universalismus zugrunde, der historisch unrichtig ist. Nicht der „Mensch", also alle Menschen, haben das Anthropozän gleichermaßen und gemeinsam verursacht, sondern eine ganz bestimmte politische und ökonomische Konzeption der kolonial-kapitalistischen Moderne, die darauf beruhte, die Natur zu beherrschen und den Planeten Erde auszubeuten. Ich bin daher darum bemüht, den Begriff „Mensch", wenn von der historischen Verursachung des Anthropozäns und von der Verantwortung für die Klimakatastrophe die Rede ist, zu vermeiden und verwende stattdessen den von der feministischen Anthropologin Anna Tsing vorgeschlagenen Begriff „Enlightenment Man", den ich an anderer Stelle bereits mit dem Begriff „Aufklärungs-Mann-Mensch" ins Deutsche übersetzt habe.[10] Der Aufklärungs-Mann-Mensch ist die spezifische politische und ökonomische Subjektkonfiguration der Moderne, die neue Hierarchien als integralen Bestandteil der kolonial-kapitalistischen Herrschaftsform entwickelte. Aus Menschen, vor allem all jenen Menschen, die nicht der „Aufklärungs-Mann-Mensch" waren, und aus der Natur wurden industriell ausbeutbare Ressourcen, die als unendlich zur Verfügung stehend angesehen wurden. Aber die Moderne erstreckte ihren Zugriff nicht nur auf Körper und Territorien, sondern auch auf die Zeit. Diese wurde linear, messbar, eingefriedet, um mit der Figur des Bauzauns zu denken. Aus der Zukunft wurde Fortschritt, über den durch Planung verfügt werden sollte. Heute, unter den Bedingungen mit der Klimakatastrophe lebend und begreifend, dass dieser Zugriff auf die Zukunft diese verbaut hat, gilt es einen feministischen semantischen Materialismus zu entwickeln, der Bedeutungen gemeinsam mit, durch und in den Gesteinen und dem Klima begreift. Dieser Text versteht sich als Beitrag zu dieser Bewusstseinsbildung einer kritischen Anthropozän-Perspektive, die gegen die Hybris des „Aufklärungs-Mann-Menschen" schreibt, gegen den zerstörerischen Zwangskapitalismus und für eine Würde der Existenz, in der Menschen und Gesteine gleichermaßen aufatmen können. Wenn ich mich im allerletzten Teil der Konklusion dieses Beitrags der Werbe-Ansage *Gestalten Sie Ihre Zukunft. Mit uns*, die auf einer der Fotografien von Theo Steiner dokumentiert ist, zuwenden werde, wird deutlich werden, dass dieses Denken in der Realwelt des Bauens noch nicht vollumfänglich angekommen ist. Auf der Baustelle selbst wird der Bauzaun nicht als Anthropozän-Objekt gesehen.

Zukunft verbaut

„Weltweit ist der Bausektor einer der größten Verursacher von CO_2-Emissionen. Das Bauen verbaut die Zukunft. Wie lässt sich das ändern?"[11] Mit diesen Feststellungen und dieser Frage wurde die Diskussionsveranstaltung *Zukunft verbaut?*, die im April 2023 im Architekturzentrum Wien stattfand, angekündigt.[12] Architektur hat immer mit dem Bauen zu tun. Und das Bauen hat in den Vorstellungswelten der kolonial-kapitalistisch-patriarchalen Moderne für Jahrhunderte einen Anspruch darauf erhoben, die bessere Zukunft zu bauen.[13] Wenn also im Programm eines Architekturmuseums, einer Institution, die mit der Bewahrung und der Vermittlung der Geschichte und Gegenwart von Architektur und ihrer kulturellen Dimensionen befasst ist, die Diagnose verlautbart wird, dass Bauen die Zukunft verbaut habe, dann wird deutlich, dass ein Umdenken, eine Bauwende gefordert wird. Und es geht um schwierige Fragen: Wer verbaut die Zukunft? Wer trägt für den Raub der Zukunft Verantwortung? Wer hat Schuld an der Zerstörung von Zukunft? Auf dem Podium diskutierten an diesem Abend Vertreter:innen der Architekturprofession, der Immobilienwirtschaft, des Klimaschutzes und der Verwaltung. Die Moderation lag bei Angelika Fitz.[14]

Diese Podiumsdiskussion machte mir zwei Dinge bewusst, die letztlich als zusammengehörig zu begreifen sind. Zum einen wurde deutlich, dass es zwar enorm fordernd und äußerst schwierig, aber dennoch nicht unmöglich ist, ausgehend von der Diagnose, dass das

Bauen, präziser die globalisierte Bauwirtschaft, eine der Hauptursachen der anthropogenen Klimakatastrophe ist, zu einem Umdenken zu gelangen und an einer Bauwende zu arbeiten: Abwendung vom Neubau, Hinwendung zum Bestand, zirkuläres Bauen, Abwendung von Beton, Einsatz von anderen Materialien. Zum anderen wurde deutlich, und das ist im Zusammenhang hier äußerst relevant, dass das Bauen in einem ganz besonderen Nahverhältnis zur linearen Fortschrittsideologie, zur Zukunftsbeherrschung der Moderne steht: Die Zukunft wurde gebaut. Das ist nicht metaphorisch, sondern real. Semantischer Materialismus hilft dabei zu verstehen, dass die Bedeutung von Zukunft durch das Bauen Gestalt angenommen hat. Bauen ist Zukunftsmaterialisierung. Die Moderne baute auf der kolonialen Logik von Tabula rasa, Naturbeherrschung, Exploitation und Extraktion auf. Das Bauen hat dies in die Materialität des Bauens übersetzt. Die bessere Zukunft, so lautete das Versprechen der Moderne, die in der Vergangenheit gebaut worden ist, hat die Zukunft verbaut. Eine kritische feministische Architekturgeschichte, die mit der Perspektive des Anthropozäns denkt und forscht, würde daher grundlegend herausfinden müssen, wie die kohlenstoffreiche patriarchale Lebensweise im Bauen Form angenommen hat und wie das Bauen zum Zukunftsraub wurde. Eine kritische Auseinandersetzung mit dem Baugeschehen der Gegenwart könnte mit der kollektiven Kartierung der Bauzäune der Welt beginnen, um den Bauzaun als kritisches Anthropozän-Objekt zu nutzen. Das heißt, um das Display, die Anzeigefläche dafür zu nutzen, zu kommunizieren, in welchem Ausmaß das aktuelle Baugeschehen auf einer spezifischen Baustelle das Klima belastet und die kohlenstoffreiche Lebensweise des Petro-Kapitalismus weiter fortsetzt oder ob hinter dem Bauzaun die Bauwende bereits begonnen hat und mit anderen Mitteln, Ressourcen und Technologien gebaut wird.

Konklusion

Das Nachdenken über diesen Essay hat mit einer Einladung von Theo Steiner, sein künstlerisch-fotografisches Interesse am Untersuchungsgegenstand Bauzauns zu teilen, begonnen. Dabei habe ich vor allem das Interesse, meine kulturtheoretische Arbeit im Zusammenhang mit Fragen der Sorge unter den Bedingungen des Anthropozäns einzubringen. Die Bedingungen des Anthropozäns haben, wie ich gemeinsam mit Angelika Fitz festgestellt habe, zu einer verbauten Zukunft geführt – wörtlich. Wir leben mit einem Planeten, dessen Zukunft verbaut ist, weil in der Vergangenheit die industrialisierte und extraktivistische Bauweise der Moderne etabliert wurde und weil diese Art zu bauen derzeit weiterhin, global betrachtet, die hegemoniale Bauweise ist, die massiv den CO_2-Haushalt belastet. Bauen hat ursächlich damit zu tun, dass wir mit einem Planeten leben, der verwundet ist, weil die zerstörerische anthropogene Einwirkung auf den Planeten seit der historischen Phase der kolonial-kapitalistischen Industrialisierung rasant zugenommen hat. Das moderne Bauen hat die ideologischen Bedeutungen der Moderne materialisiert. Aus diesem Grund habe ich hier die Perspektive, mit deren Etablierung und Weiterentwicklung ich schon seit längerer Zeit befasst bin, als semantischen Materialismus benannt. Diese macht es möglich, Ressourcenextraktion, Ausbeutung von Arbeit, Flächenversiegelung als materialisierte Bedeutungen der Moderne und der durch sie propagierten „imperialen Lebensweise" zu begreifen.[15] Ich habe auch erläutert, dass kontextualisierende Analysen, die einen Untersuchungsgegenstand, wie den Bauzaun, in seiner Verstrickung in das Anthropozän und die Hervorbringung der Bedingungen der anhaltenden Klimakatastrophe kritisch zu fassen versuchen und eine wirklich umfassende semantisch materialistische Geschichte eines Objekts schreiben und veröffentlichen würden, anderer Möglichkeiten der Untersuchung und des Zusammenarbeitens von Disziplinen benötigten, als der „akademische Kapitalismus" sie von Personen, die im Bezugssystem des universitären Komplexes forschen und arbeiten, einfordert.[16] Aus einer feministischen Anthropozän-Perspektive sind die Fragen nach Ort, Zeit, Handlung, Rechten, Ressourcen und Materialien für eine kritische Kulturtheorie und Kunstwissenschaft deshalb von Relevanz, weil durch sie die Bedeutungen, die Form annehmen, als Teil der Bedingtheit durch und Reaktion auf das Anthropozän und die Verstricktheit in die Klimakatastrophe lesbar gemacht werden können. Eine feministische Anthropozän-Perspektive im semantischen Materialismus leistet Bedeutungsarbeit, um die ethischen und politischen Dimensionen der Verantwortung, in unserem Zusammenhang hier der Verantwortung des Bauens, für die sozialen und ökologischen Auswirkungen der Klimakatastrophe zu verdeutlichen. Indem die Diagnose der verbauten Zukunft auf den Bauzaun angewandt wurde, wurde der Bauzaun als paradigmatisches Anthropozän-Objekt fassbar. Je mehr Bauzäune, umso mehr verbaute Zukunft. Die Redewendung der verbauten Zukunft wurde mit der Methode, die ich als semantischen Materialismus eingeführt habe, auf das Bauen angewandt, rückgewandt wäre eine andere Möglichkeit, diese methodische Vorgangsweise zu beschreiben. Wenn „sich oder jemandem anderen etwas verbauen" bedeutet, dass dieses Etwas weggenommen wird, dass man um dieses Etwas beraubt wird, dann wird Bauen als Zukunftsraub lesbar. Wiewohl Bauen mit dem Leben und der Würde von Einzelnen zu tun hat, wenn wir an das in den Menschenrechten verankerte Recht auf Wohnen denken und an die Notwendigkeit, ein Zuhause zu haben, insbesondere wenn das Zuhause unter den Bedingungen der Klimakatastrophe von Zerstörung bedroht ist oder bereits zerstört wurde, geht der Einfluss des Bauens über das einzelne Leben weit hinaus und hat planetarische Dimensionen, betrifft die Bedingungen der Möglichkeiten von Leben und Überleben in ihrer Gesamtheit. Bauen hat immer mit der Zukunft von allen zu tun. Mit allen sind alle lebendigen und nichtlebendigen Wesen, die mit ihrem Planeten leben, gemeint. Mit dem Planeten leben ist eine grundsätzlich andere Art, eine andere Epistemologie, sich ein gemeinsames Leben vorzustellen, als auf dem Planeten zu leben. Wenn wir mit jemandem leben, leben wir nicht auf jemandem, nicht auf Kosten von jemandem. Wenn gelernt werden könnte, mit dem Planeten zu bauen, nicht auf dem Planeten zu bauen, dann wären eine grundsätzliche Bauwende und andere Zukünfte möglich. Noch sind wir dort nicht angelangt. Einer der Werbeslogans, der von Theo Steiner dokumentiert wurde, macht dies überdeutlich. Gestalten Sie Ihre Zukunft. So steht es auf dem Bauzaun geschrieben. Das Bauunternehmen Diringer & Scheidel wirbt damit. Es geht mir jedoch in meiner Analyse nicht darum, dieses spezifische Bauunternehmen einer Kritik zu unterziehen. Vielmehr lese ich diesen Imperativ, diese Einladung, die hier formuliert wird, als Symptom von Bedeutungen, die von der globalisierten und von der neoliberal-kapitalistischen Wirtschaftsweise bestimmt werden und zu dieser Denkweise geführt haben. Mit dieser Denkweise meine ich, dass die Zukunft vereinzelt wird. Ihre Zukunft ist Ihre Zukunft. Und meine Zukunft ist meine Zukunft. Als ob Ihre Zukunft und meine Zukunft nicht ursächlich miteinander zusammenhingen und einander nicht bedingen würden. Mit dieser Denkweise meine ich, dass so getan wird, als ob die Zukunft eine Ware wäre, die Sie sich kaufen können. Und über das, was wir kaufen, können wir verfügen, und es, so das kapitalistische Grundsatzversprechen, gestalten. Dass die Zukunft nicht käuflich ist, das leuchtet ein. Dass die Bauzaun-Einladung, Aufforderung und Versprechen zugleich, Zukunftsgestaltung zum Verkauf anbietet und dadurch den Anschein erweckt, als ob Sie Ihre Zukunft kaufen und damit über diese bestimmen und verfügen könnten, lässt uns, so wir den Bauzaun und seine Anzeigen, seine Mitteilungen, semantisch materialistisch geschult aus der Anthropozän-Perspektive lesen, erkennen, dass die klimakatastrophische Gegenwart, die Verstricktheit der Bauwirtschaft in das Anthropozän und die verbaute Zukunft hier hochgradig verdrängt, ja geleugnet werden, indem so getan wird, als ob so weitergebaut werden könnte wie bisher und dadurch ein Stück gebaute Zukunft erwerbbar wird. Wenn wir den Bauzaun als paradigmatisches Objekt der verbauten Zukunft betrachten, dann sehen wir, dass der Bauzaun als Display eine politische Werbeökonomie des Kaufrechts auf Zukunft betreibt.

Bauzäune machen Baustellen sichtbar und verbergen sie zugleich. Sie markieren ihre Existenz und machen die Baustelle selbst unbetretbar. Wie wahrscheinlich viele vor Augen haben, findet sich auf Baustellenzäunen der Hinweis, dass Eltern für ihre Kinder haften. Diese inter-generationale Dimension ist von Interesse, wenn wir über die durch das Bauen zum Verschwinden gebrachte Zukunft nachdenken. Wir könnten uns das Display, das der Bauzaun bietet, für andere intergenerationale und damit immer mit allen Zeiten, mit Vergangenheit, Gegenwart und Zukunft, zu tun habende Nachrichten vorstellen: Developer:innen haften für die Zukunft. Bauwirtschaft haftet für die Nachkommen. Und wir könnten uns auch vorstellen, so die Bauwende real wird, dass die anderen Arten und Weisen zu bauen auf dem Bauzaun artikuliert werden und der Bauzaun der Öffentlichkeit mitteilt, welchen Stundenlohn die Bauarbeiter:innen haben, woher die Ressourcen kommen, die eingesetzt werden, wie hoch der CO_2-Ausstoß ist und wie jede einzelne Baustelle tatsächlich einen Beitrag leistet, die Zukunft anders zu gestalten. ▪

Elke Krasny

Elke Krasny, PhD, ist Professorin für Kunst und Bildung an der Akademie der bildenden Künste Wien. Krasny forscht zu Fragen von Care. Feministische Sorgeethik und soziale Reproduktionstheorie verbindend, untersucht Krasny emanzipative Zugänge zu sozialer und ökologischer Un/Gerechtigkeit in Architektur, Kunst, Urbanismus, Erinnerungsarbeit und kuratorischen Praxen in Museen und öffentlichen Räumen. 2023 erschien ihr Buch *Living with an Infected Planet. Covid-19, Feminism, and the Global Frontline of Care*, das sich mit der politischen Rhetorik des Kriegs in pandemischen Zeiten und mit feministischen Wiederaufbauplänen zur Überwindung der anhaltenden patriarchalen Gewalt auseinandersetzt.

Anmerkungen

[1] Der 2017 von Richard Grusin herausgegebene Sammelband *Anthropocene Feminism* versammelt eine Reihe von theoretischen Beiträgen mit feministischen und queerfeministischen Zugängen zum Zeitalter des Anthropozän, welche der Hybris von Technofixes und großmaßstäblichen Klimaengineering, als neue Formen eines akzelerierten und grüngewaschenen Kapitalismus und des Weiterbauens, eine Absage erteilen und kritische Perspektiven für das Leben und Überleben im Anthropozän entwickeln. Grusin, Richard (Hg.), Anthropocene Feminism. Minneapolis, MN: University of Minnesota Press, 2017

[2] Siehe: Marx, Karl: Briefe aus den Deutsch-Französischen Jahrbüchern. In: Karl Marx, Friedrich Engels: Werke. Band 1, Berlin, DDR, 1976, S. 337–346. http://www.mlwerke.de/me/me01/me01_337.htm Zuletzt abgerufen am 3. August 2023

[3] Barad, Karen: Agentieller Realismus. Über die Bedeutung diskursiv-materieller Praktiken. Übersetzt von Jürgen Schröder. Frankfurt am Main: Suhrkamp, 2012

[4] Haraway, Donna: Modest_Witness@Second_Millenium. FemaleMan_Meets_OncoMouseTM. London: Routledge, 1997, S. 10

[5] Mark Twain Center Heidelberg: „Keyes-Building' und die deutsch-amerikanischen Beziehungen in Heidelberg". https://www.heidelberg.de/Mark-Twain-Center/startseite/das+zentrum/geschichte.html Zuletzt abgerufen am 3. August 2023

[6] Siehe Heidelberg: „Konversion Südstadt: Rund 1.250 Menschen leben bereits im Quartier", 21. März 2022. https://www.heidelberg.de/hd/HD/service/21_03_2022+konversion+suedstadt_+rund+1_250+menschen+leben+bereits+im+quartier.html Zuletzt abgerufen am 3. August 2023; Heidelberg: „Wissenswertes zur Bahnstadt". https://www.heidelberg.de/Bahnstadt/Daten+und+Fakten.html Zuletzt abgerufen am 3. August 2023

[7] Crutzen, Paul J., Stoermer, Eugene F.: „The ‚Anthropocene'". In: Global Change Newsletter. Nummer 41, 2000, S. 17–18

[8] Zalasiewicz, Jan: Die Erde nach uns. Der Mensch als Fossil der fernen Zukunft. Übersetzt von Thomas Schalipp. Heidelberg: Spektrum der Wissenschaft, 2010

[9] Chakrabarty, Dipesh: Das Klima der Geschichte im planetarischen Zeitalter. Übersetzt von Christine Pries. Frankfurt am Main: Suhrkamp, 2022

[10] Tsing, Anna: „Earth Stalked by Man". The Cambridge Journal of Anthropology 34, no. 1 (2016): 3; Krasny, Elke: Das moderne Museum als Anthropozän-Institution. Für feministisches Kuratieren im Zeitalter des Massensterbens. Kunstpädagogische Positionen 57. Köln: Universität zu Köln, 2022, S. 13

[11] Diskussion Zukunft verbaut? Architekturzentrum Wien, 19. April 2023. https://www.azw.at/de/termin/zukunft-verbaut/ Zuletzt abgerufen am 1. August 2023

[12] Diskussion Zukunft verbaut? Architekturzentrum Wien, 19. April 2023. https://www.azw.at/de/termin/zukunft-verbaut/ Zuletzt abgerufen am 1. August 2023

[13] Mit Bauen als Real-Metapher für die Zukunft in der Moderne setzt sich der folgende Beitrag von mir auseinander: Krasny, Elke: „Building, Wounding, and the Future: On Planetary Care". In: Angelika Fitz, Elke Krasny, Marvi Mazhar (Hg.), Yasmeen Lari. Architecture for the Future. Boston, MA: MIT Press, 2023, S. 234–245

[14] Diese Podiumsdiskussion war Teil des Rahmenprogramms der Ausstellung *Yasmeen Lari. Architektur für die Zukunft*. Diese Ausstellung wurde von Angelika Fitz, Elke Krasny und Marvi Mazhar kuratiert und von März bis August 2023 im Architekturzentrum Wien gezeigt. Siehe: https://www.azw.at/de/termin/yasmeen-lari/. Ich bedanke mich bei Angelika Fitz für viele Gespräche zu Fragen von Architektur, Bauen, Zukunft und sozialer und ökologischer Gerechtigkeit und auch dafür, den Titel der Veranstaltung Zukunft verbaut? im Zusammenhang mit diesem Beitrag hier als Titel und als kritisches Denkwerkzeug aufgreifen und weiter verwenden zu dürfen.

[15] Brand, Ulrich, Wissen, Markus: Imperiale Lebensweise. Zur Ausbeutung von Mensch und Natur in Zeiten des globalen Kapitalismus. München: oekom, 2017

[16] Münch, Richard. Akademischer Kapitalismus. Über die politische Ökonomie der Hochschulreform. Frankfurt am Main: Suhrkamp, 2011

Werke in der Ausstellung Resonanzräume

Kay Fingerle

Gebaute Naturen #1-14
2020-23,
Inkjet-Drucke,
verschiedene Formate

Raumaufteilung ‚#1-11
2021-23,
Inkjet-Drucke,
verschiedene Formate

Maris Haus
(aus der Serie
Homestories), 2021,
Inkjet-Drucke,
verschiedene Formate

Eikos Haus
(aus der Serie
Homestories), 2019,
Inkjet-Drucke,
verschiedene Formate

Sarahs Haus
(aus der Serie
Homestories), 2016,
Inkjet-Drucke,
verschiedene Formate

Juliane Henrich

Pyramide
2021,
Schwarz-weiß-Fotografie,
C-Print in Passepartout
und Kupferrahmen,
20 x 30 cm

*Ausgehärtet
(Schlackehalde Helbra)*
2022,
Farbfotografie,
C-Print, kaschiert,
84,1 x 118,9 cm

Dendriten
2023,
3-kanalige
Videoinstallation,
je 14 Minuten,
HD

Holger Kleine

FRÜHE RESONANZVERSUCHE
Neun Architektonische Nachtstücke
2023,
Farbstift und Grafit auf Papier,
alle Blätter 40 x 40 cm

I: *Gottes Eingriff*
II: *Kains Furchen*
III: *Noahs Altar*
IV: *Lots Frau*
V: *Abrahams Wege*
VI: *Saras Grab*
VII: *Rebekkas Brunnen*
VIII: *Jakobs Treppe*
IX: *Jakobs Studien*

DIE PROUST-PARABELN
Sieben Architekturfantasien
2022,
Farbstift und Grafit auf Papier,
alle Blätter 40 x 40 cm

I: *Der Traum*
II: *Die persische Kirche*
III: *Die Gehäuse*
IV: *Das Tor*
V: *Die Berührung*
VI: *Die Phantasmen*
VII: *Die Höhlen*

TS 1 – TALKING STATION 1
Archetyp „Boden"
2021,
Farbstift und Grafit auf Papier,
alle Blätter 30 x 30 cm

I: *Offener Horizont – Perspektive Plateau*
II: *Feld, Teppich, Stadt*
III: *Frottage einer Berliner Hofzugangsfliese*
IV: *Sieben Längsschnitte*
V: *Grundriss*
VI: *Axonometrie*
VII: *Perspektive Halle und Ummauerter Garten*
VIII: *Perspektive Arena*
IX: *Geschlossener Horizont – Perspektive Endraum*

Ralf Kunze

loreley WE 556
Welterbe 556 –
Hintergrundschönheit als
Resonanz-Spiel?,
Fotografien/Sperrholz,
2011/2022
(Triptychon
220 x 270 x 10 cm
und Videobox
45 x 45 x 45 cm)

Mit Bildern aus den
folgenden Serien:
Bahnhof St. Goarshausen
am Rhein
(5 Motive)
Rheinfähre Loreley VI
(3 Motive)
Burg Katz am Rhein
(4 Motive)

kanzan
Kirschblüten-Reaktoren
1-3, Fotografien/Sperrholz,
2022-2023,
160 x 90 x 45 cm /
45 x 45 x 45 cm /
23 x 23 x 63 cm

reduce, reuse, recycle ...
Betonpumpe 1+2,
Fotografien auf
Mesh-Plane,
2022,
2 Module à
45 x 60 x 180 cm

pairing
blühende landschaften
Mannheim Handelshafen,
2022,
Fotografien/Sperrholz,
135 x 78 x 10 cm

Leichtigkeit der
Schwerkraft
2022,
Fotografie/Sperrholz,
60 x 42 cm

BlauRotGold
2022,
Foto/Acrylglas/Sperrholz,
42 x 54 cm

Indeterminate Visions
2022,
Foto/Acrylglas/Sperrholz,
42 x 54 cm

Mannheim Handelshafen,
2022,
Fotografien/Sperrholz,
je 135 x 78 x 10 cm

*new york diner – glauben
und wissen*
NYC/ California 2,
1993/2023,
Videobox 45 x 45 x 45 cm

raum tanz ZUR mitte
Fotominiaturen/Sperrholz,
2022,
69,5 x 35 x 1,4 cm

Theo Steiner

Aus der Serie UNSER. PLATZ.

Selig
2022,
Farbfotografie
auf Alu-Dibond,
70 x 100 cm

Im Café
2022,
Farbfotografie
auf Alu-Dibond,
100 x 70 cm

Schmucksteine
2022,
Farbfotografie
auf Alu-Dibond,
100 x 70 cm

Gitarrenstimmung
2022,
Farbfotografie
auf Alu-Dibond,
70 x 100 cm

Aus der Serie *Projektentwicklung*

Rostige Nacht
2022,
Fototapete /
Inkjet auf Tapetenvlies,
200 x 300 cm

Kiesgrube und Baufeld
2022, Farbfotografie,
50 x 75 cm

Planschbecken der Träume
2022,
Farbfotografie,
75 x 50 cm

*Kiesgrube auf dem
Schlauch*
2022, Farbfotografie,
50 x 75 cm

Lichter der Großstadt
2022,
Farbfotografie,
50 x 75 cm

Siehst du dieses Licht?
2022,
Farbfotografie,
75 x 50 cm

Aus der Serie *Gestalten Sie Ihre Zukunft*

Zum Prächtigen Hirschen
2023,
Farbfotografie,
75 x 50 cm

Gestalten Sie Ihre Zukunft
2022,
Farbfotografie,
50 x 75 cm

Ruine
2022,
Farbfotografie,
50 x 75 cm

Aus der Serie THE ART OF DEMOLITION

2023,
13 Farbfotografien,
1 x 105 x 70 cm /
9 x 75 x 50 cm /
3 x 60 x 40 cm

Aus der Serie *Baustellenbilder*

2022-23,
6 Farbfotografien,
je 75 x 50 cm

Kurzbiografien

Kay Fingerle

Studium der Architektur an der TU Berlin und der Royal Academy in Kopenhagen. Freischaffende Künstlerin, Architektin und Autorin. Ihre fotografischen Arbeiten wurden u. a. im MoMA in New York, auf der 10. Architektur-Biennale in Venedig, am Bauhaus Archiv Berlin, im Palazzo Fortuny Venedig und der Eremitage St. Petersburg ausgestellt. Berufung in den deutschen Werkbund. Stipendiatenaufenthalte am Centro Tedesco di Studi Veneziani in Venedig, an der Villa Kamogawa in Kyoto und am Goethe-Institut in Rotterdam.

www.kayfingerle.de
Professur für Raum und Inszenierung_Innenarchitektur_HSRM

Holger Kleine

Studium der Architektur an der TU Berlin und der Cooper Union, New York. Forschungsgebiet öffentliche Innenräume. Architekt u. a. der Deutschen Botschaft in Warschau. Autor des Grundlagenwerks *Raumdramaturgie* (Birkhäuser). Kurator von *Neue Moscheen*, *My Home is my Parcel* und *Die Salons der Republik* - die beiden letzteren im Deutschen Architekturmuseum Frankfurt (DAM). Ausstellung eigener Zeichnungen, zuletzt in der Pinakothek der Moderne München, der Architektur-Biennale Venedig und der Arthur A. Houghton Gallery in New York. Veröffentlichung des Zyklus *Die Proust-Parabeln* in *Lettre* 138 (Herbst 2022).

www.design-follows-drama.com
Professur für künstlerisch-konzeptionelles Entwerfen_Innenarchitektur_HSRM

Juliane Henrich

Studium am Deutschen Literaturinstitut Leipzig und an der UdK Berlin. Ihre Filme und Installationen wurden international präsentiert, unter anderem in diesen Kontexten: Berlinale / Werkleitz Zentrum für Medienkunst / Haus der Kulturen der Welt / Internationale Kurzfilmtage Oberhausen / ZKM Karlsruhe / The Images Festival, Toronto / Visions du Réel, Nyon / Hong Gah Museum Taipeh sowie in den Kunstvereinen Kassel und Heidelberg. Am Goethe-Institut Buenos Aires fand eine Werkschau ihrer Filme statt. Die Arbeiten sind im Verleih des Arsenal - Institut für Film und Videokunst. Juliane Henrich erhielt wiederholt Stipendien und war Fellow an der Villa Aurora in Los Angeles.

www.julianehenrich.de
Wissenschaftliche Mitarbeiterin für Bewegtbild_Fachbereich DCSM_HSRM

Ralf Kunze

Studium der Architektur an der TU Braunschweig und der ETH Zürich. Seit 1996 freischaffender Architekt in wechselnden Bürokonstellationen. Zahlreiche Stipendien (DAAD, Göderitz, Laves) sowie Preise und Auszeichnungen in Ideen-, Realisierungs-, Fotografie- und Grafikwettbewerben. Zuletzt wurde im Juli 2022 durch Kulturstaatsministerin Claudia Roth das auf einen 1. Preis im Realisierungswettbewerb zurückgehende stabi kulturwerk in der Staatsbibliothek zu Berlin / Standort Unter den Linden eröffnet. Experimentelle fotografische Arbeiten zum Verhältnis Landschaft / Gebauter Raum.

www.die-innenarchitekten.de
Professur für Designgrundlagen und langjährige Leitung des Studiengangs Innenarchitektur an der HSRM

Kay Fingerle

Gebaute Naturen   S. 4–9
Homestories   S. 10–15
Raumaufteilung   S. 16–21

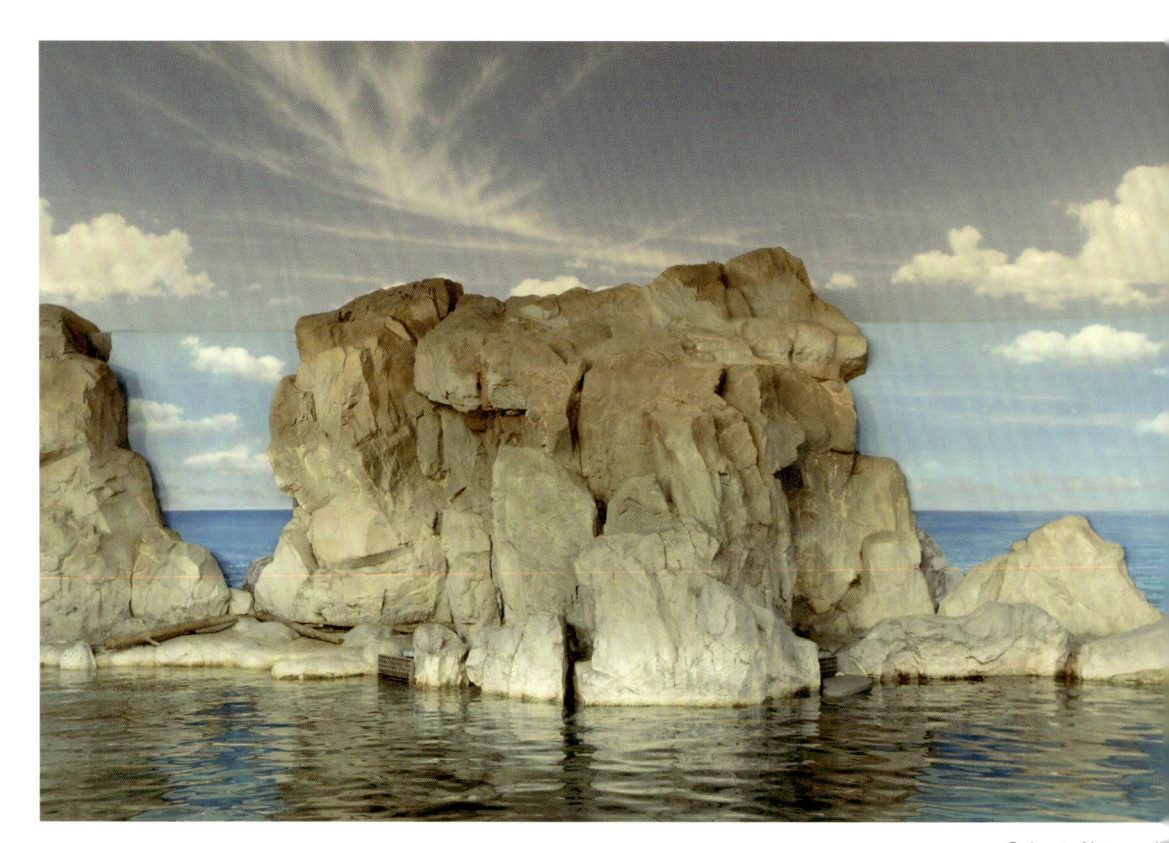

Gebaute Naturen #

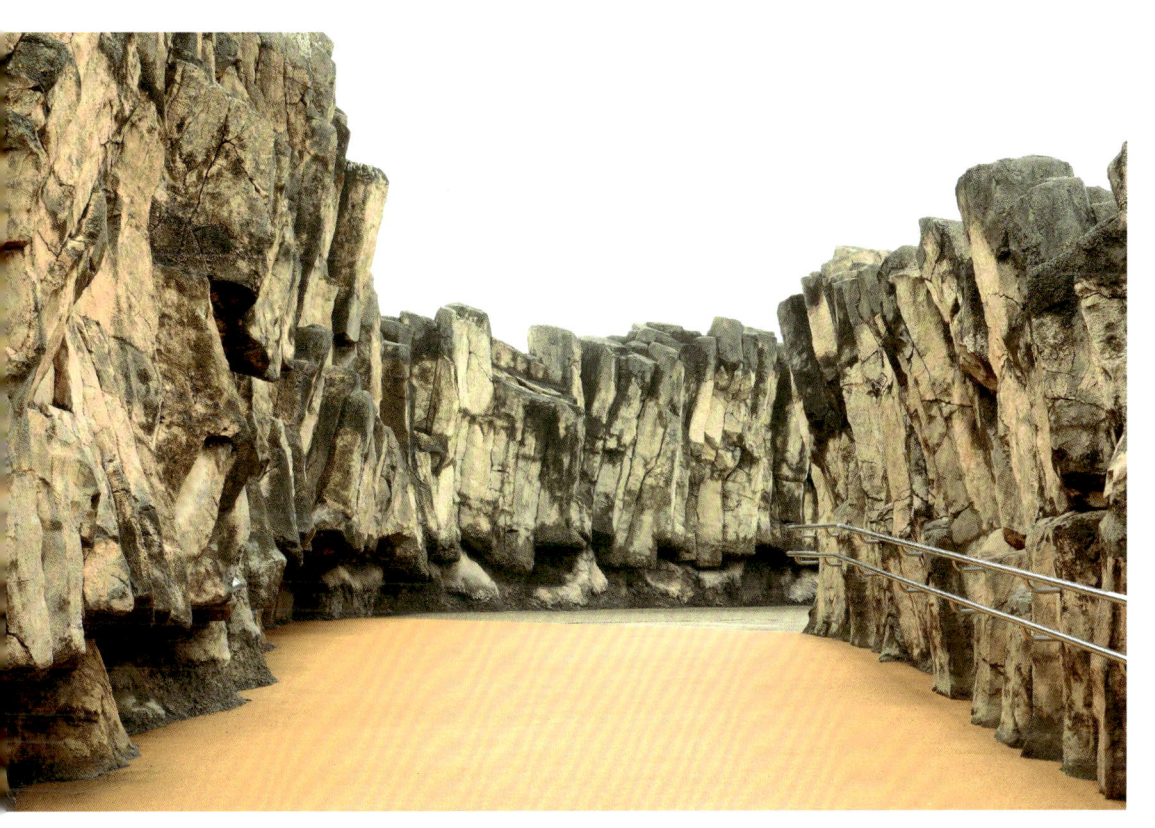

Gebaute Naturen #1

Gebaute Naturen #12

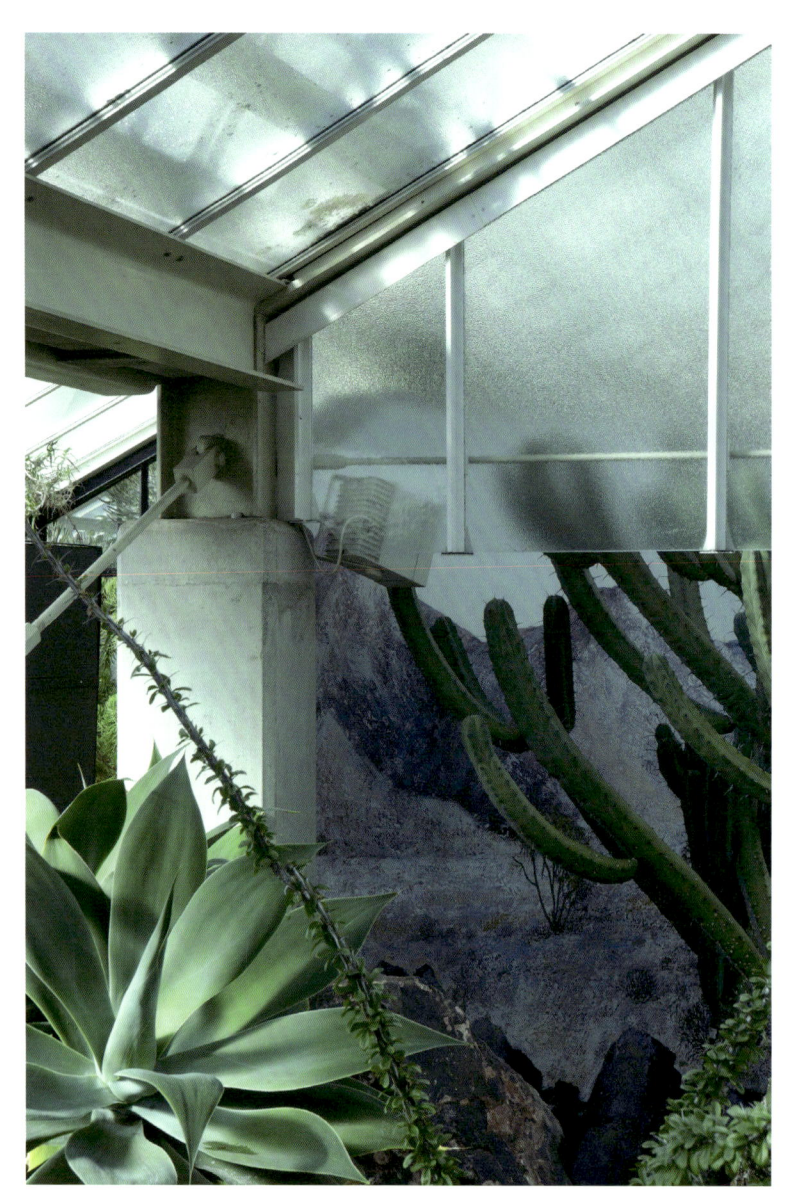

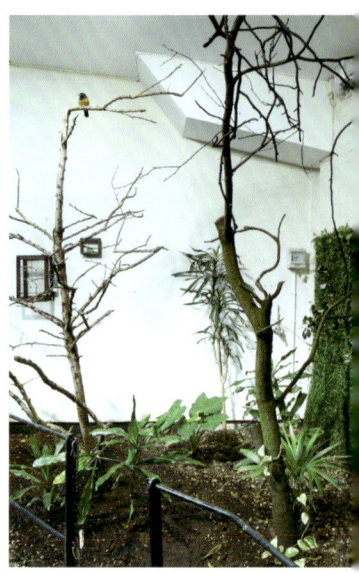

Gebaute Naturen #

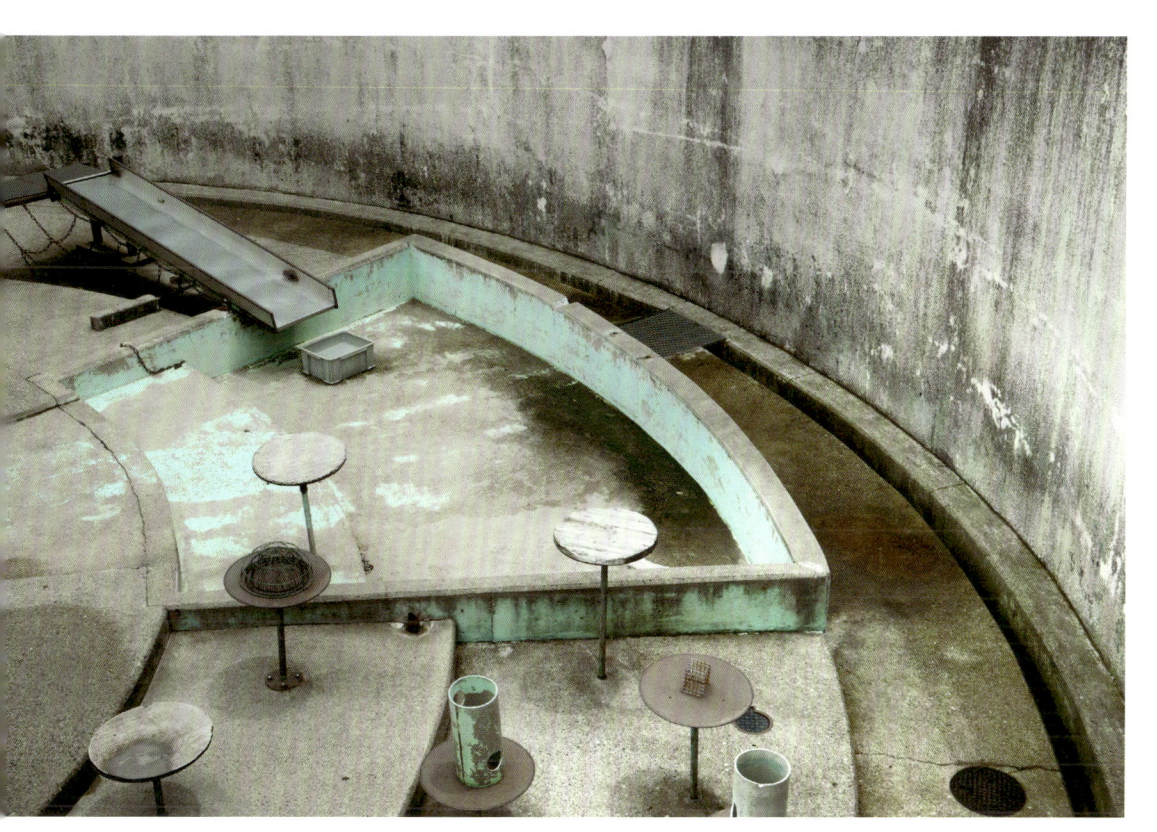

Gebaute Naturen #4

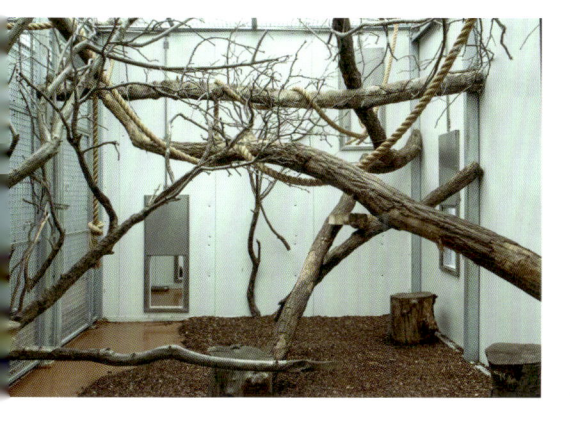

Gebaute Naturen #2

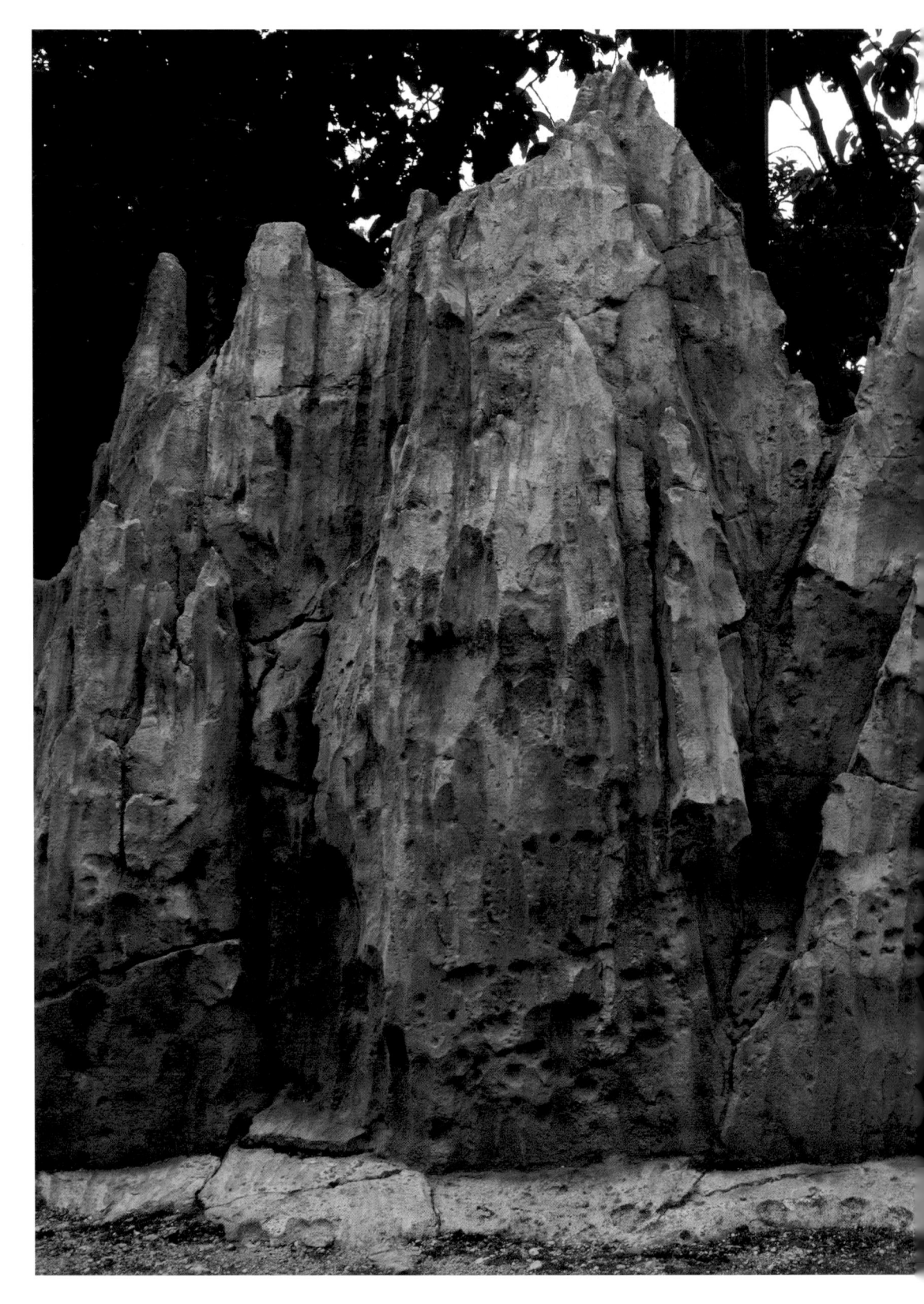

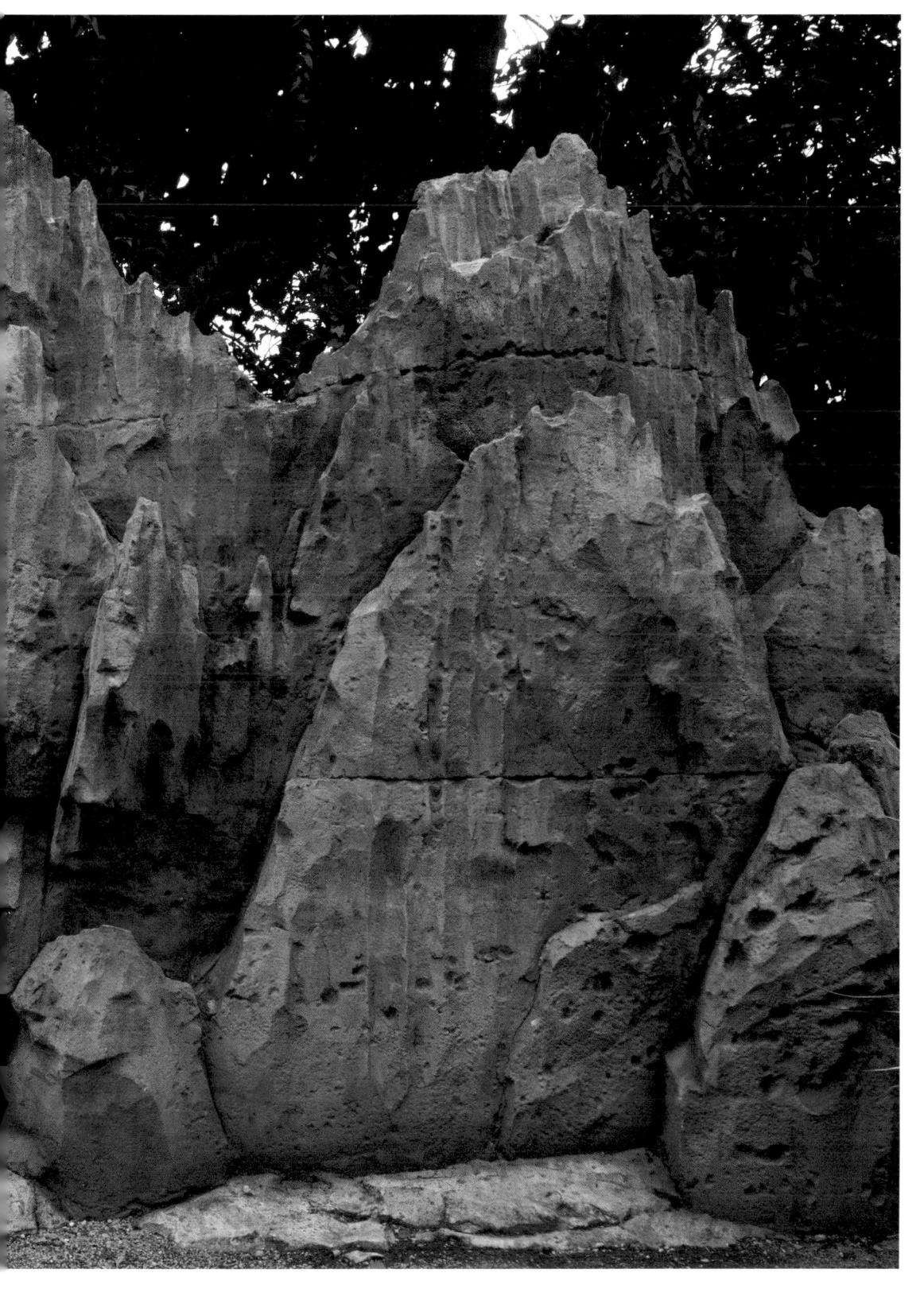

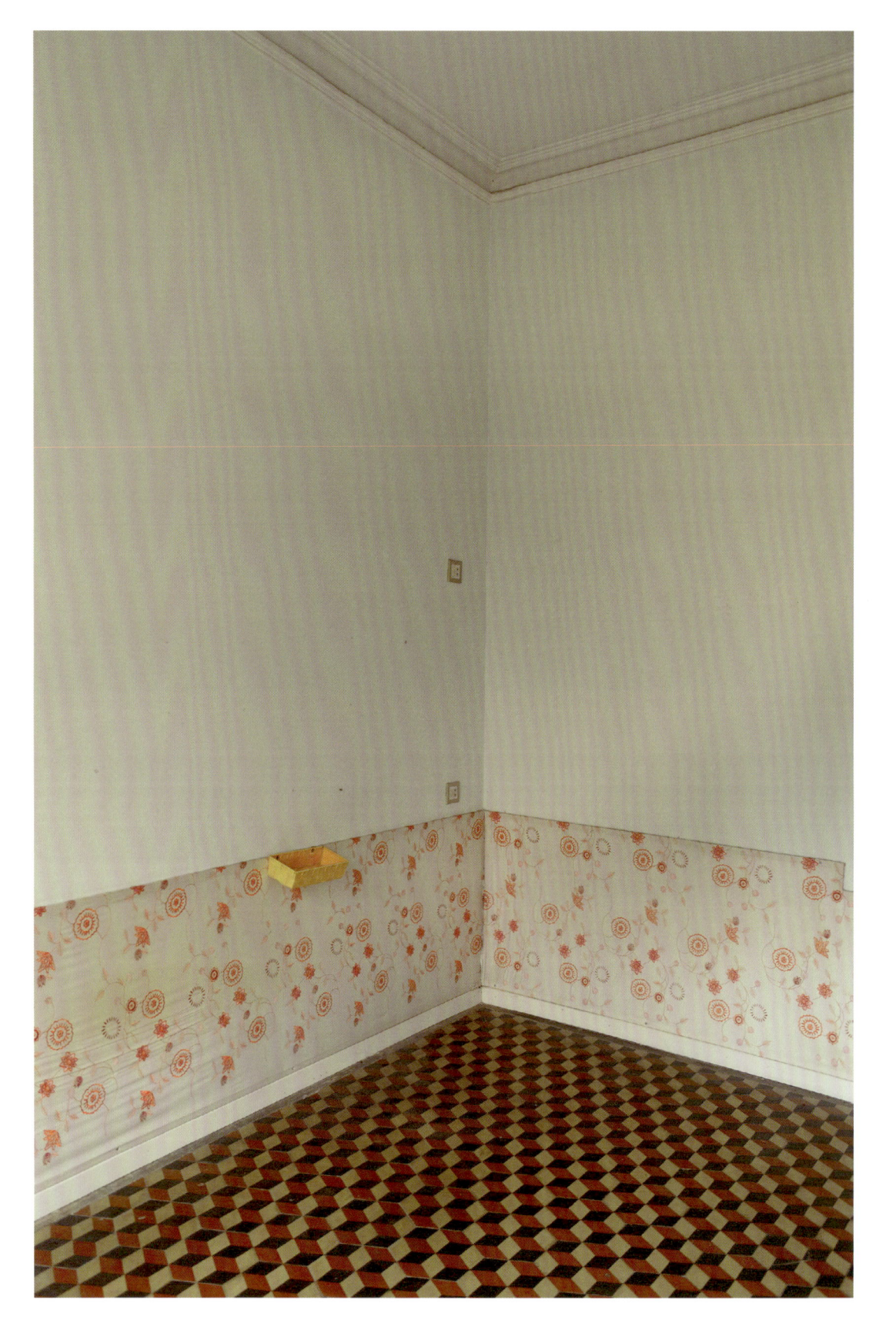

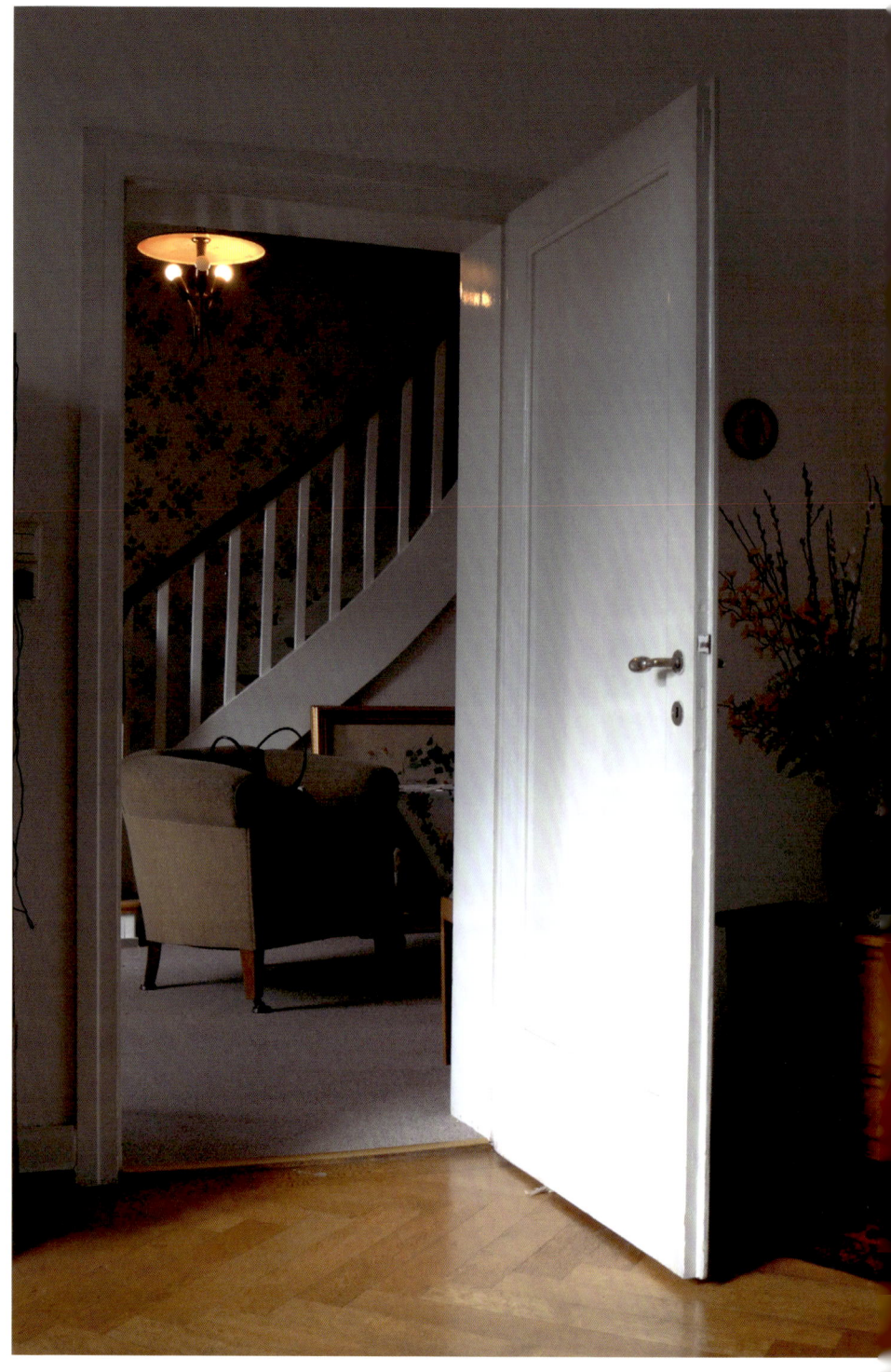

Homestories, Sarahs Haus #

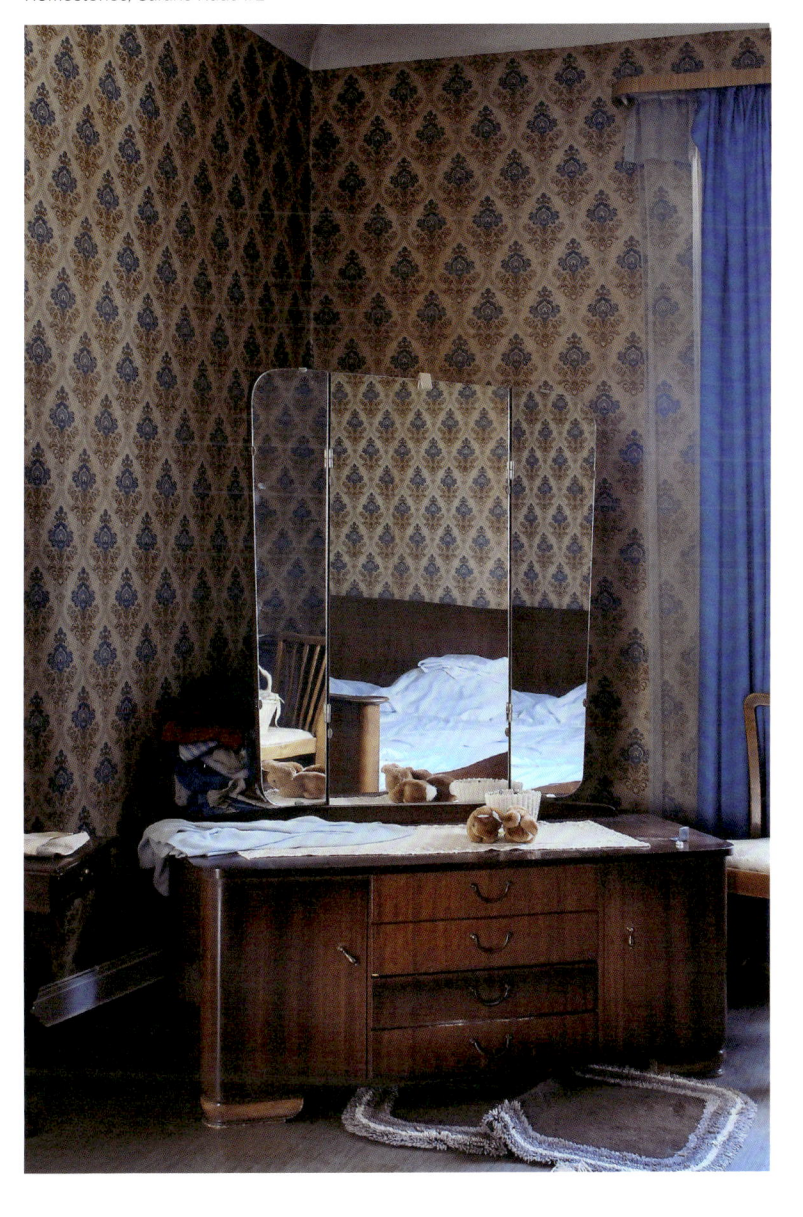

Homestories, Sarahs Haus #2

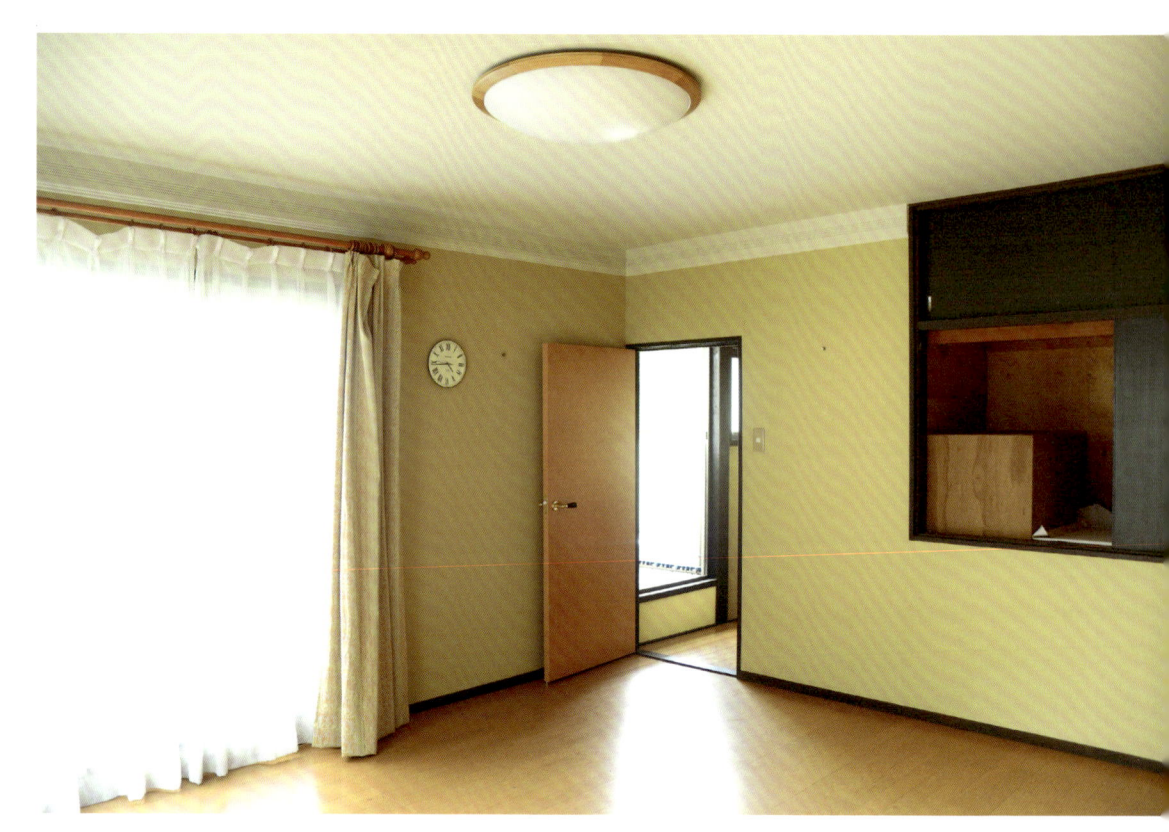

Homestories, Eikos Haus #

Kay Finger

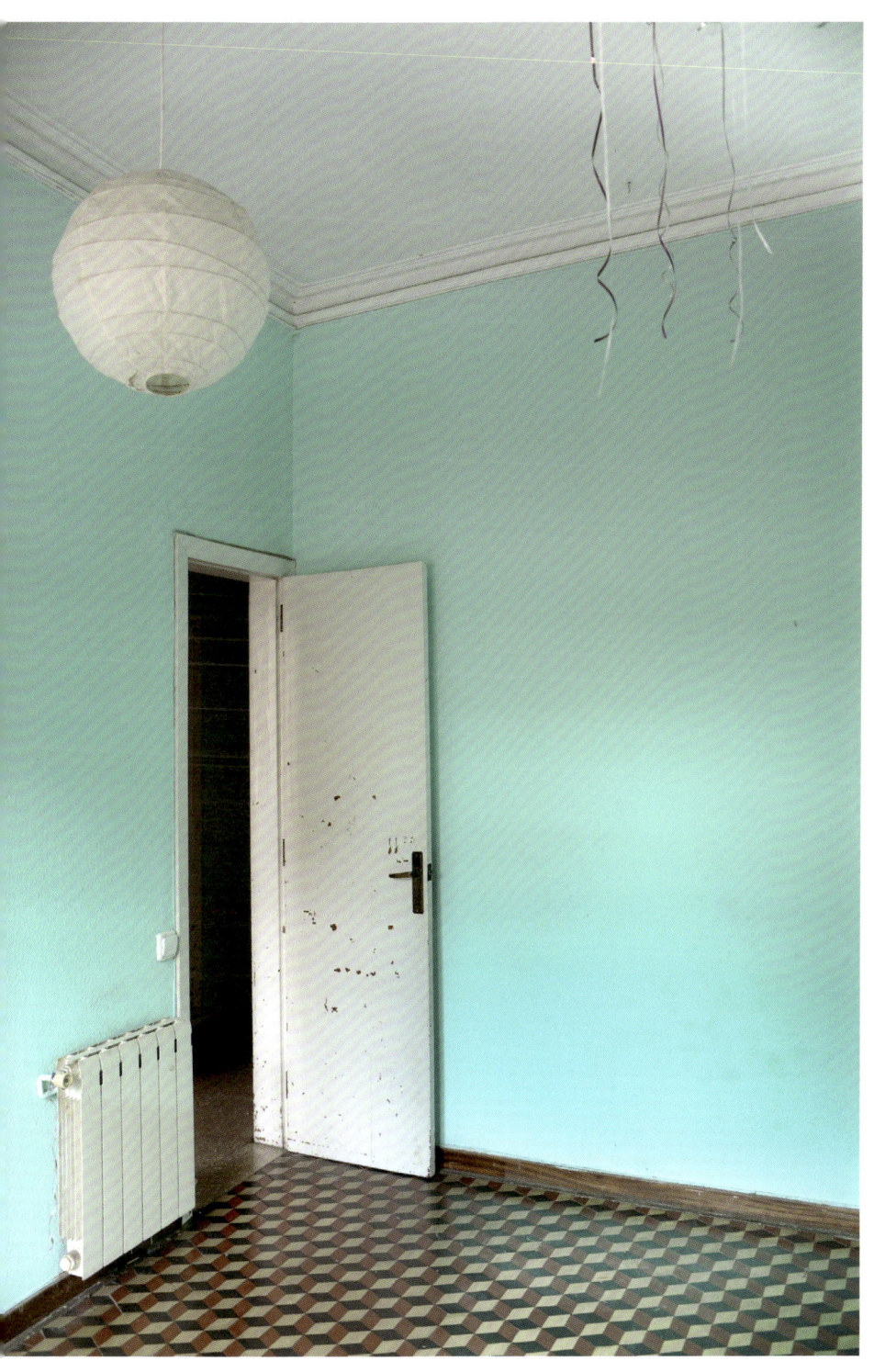

omestories, Maris Haus #3

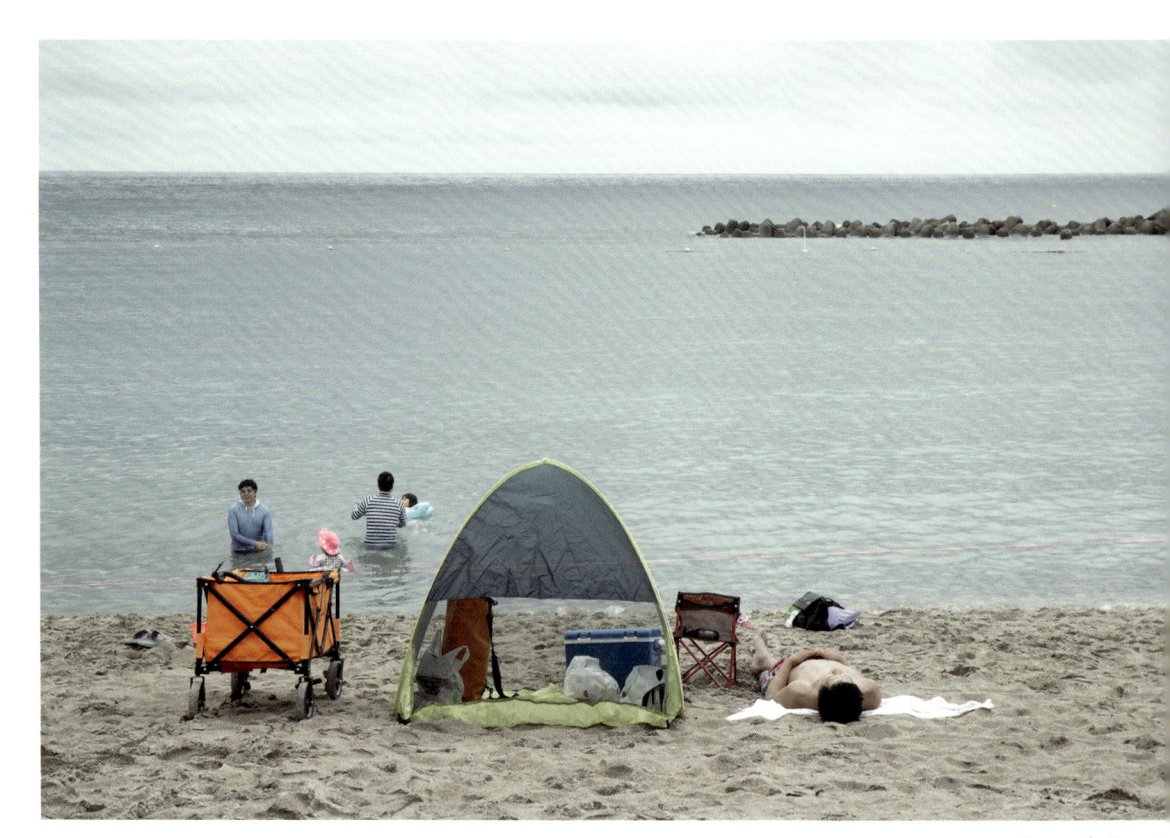

Raumaufteilung #

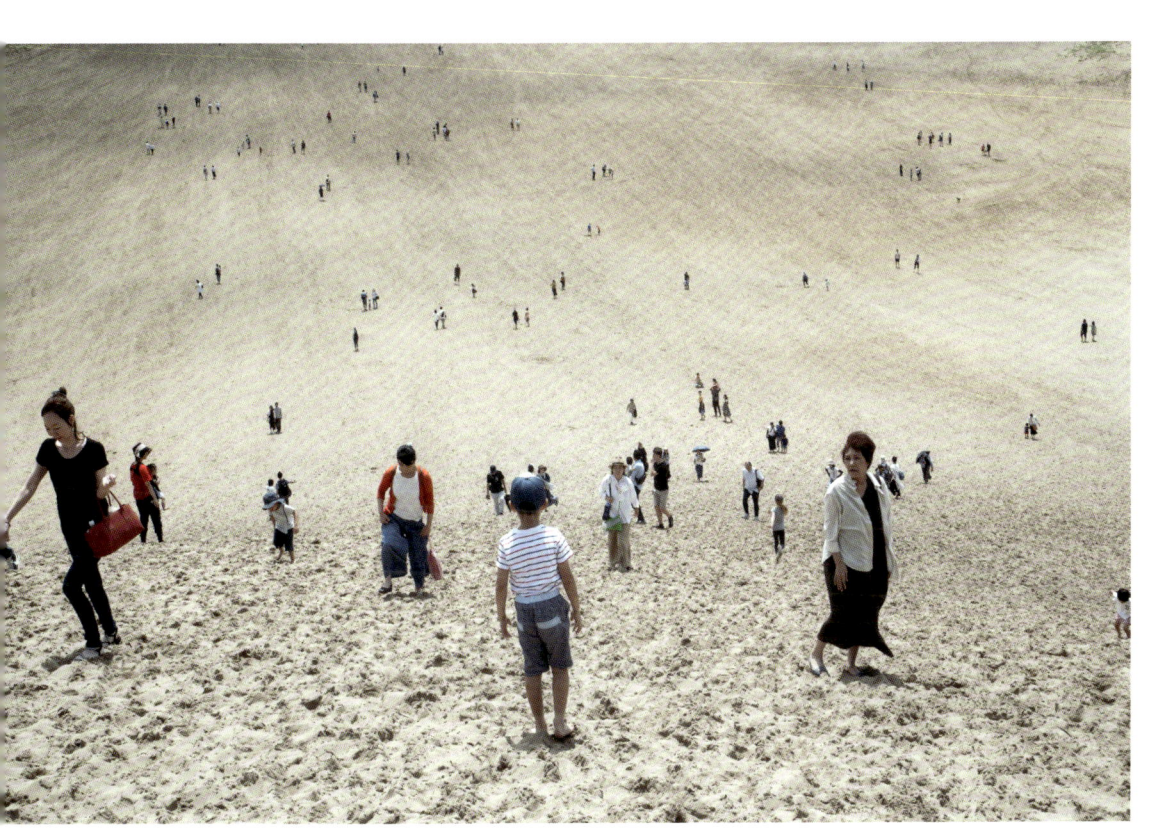

Raumaufteilung #5

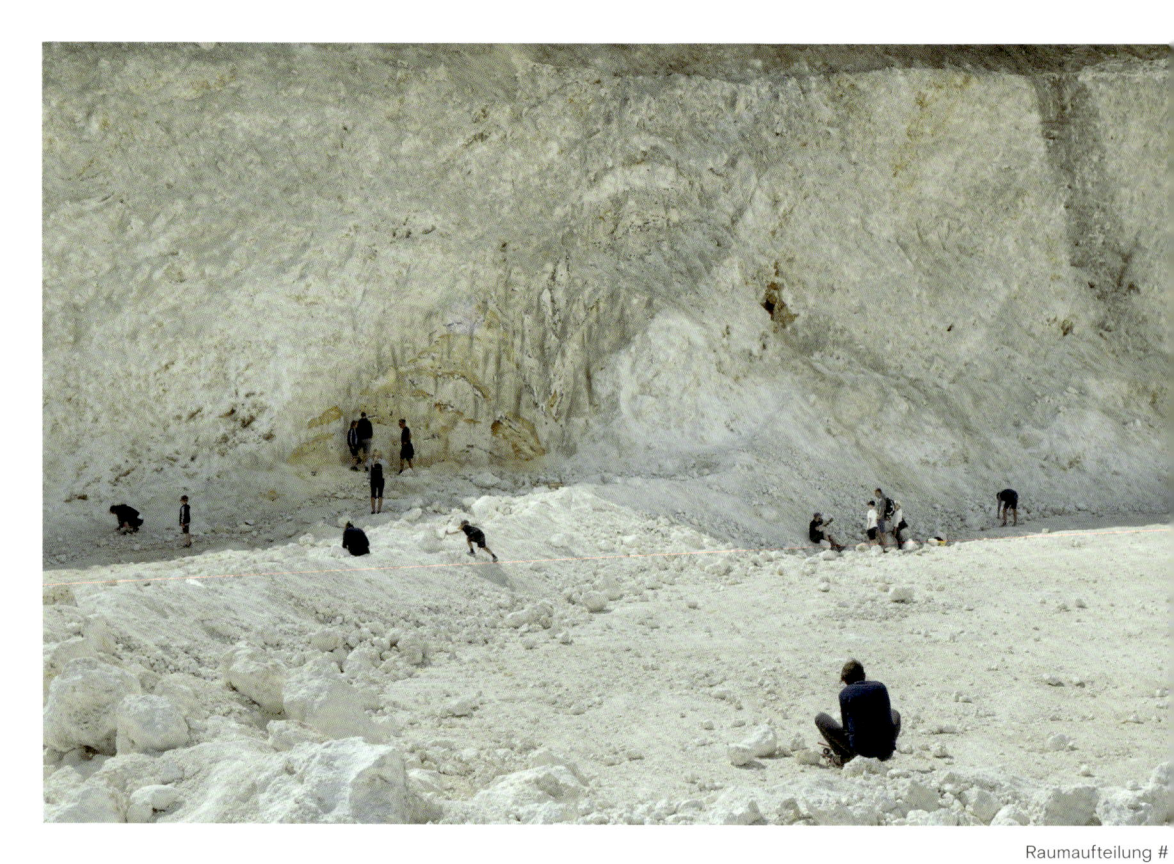

Raumaufteilung #

Kay Finger

Raumaufteilung #8

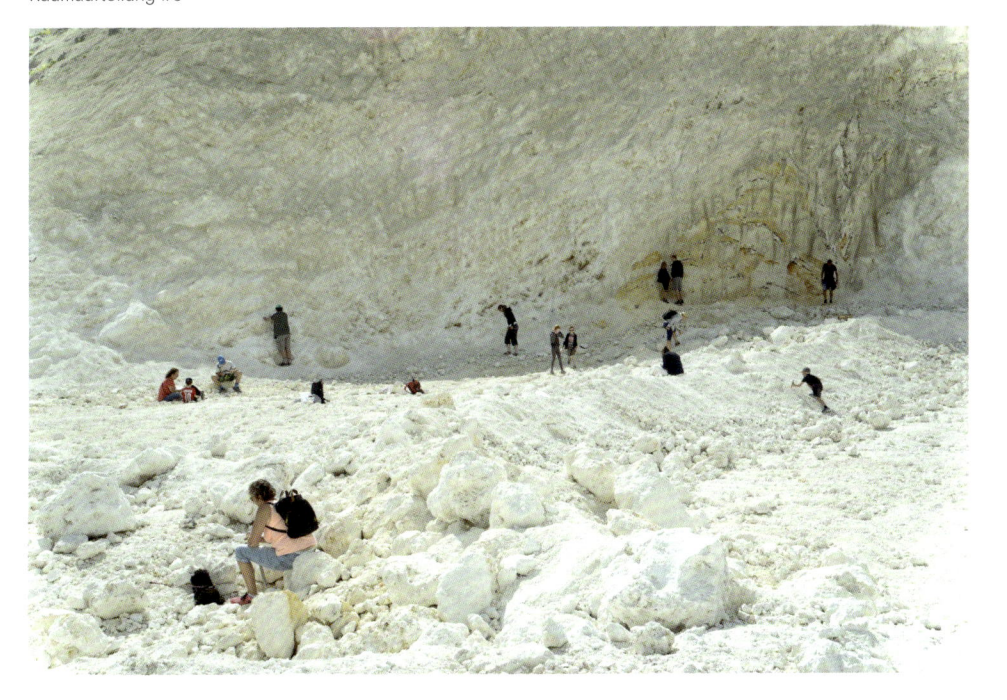

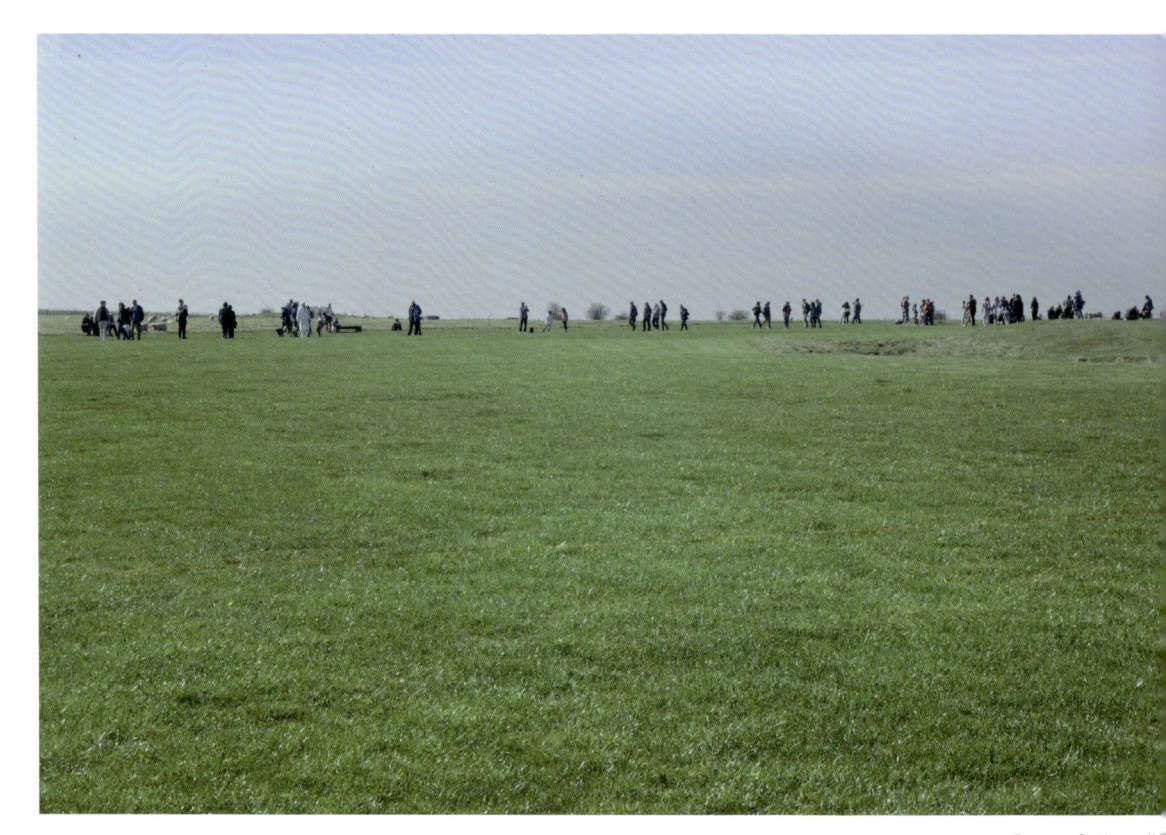

Raumaufteilung #1

Juliane Henrich

Haldenbilder S. 24–29
Dendriten S. 30–41

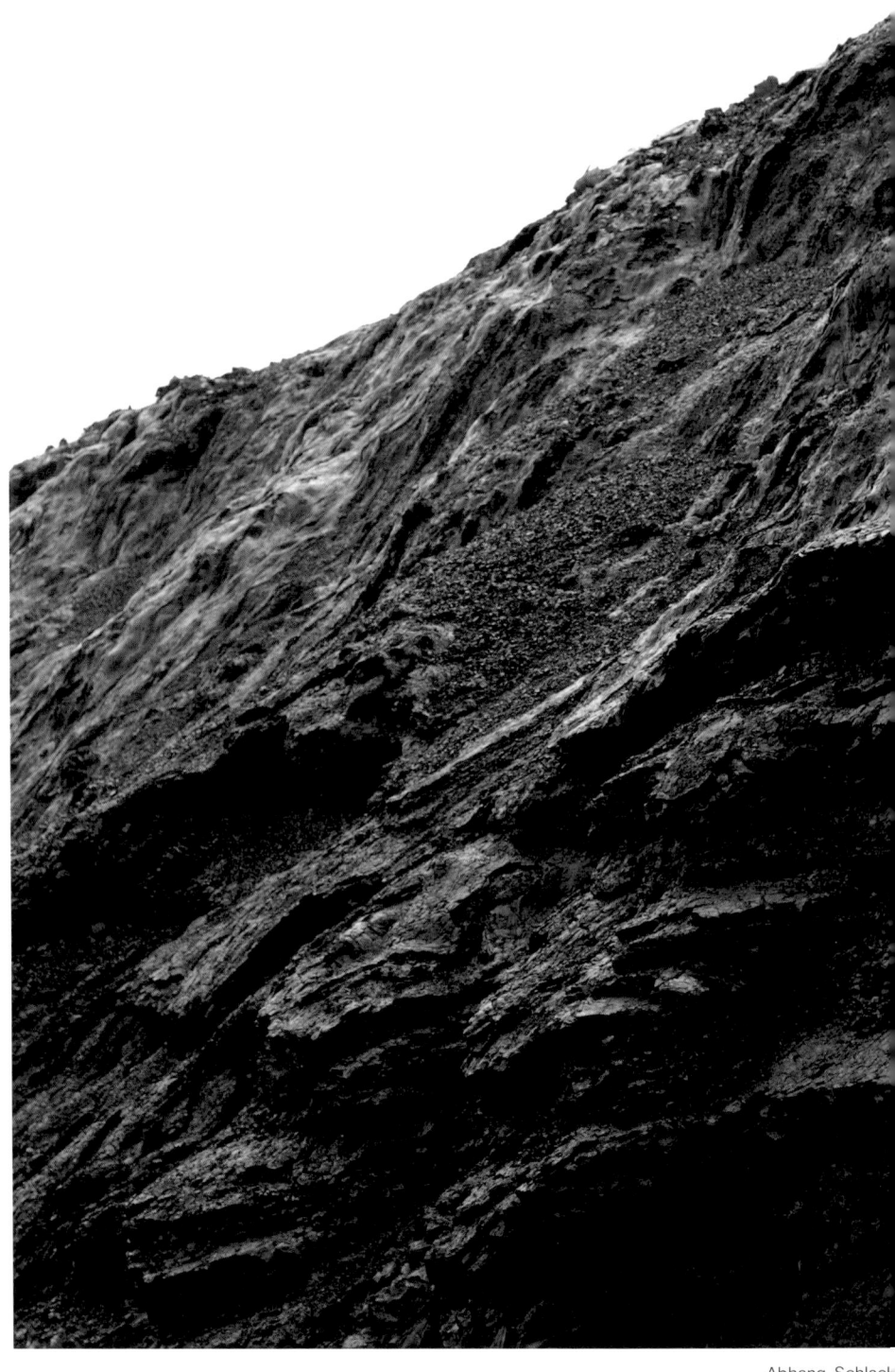

Abhang, Schlack

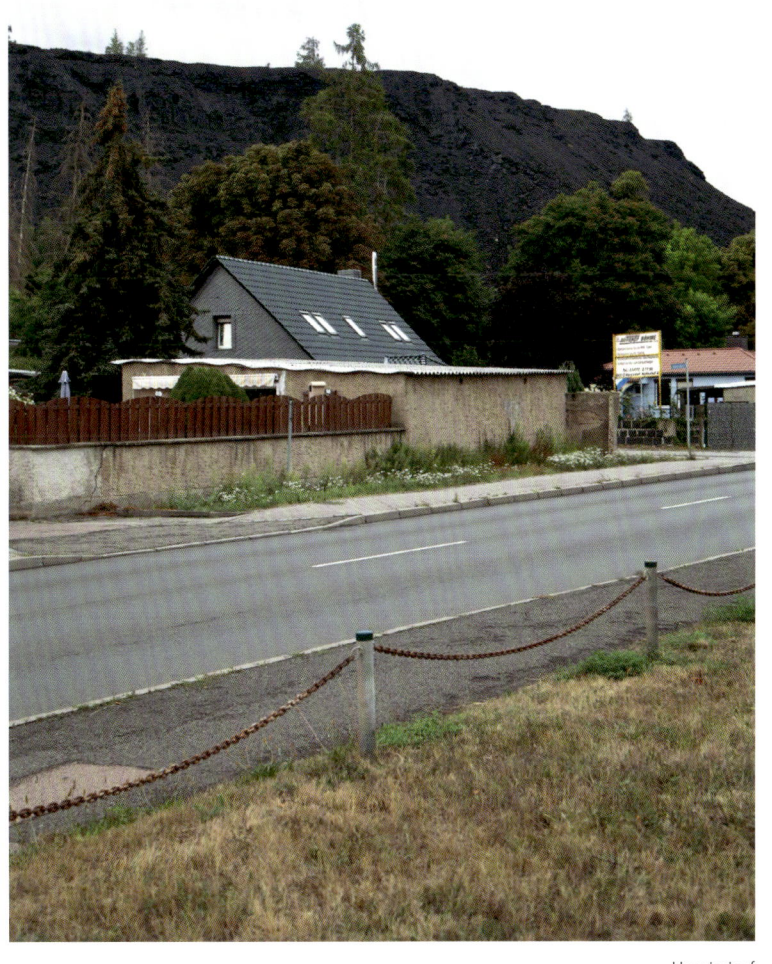

Hergisdorf

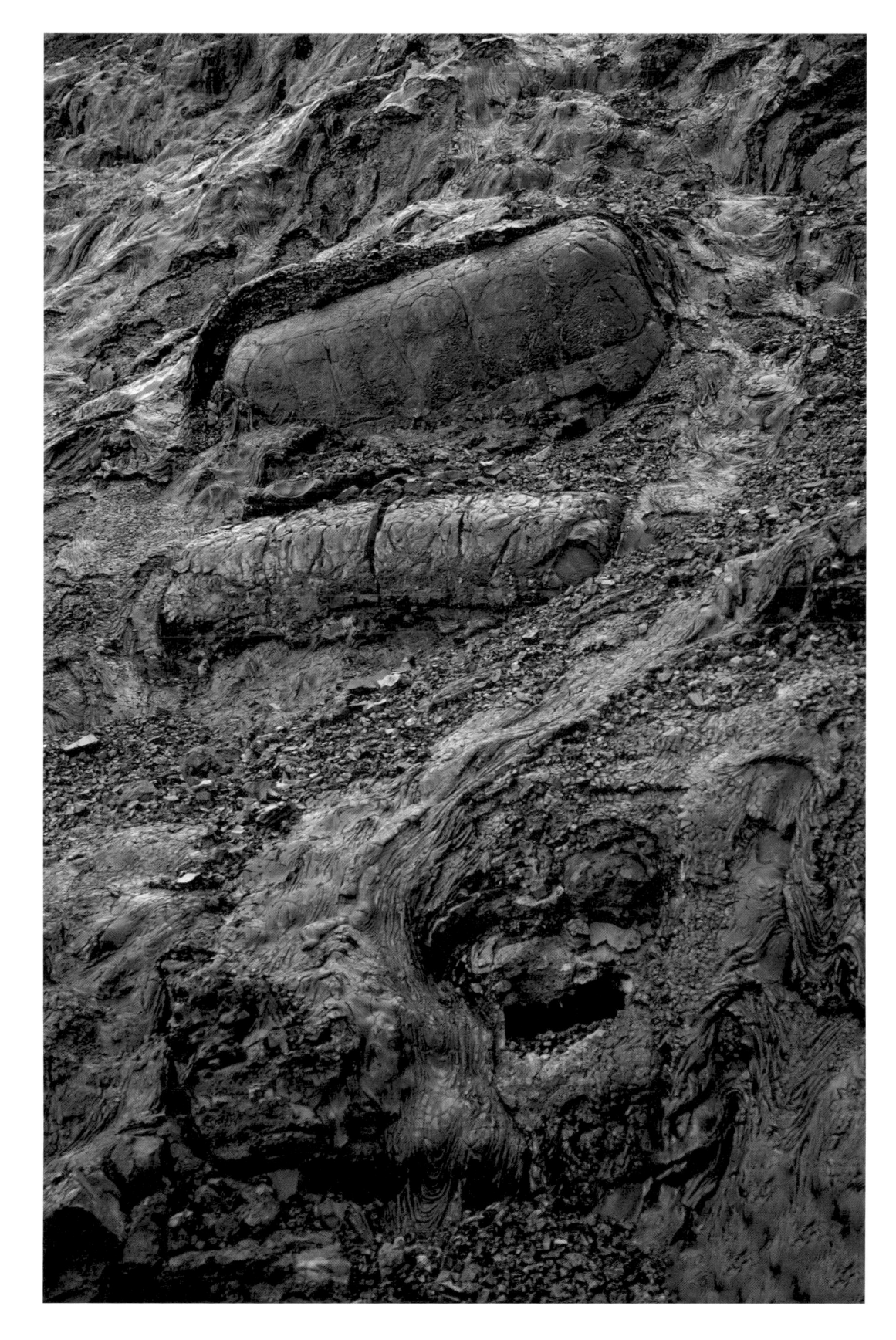

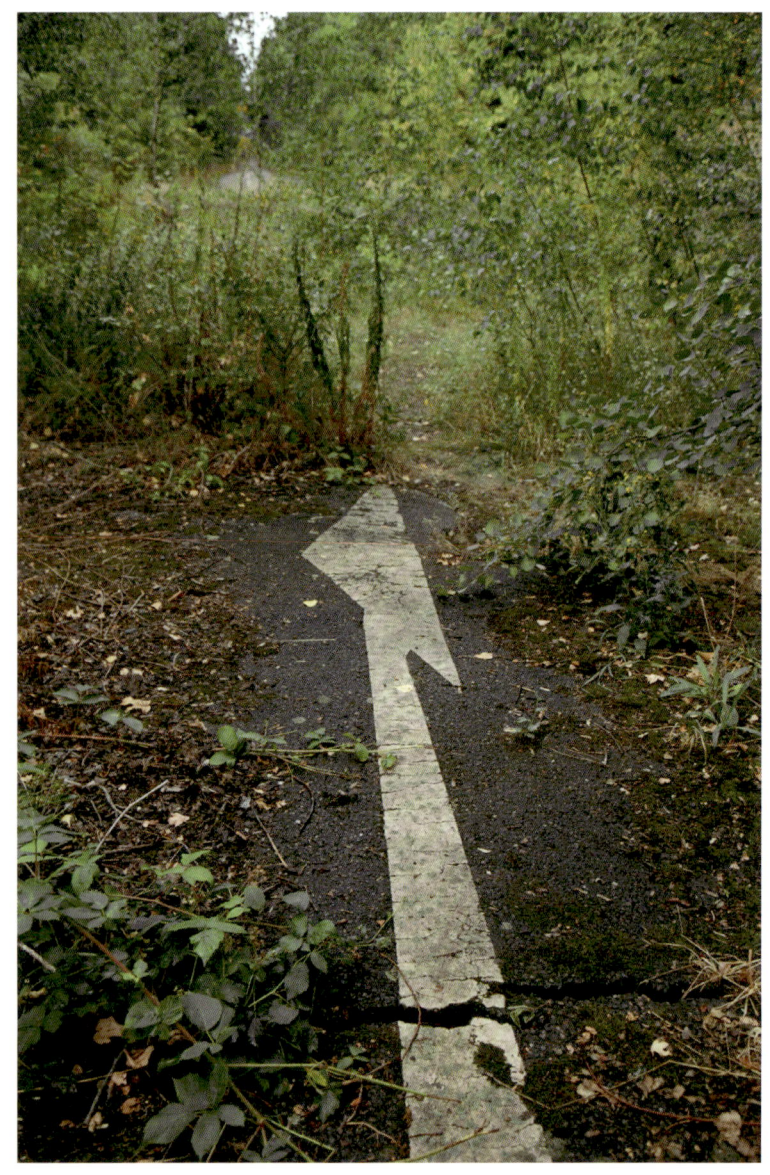

Abgesackt

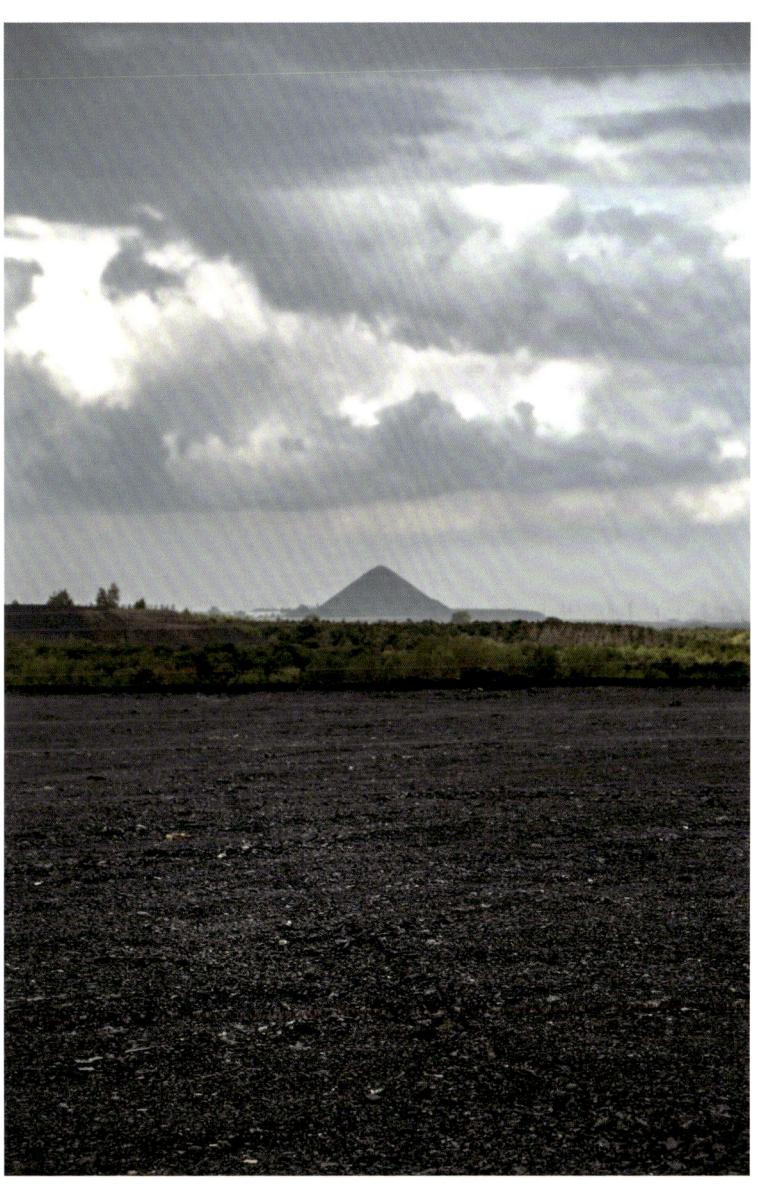

Pyramide

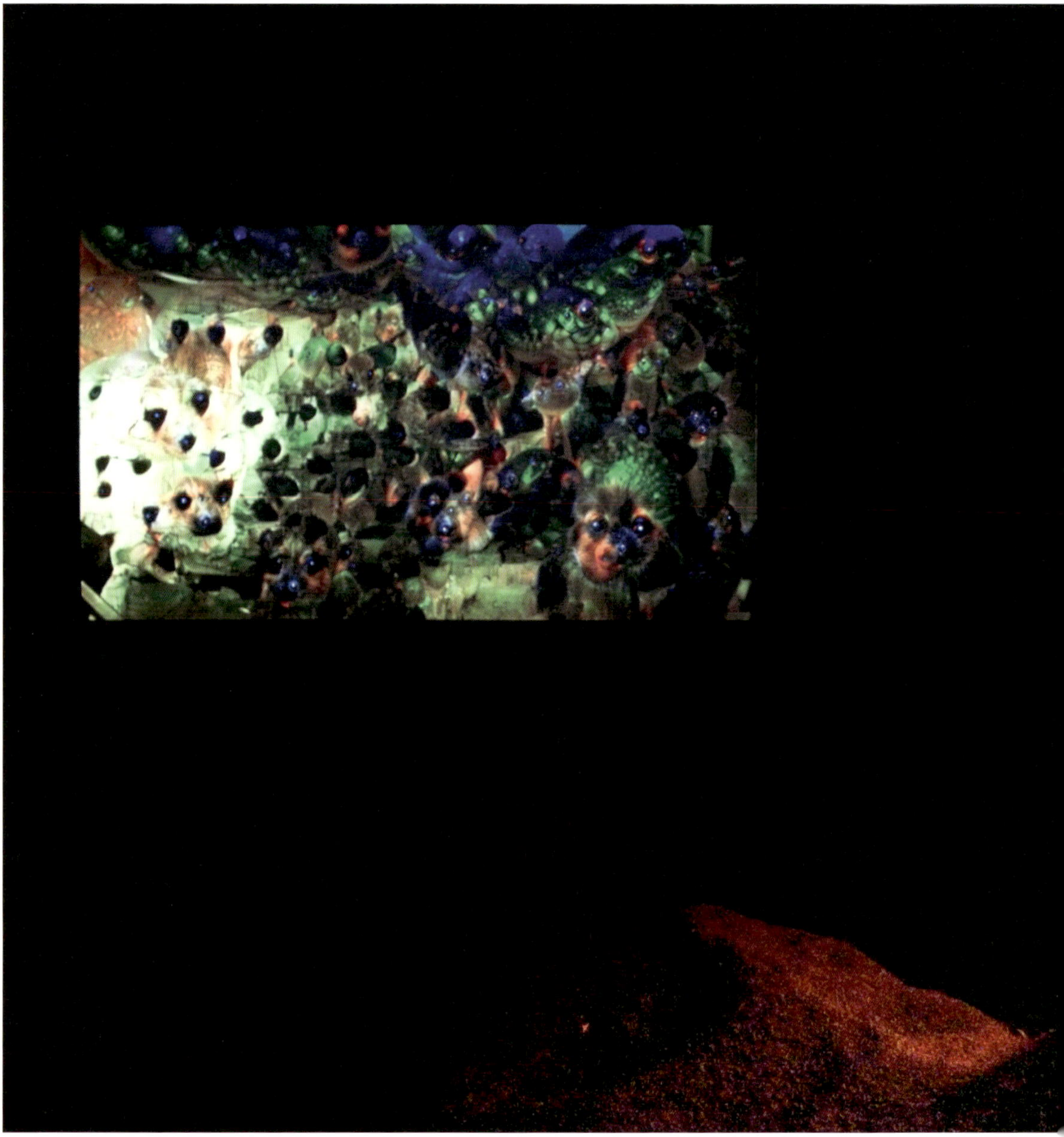

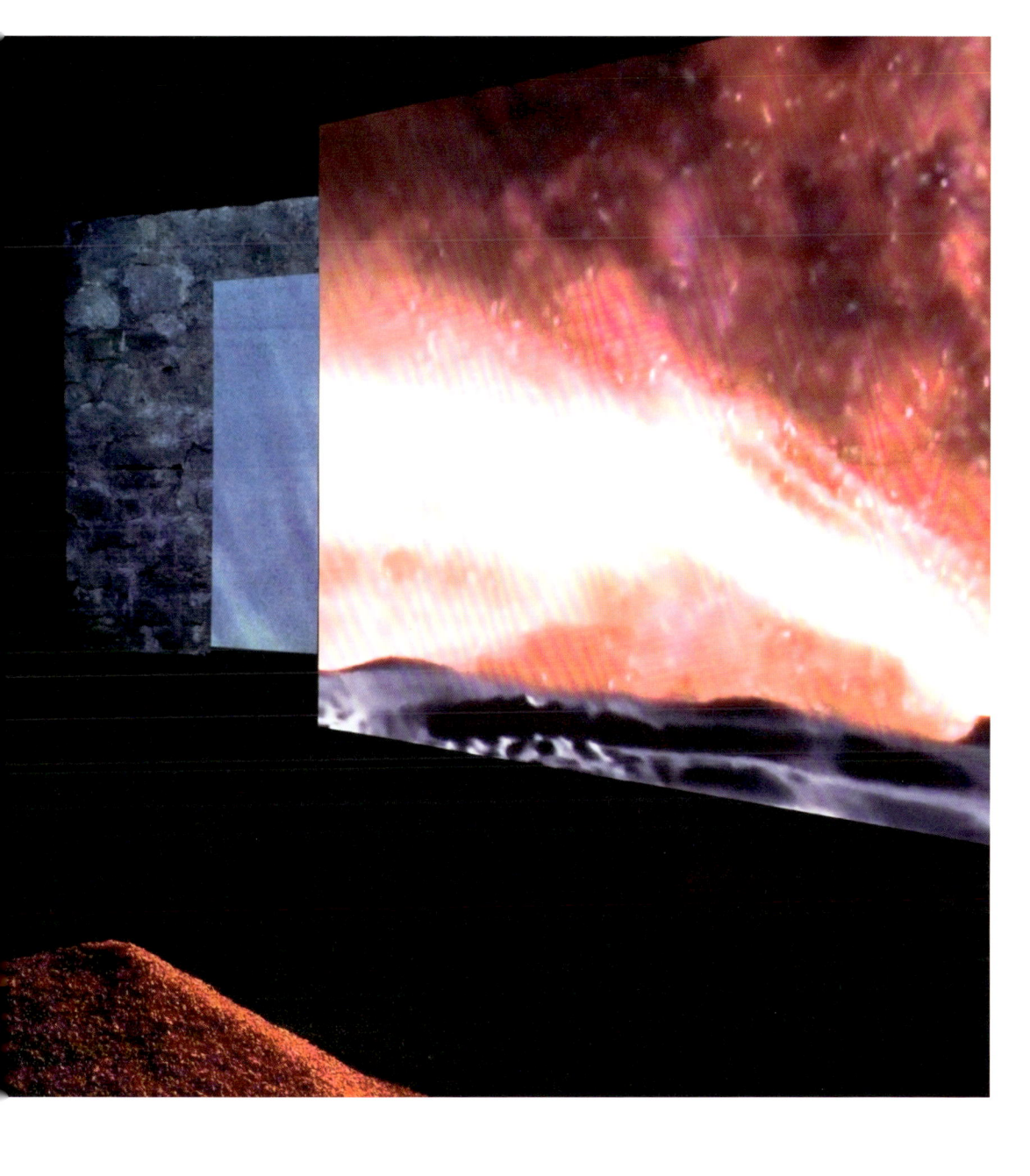

Dokumentationsfoto der
Installation *Dendriten*

Resonanzräume

Juliane Henri

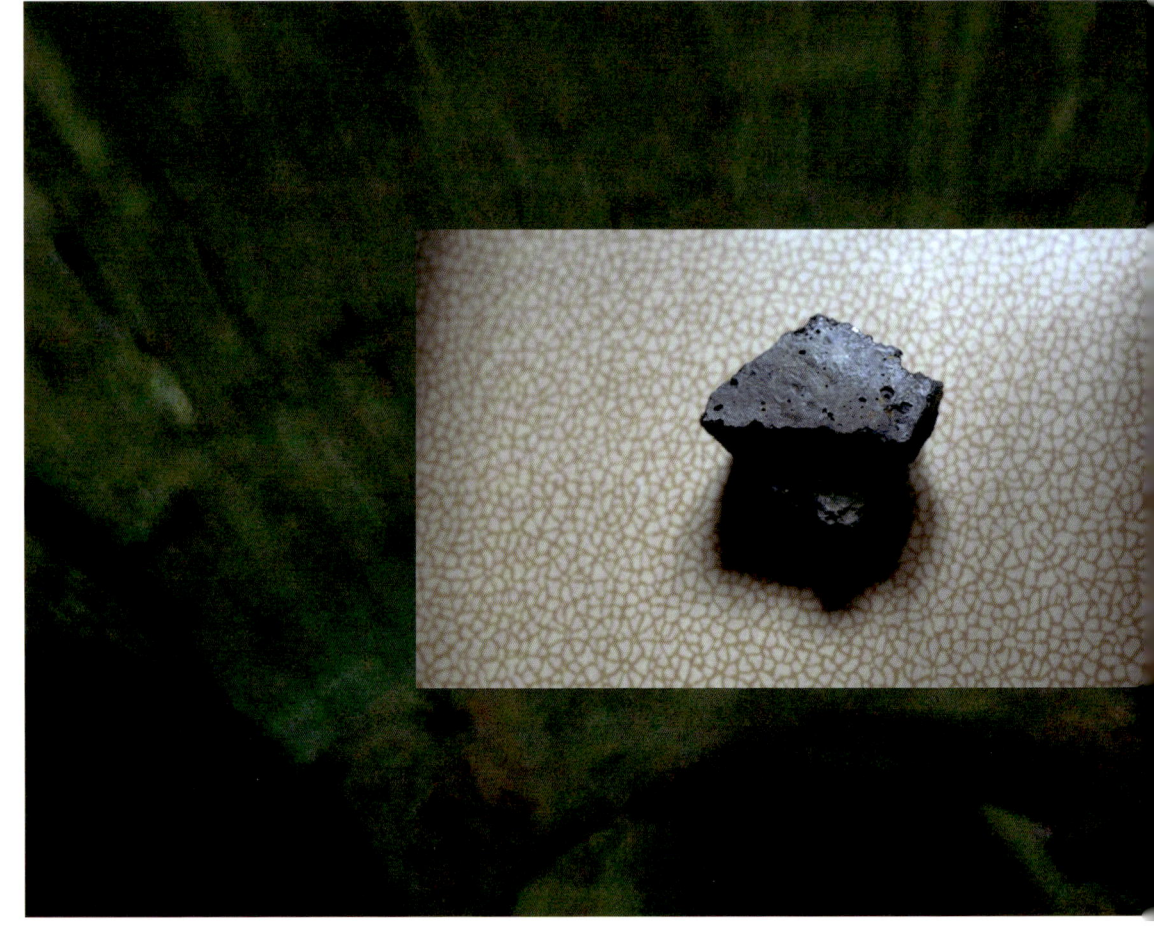

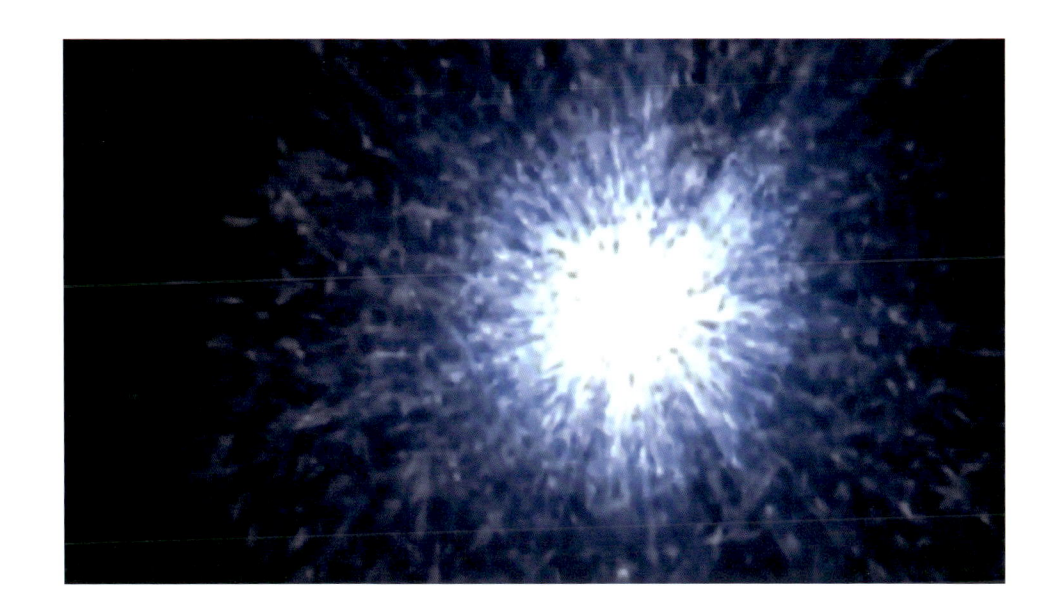

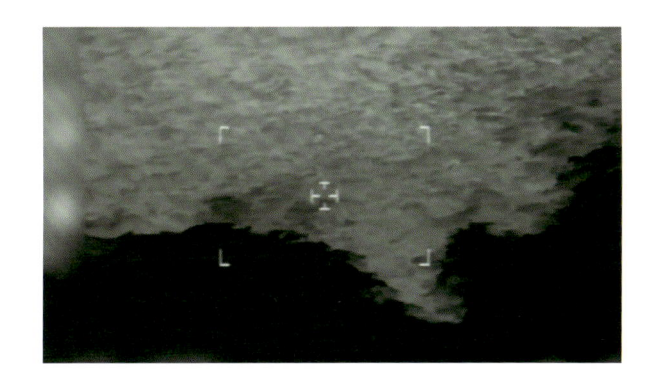

ill aus der Installation *Dendriten*

Still aus der Installation *Dendriten* Juliane Henri

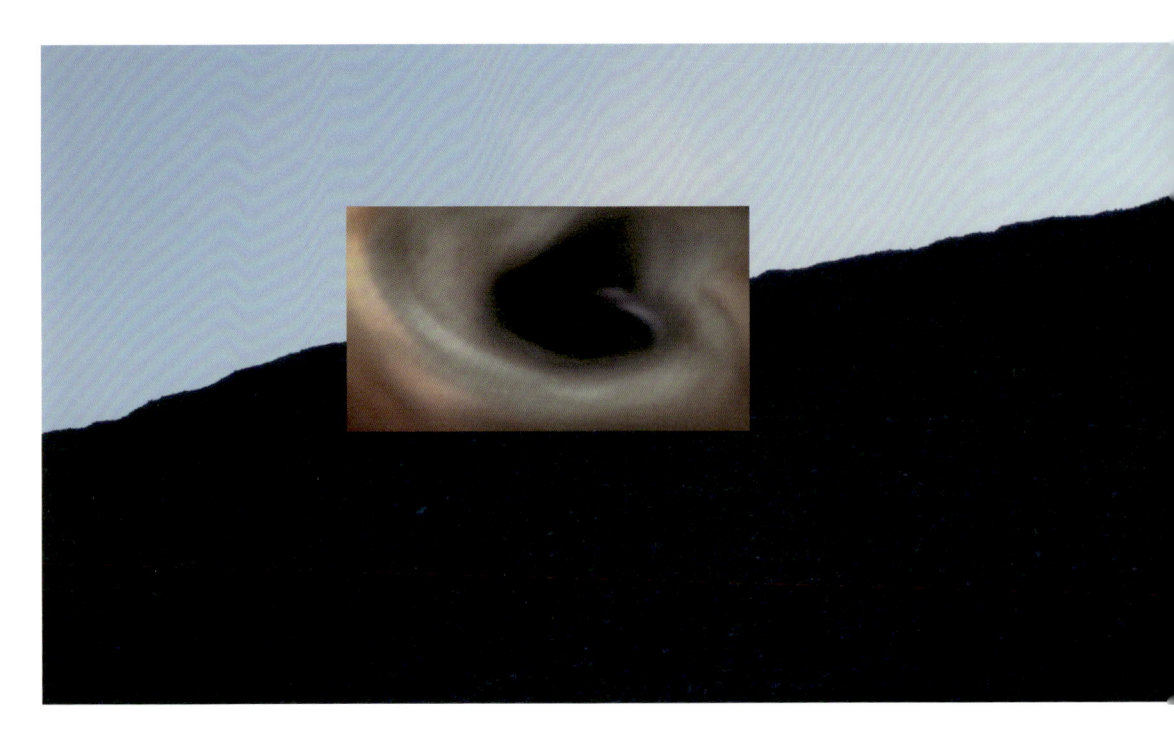

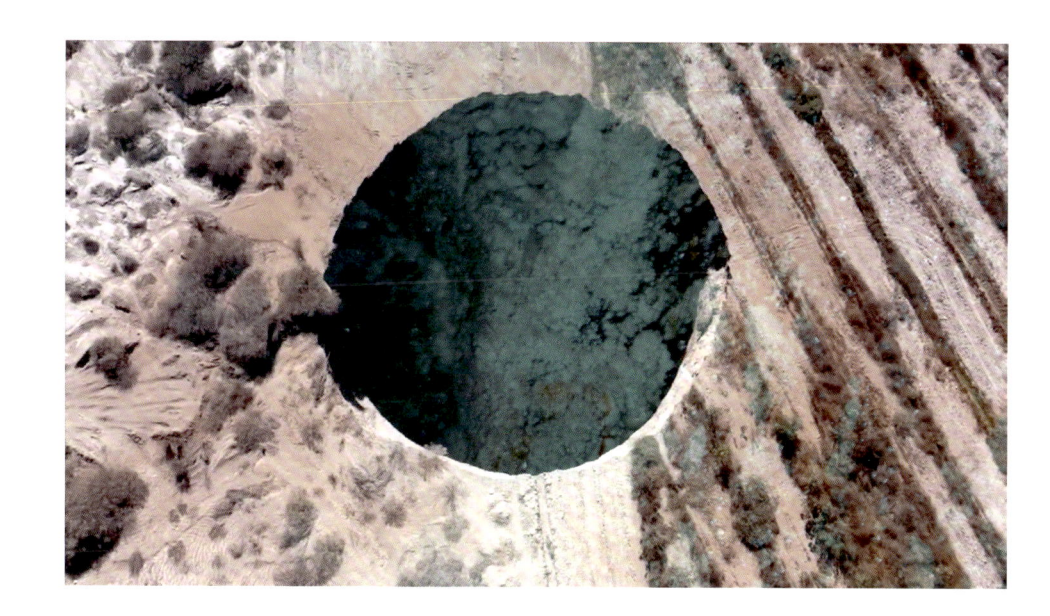

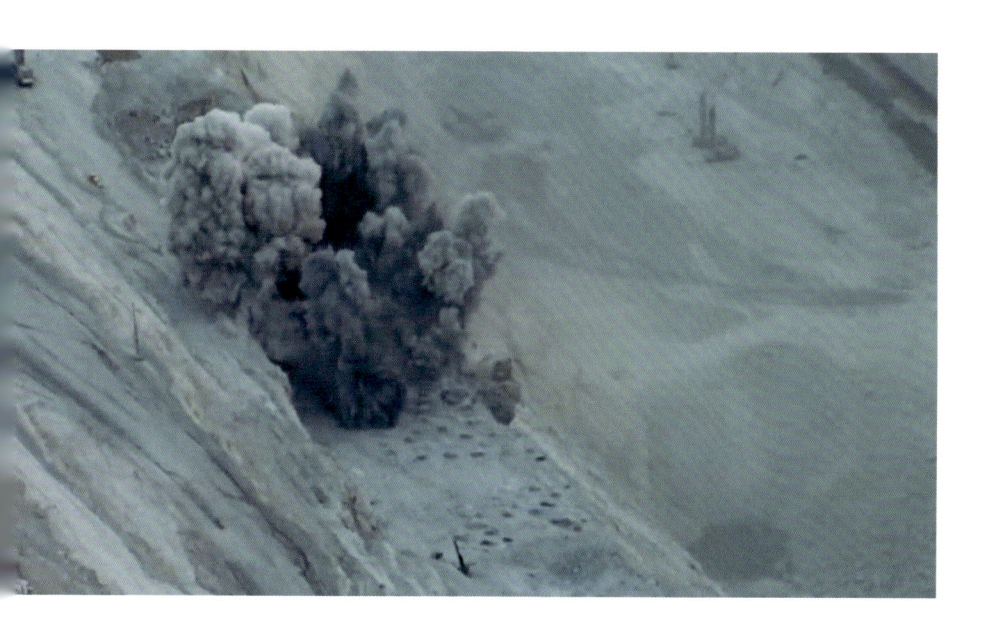

Still aus der Installation *Dendriten*

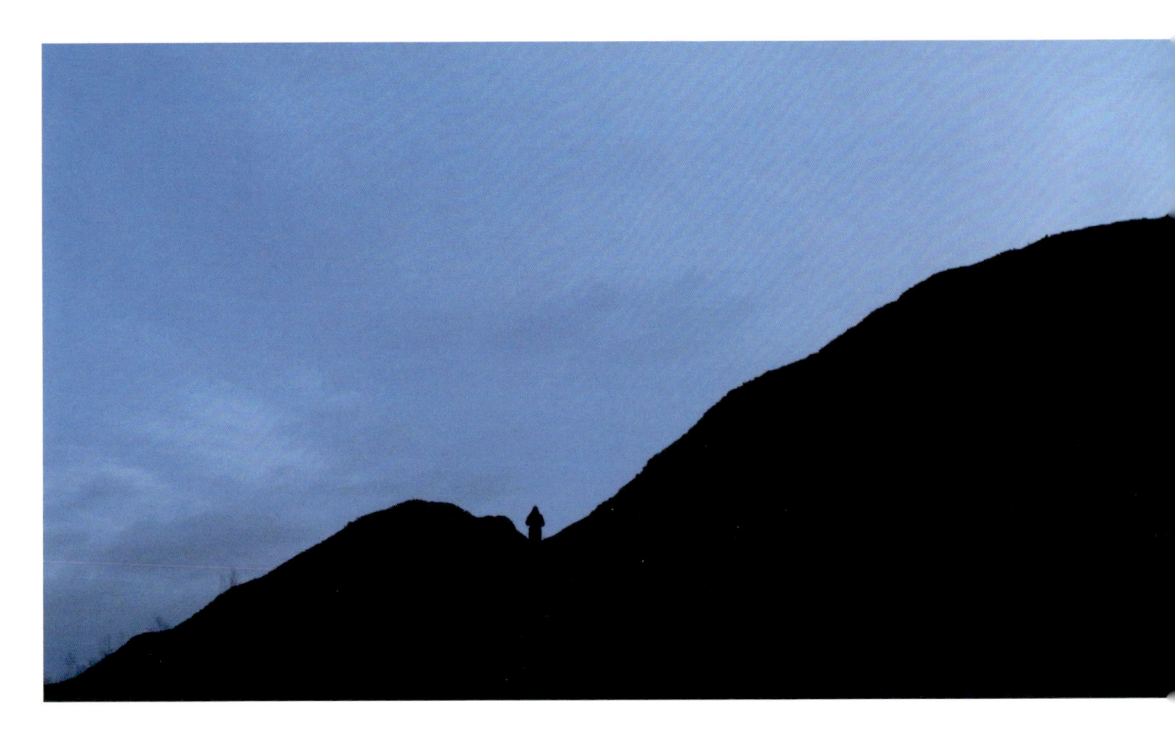

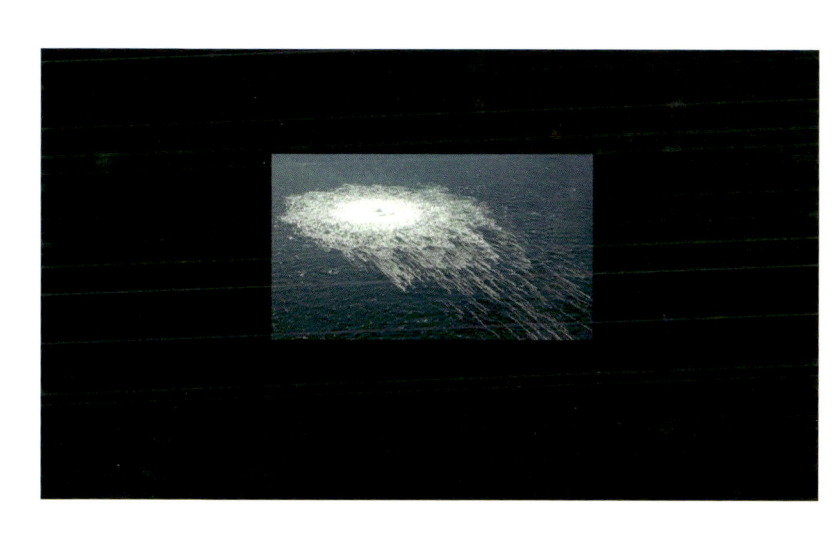

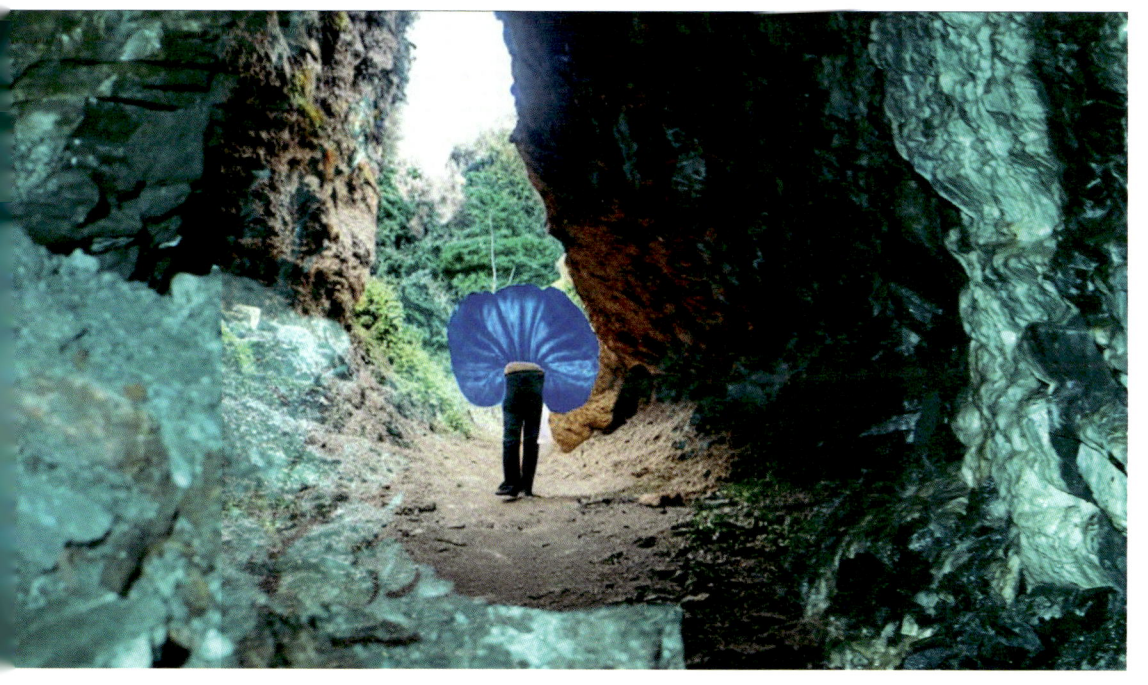

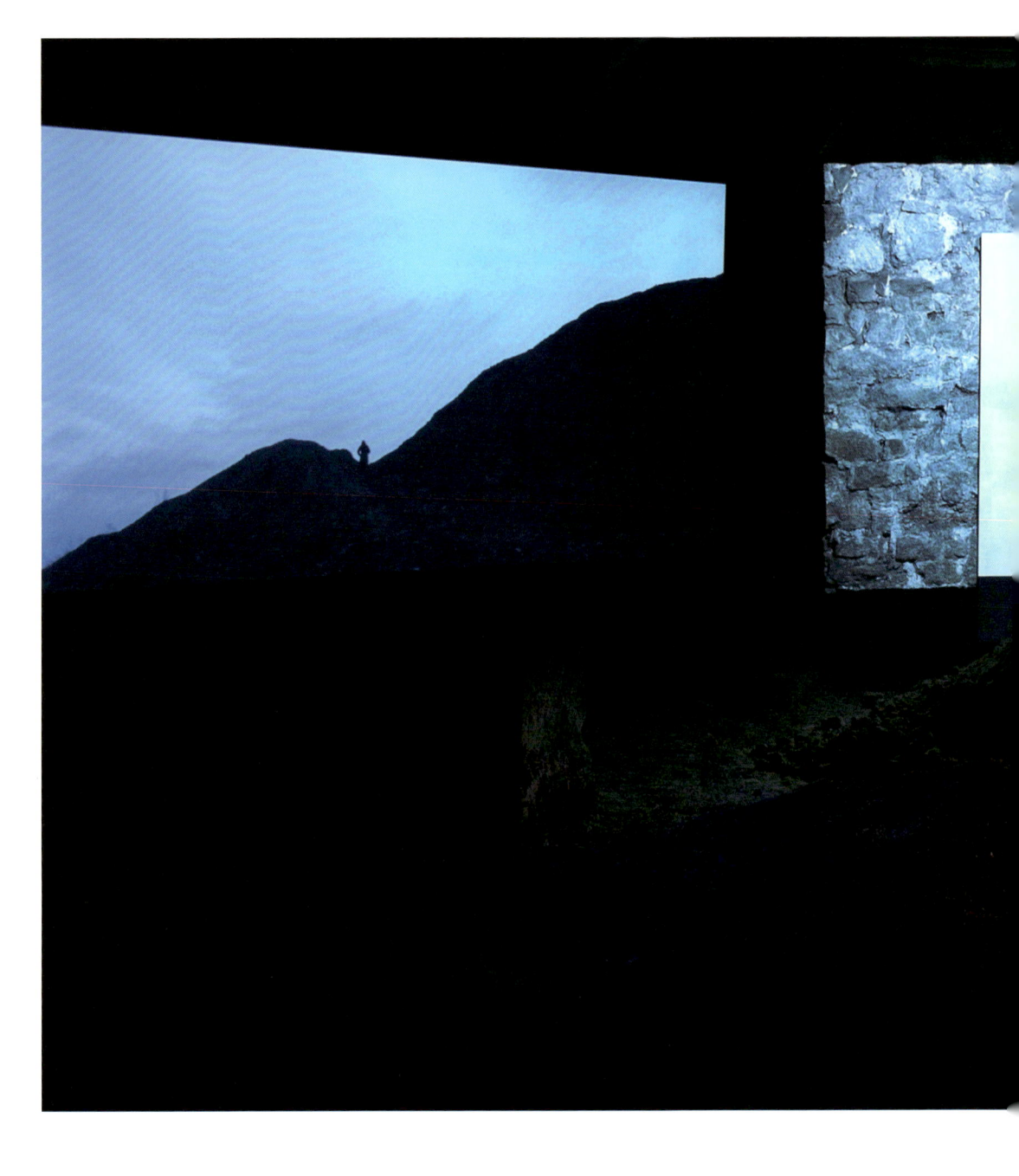

kumentationsfoto der
tallation *Dendriten*

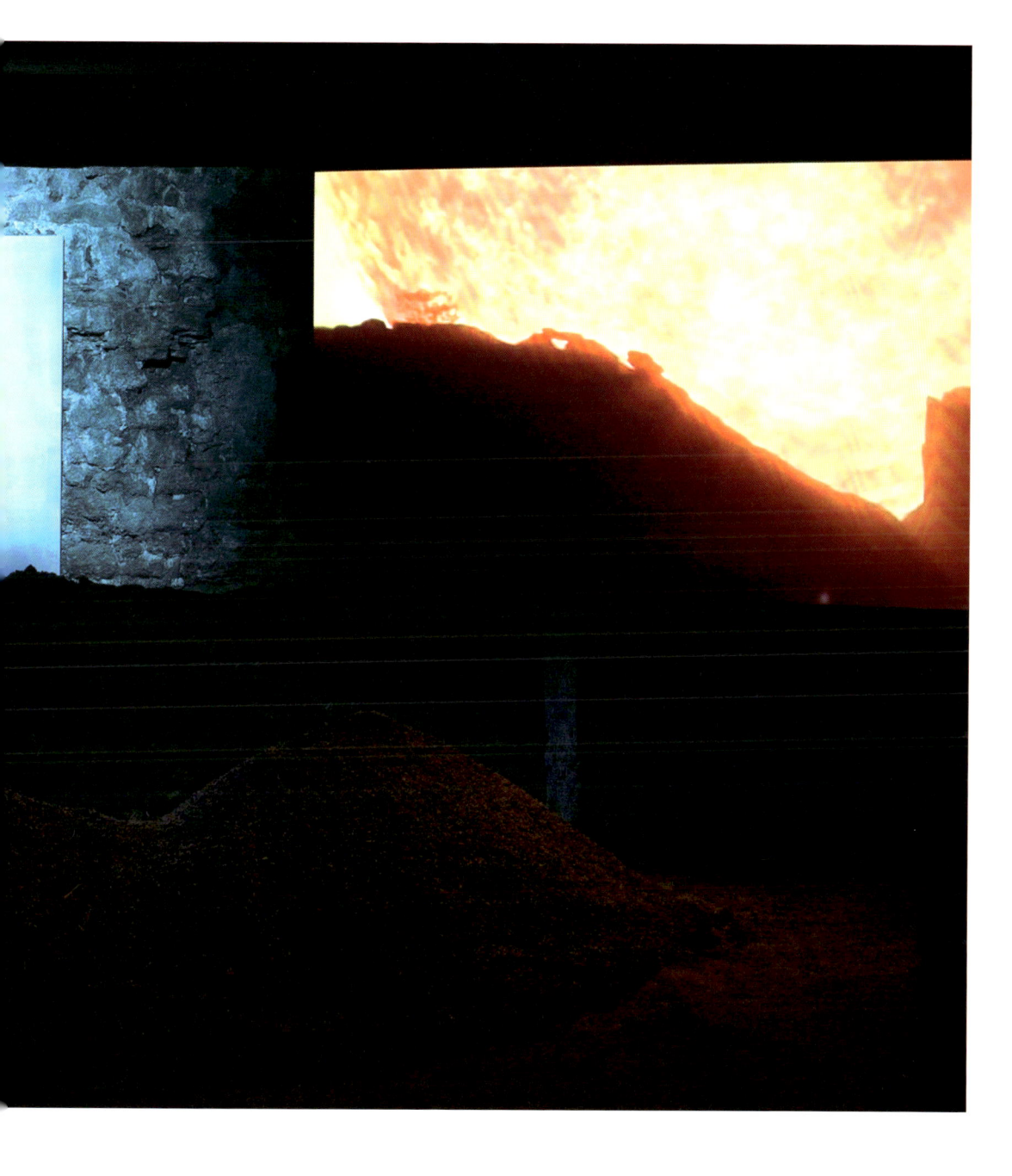

Still aus der Installation *Dendriten*

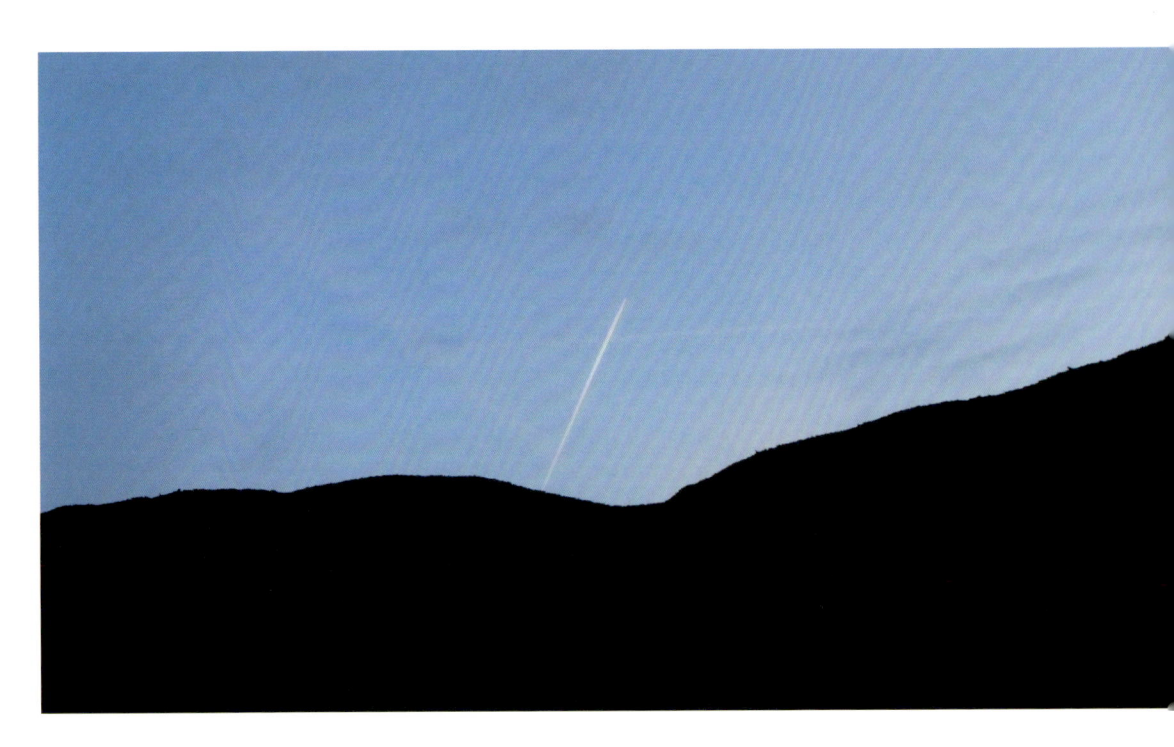

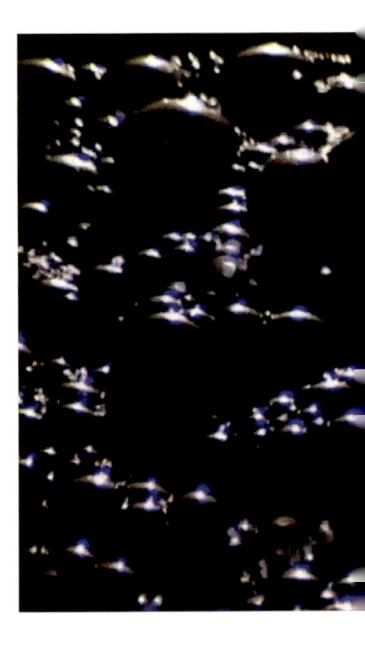

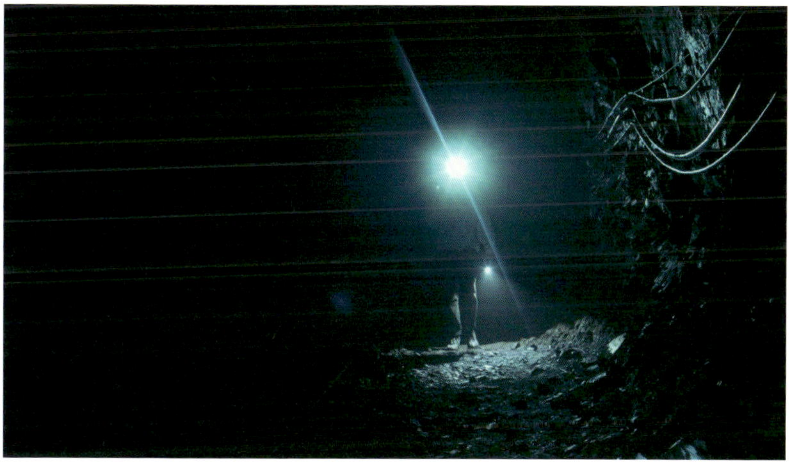

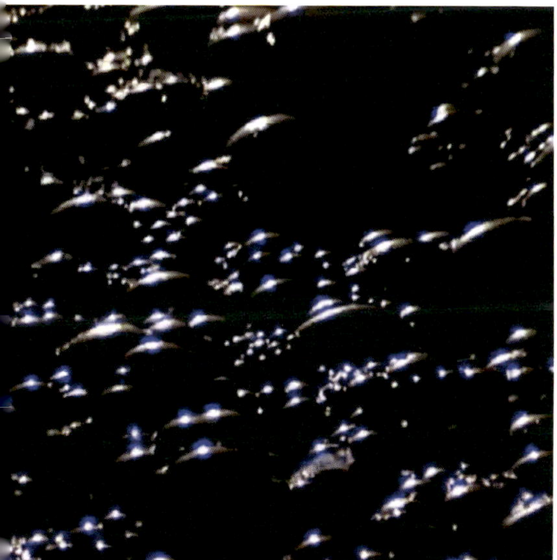

Holger Kleine

Die Proust-Parabeln   S. 44–47
Frühe Resonanzversuche   S. 48–59

Die Gehäuse Der Traum   Die persische Kirche
Die Phantasmen Das Tor   Die Berührung
                Die Höhlen

Holger Klein

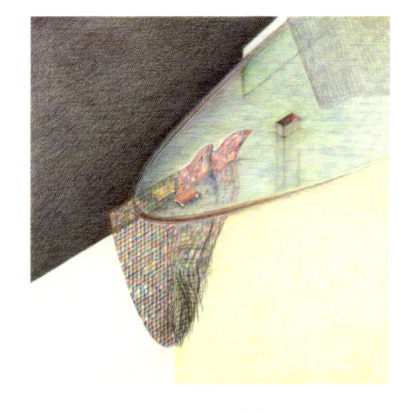

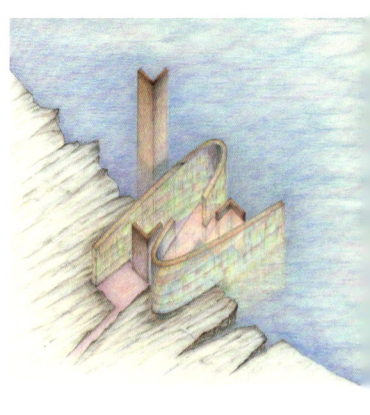

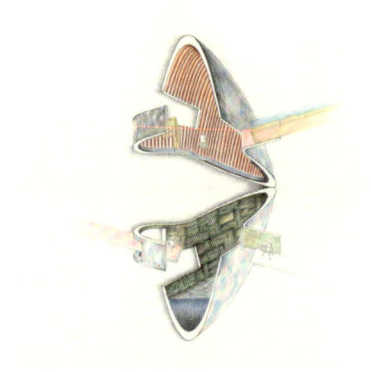

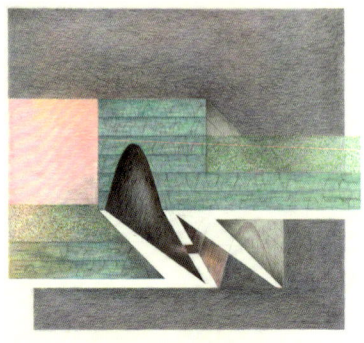

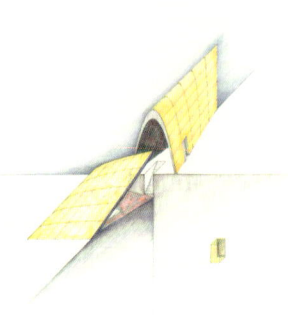

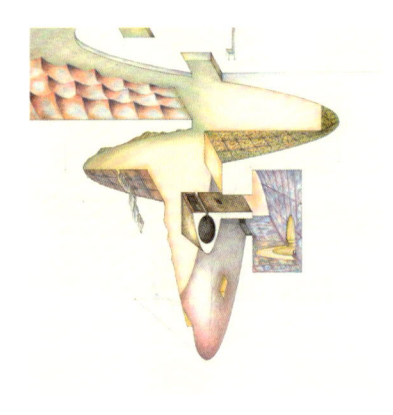

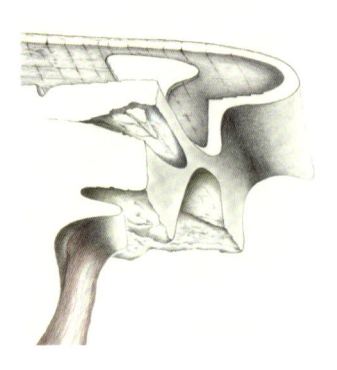

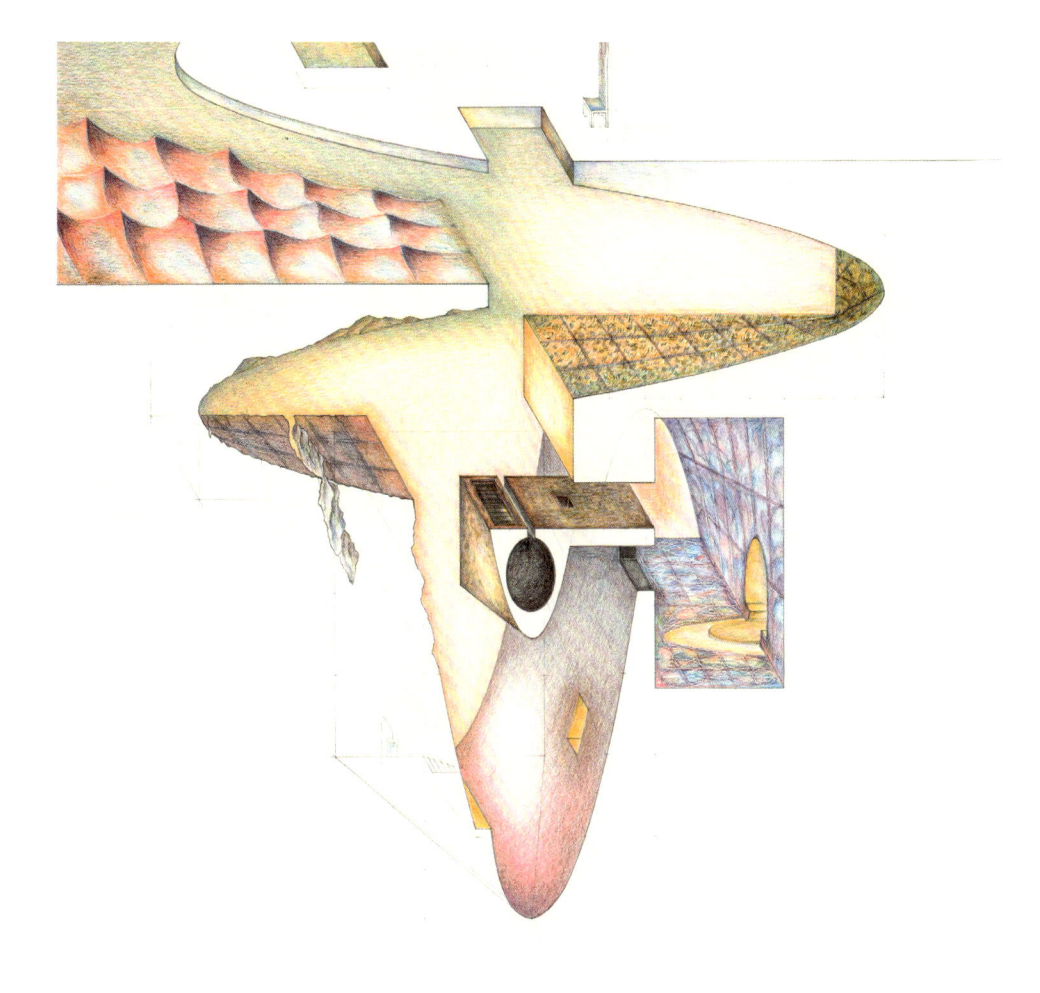

Proust-Parabel VI: Die Phantasmen

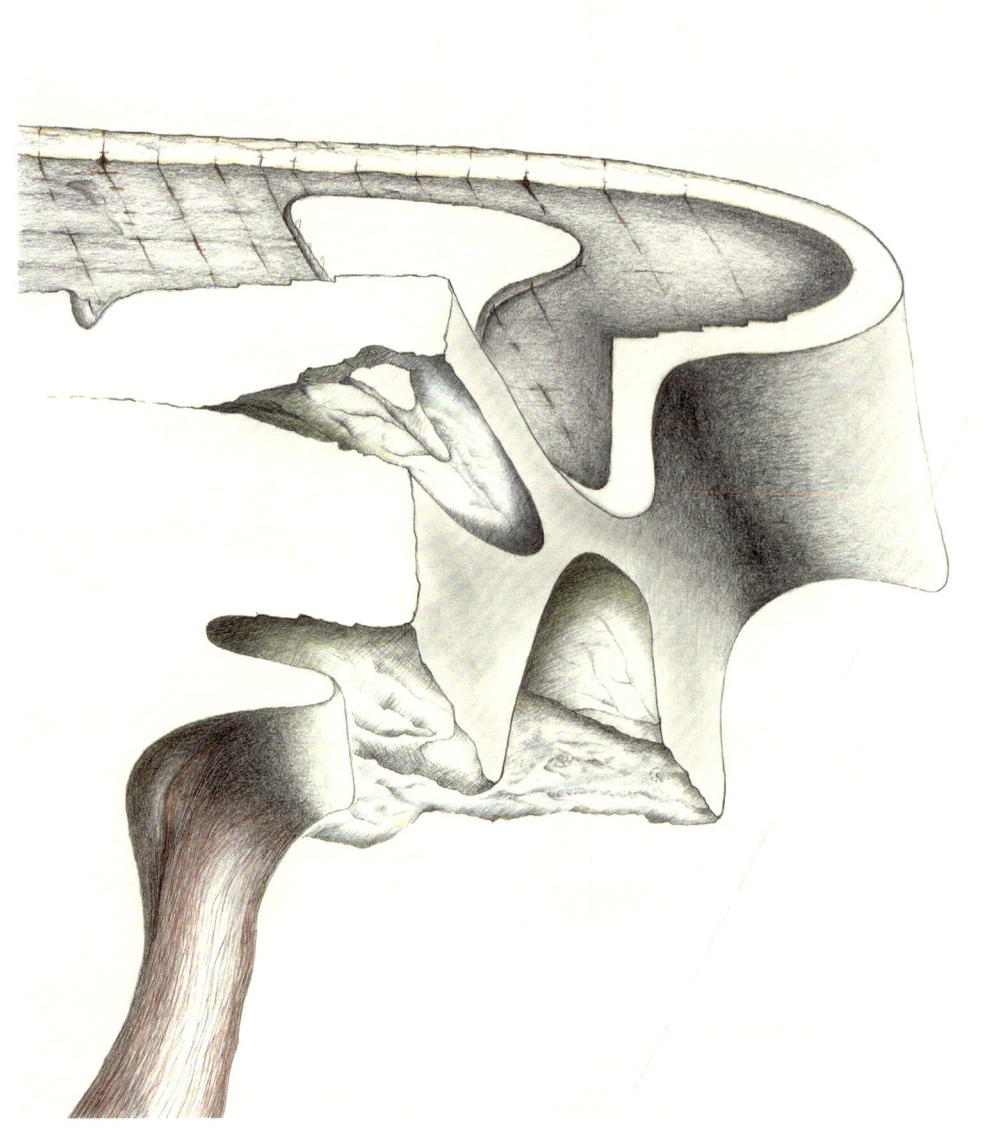

Proust-Parabel VII: Die Höhle

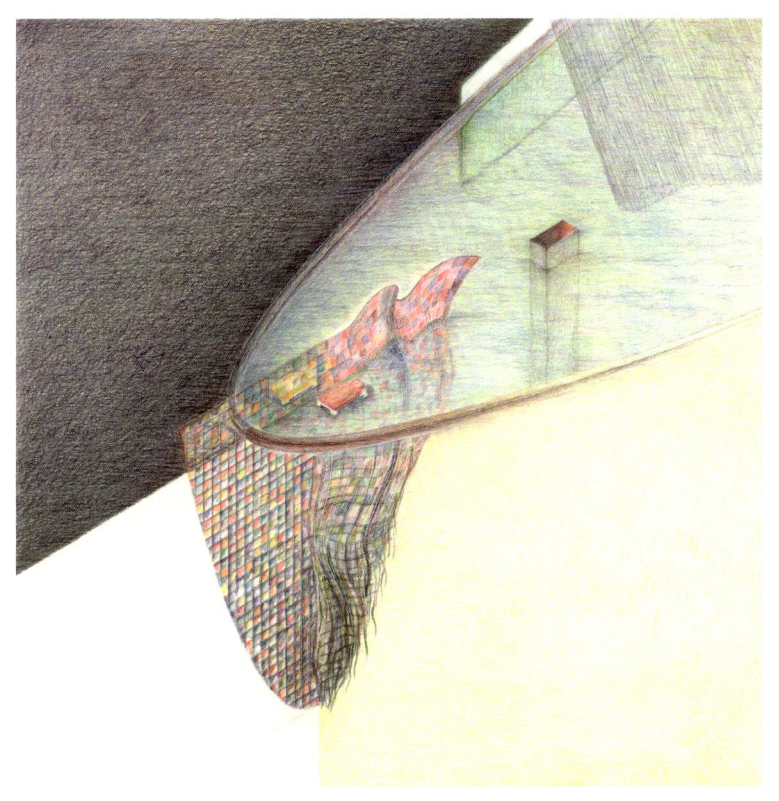

Proust-Parabel I: Der Traum

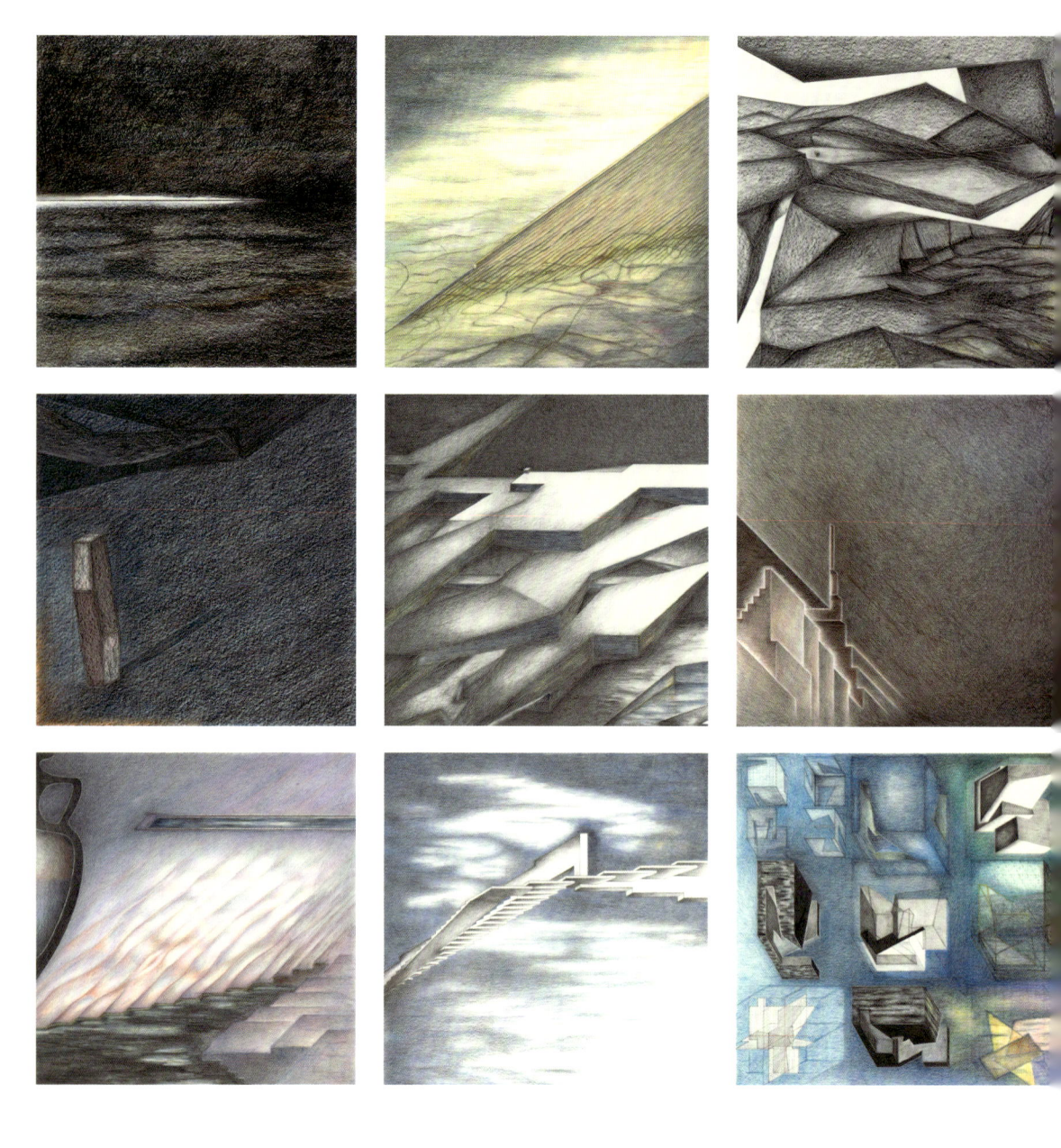

Gottes Eingriff	Kains Furchen	Noahs Altar
Lots Frau	Abrahams Wege	Saras Grab
Rebekkas Brunnen	Jakobs Treppe	Jakobs Studien

Holger Klein

Gottes Eingriff

Kalns Furchen

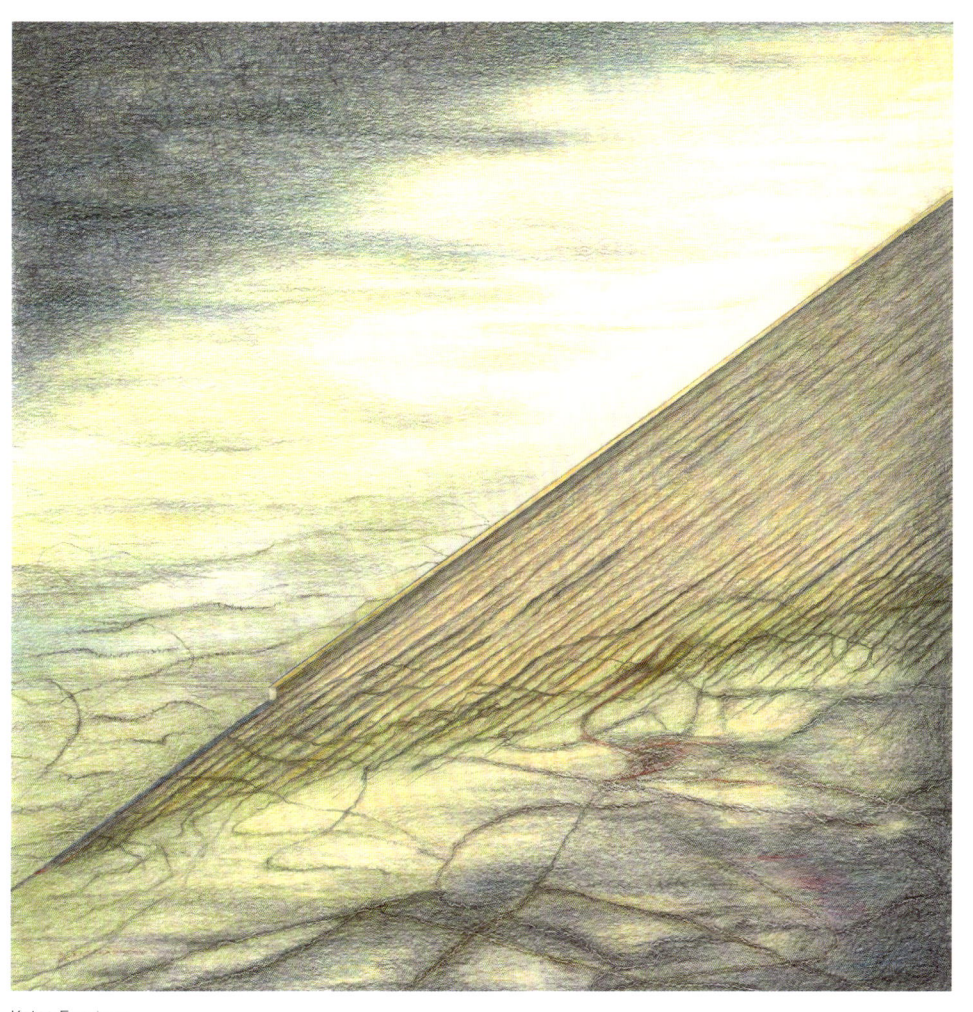

Resonanzräume

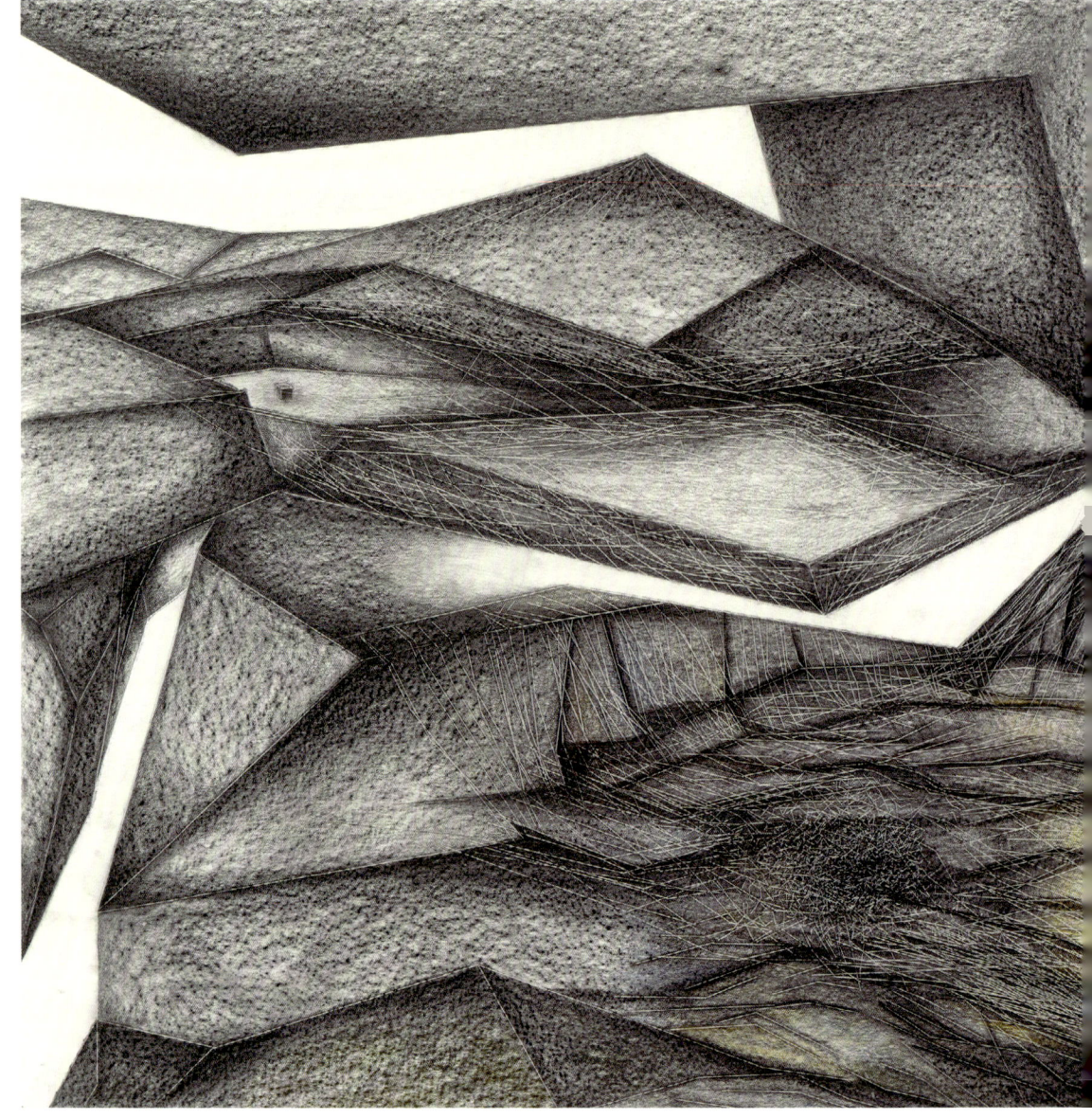

Noahs Alt

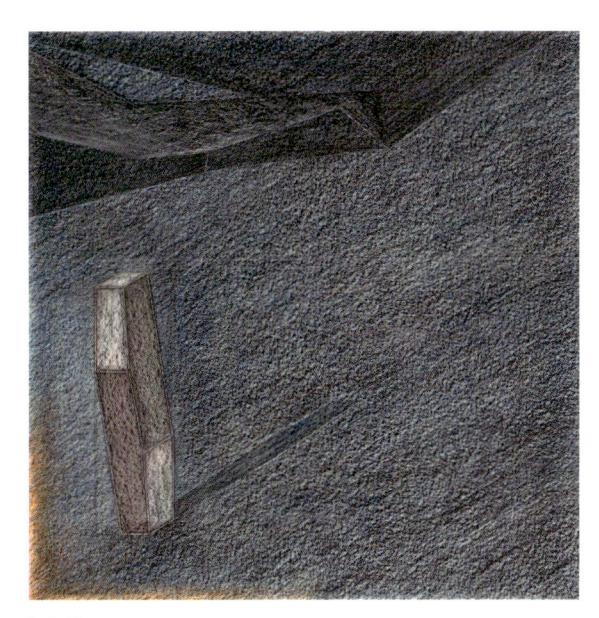

Lots Frau

Resonanzräume

Abrahams Wege

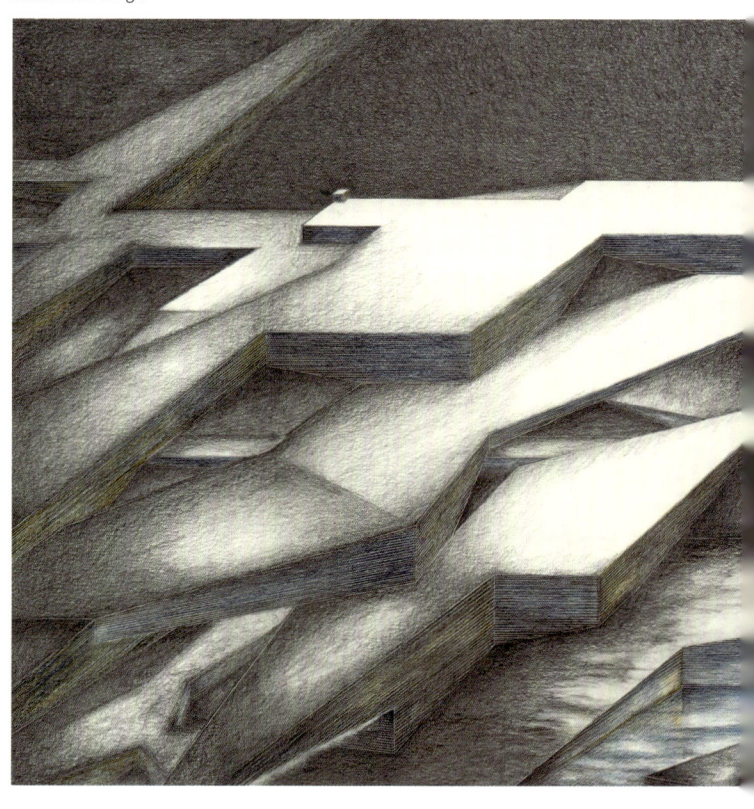

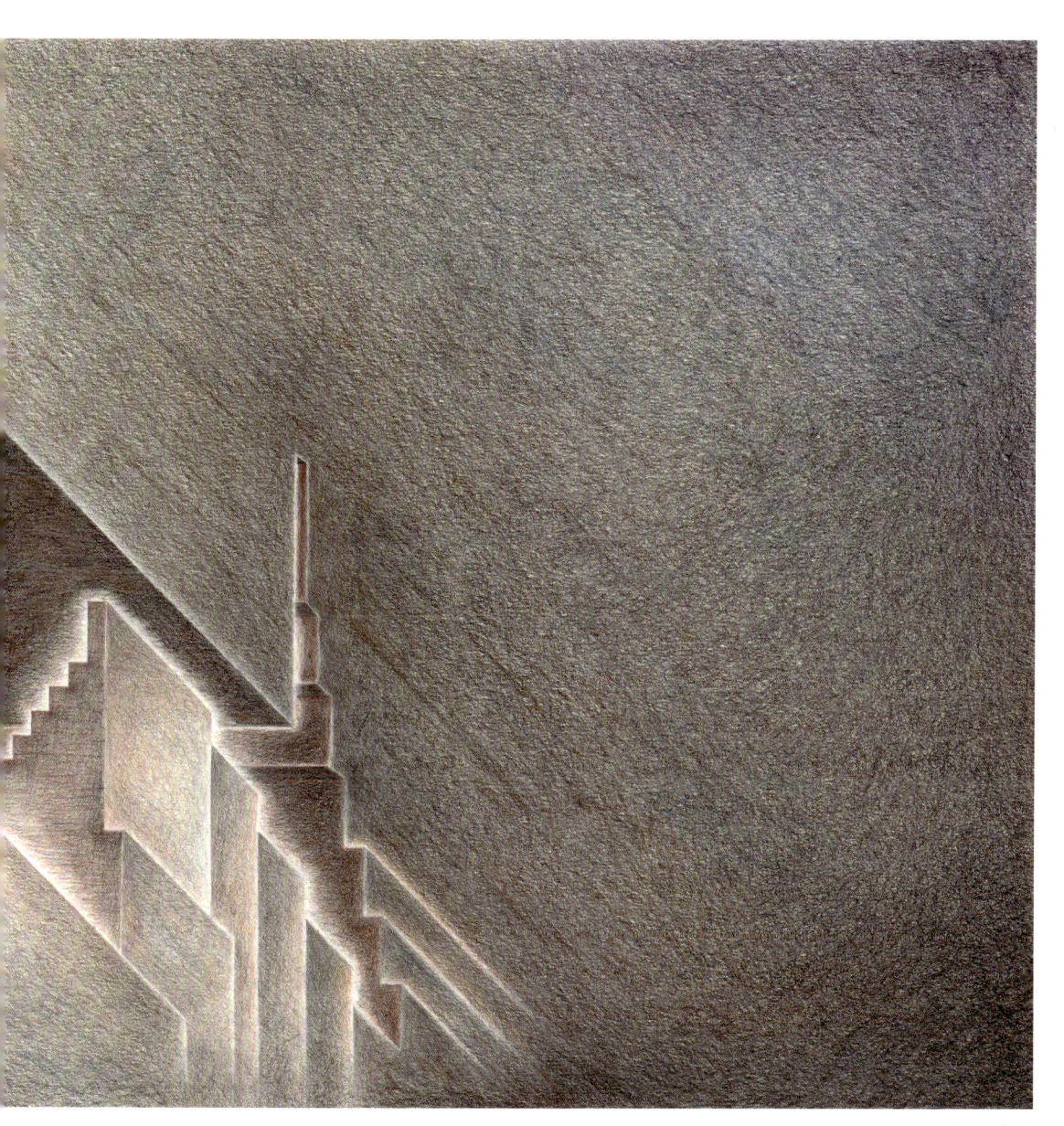

Saras Grab

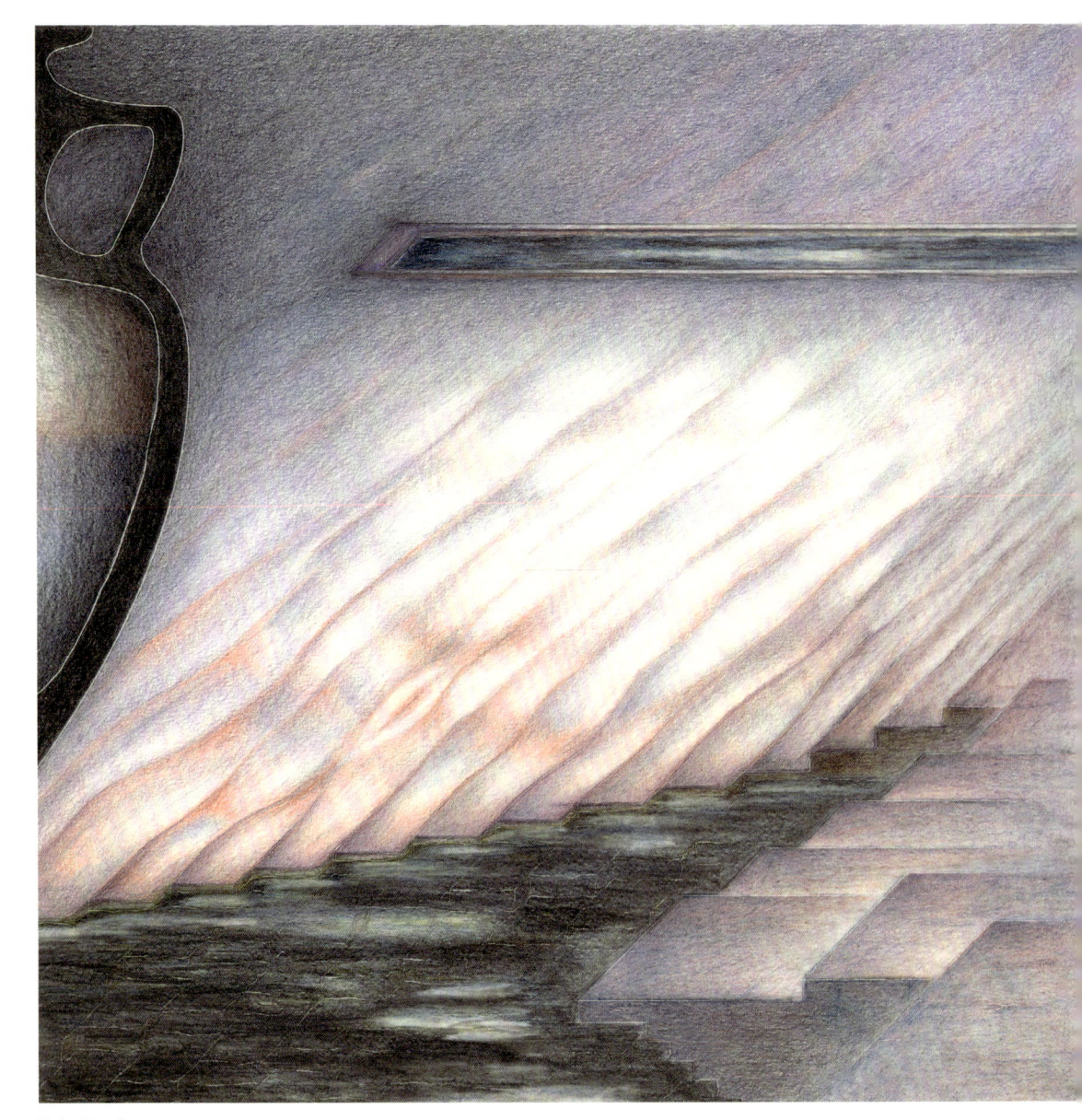

Rebekkas Brunnen

Holger Kleir

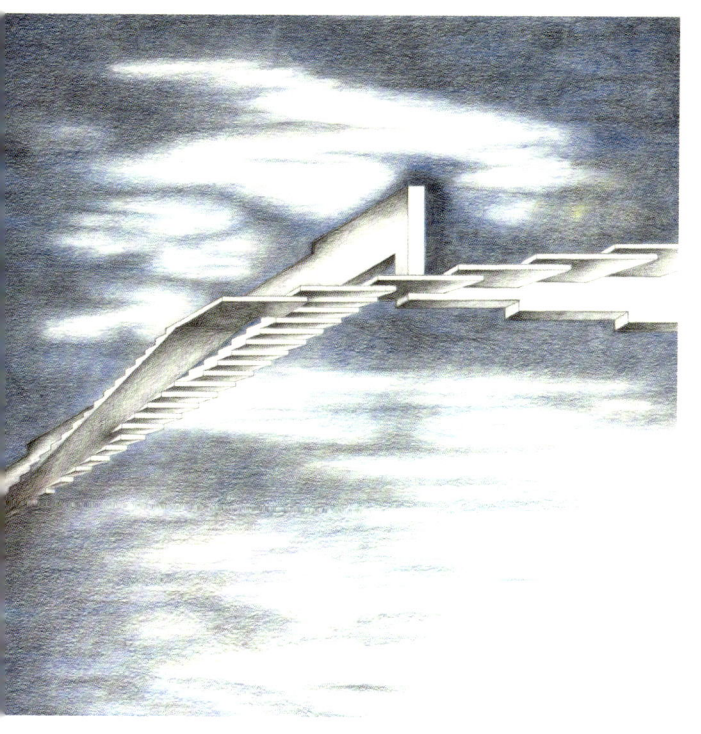

Jakobs Treppe

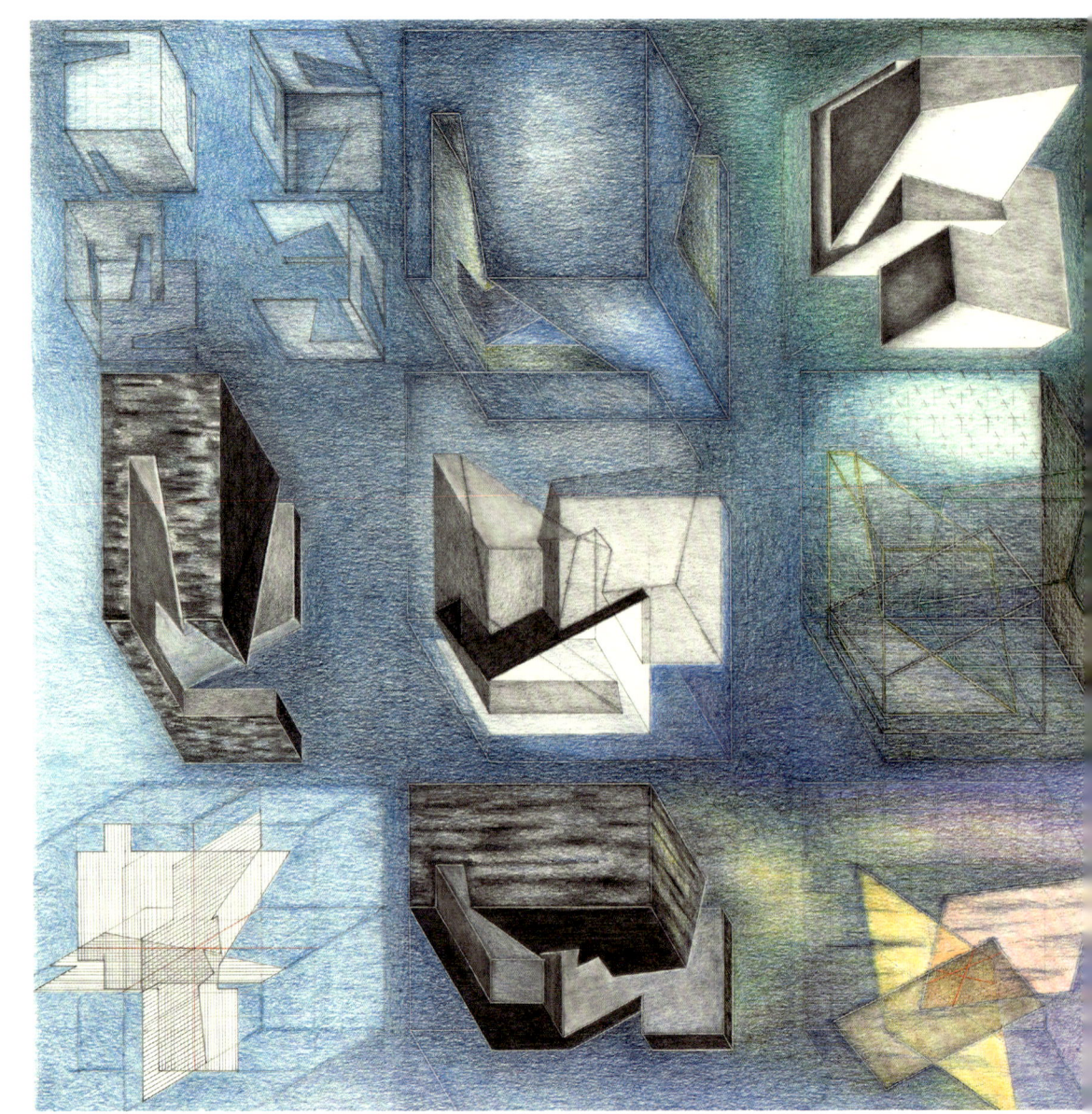

Jakobs Studie

Holger Klein

Holger Kleine

Ralf Kunze

Loreley-Welterbe 556	S. 62–65
Kanzan-Kirschblütenreaktor 2	S. 66–67
Kanzan-Kirschblütenreaktor 3	S. 68–69
reduce, reuse, recycle …	S. 70–71
Indeterminate Visions	S. 72
Blau Rot Gold	S. 73
Die Leichtigkeit der Schwerkraft	S. 74–75
new york diner – Glauben und Wissen	S. 76–79

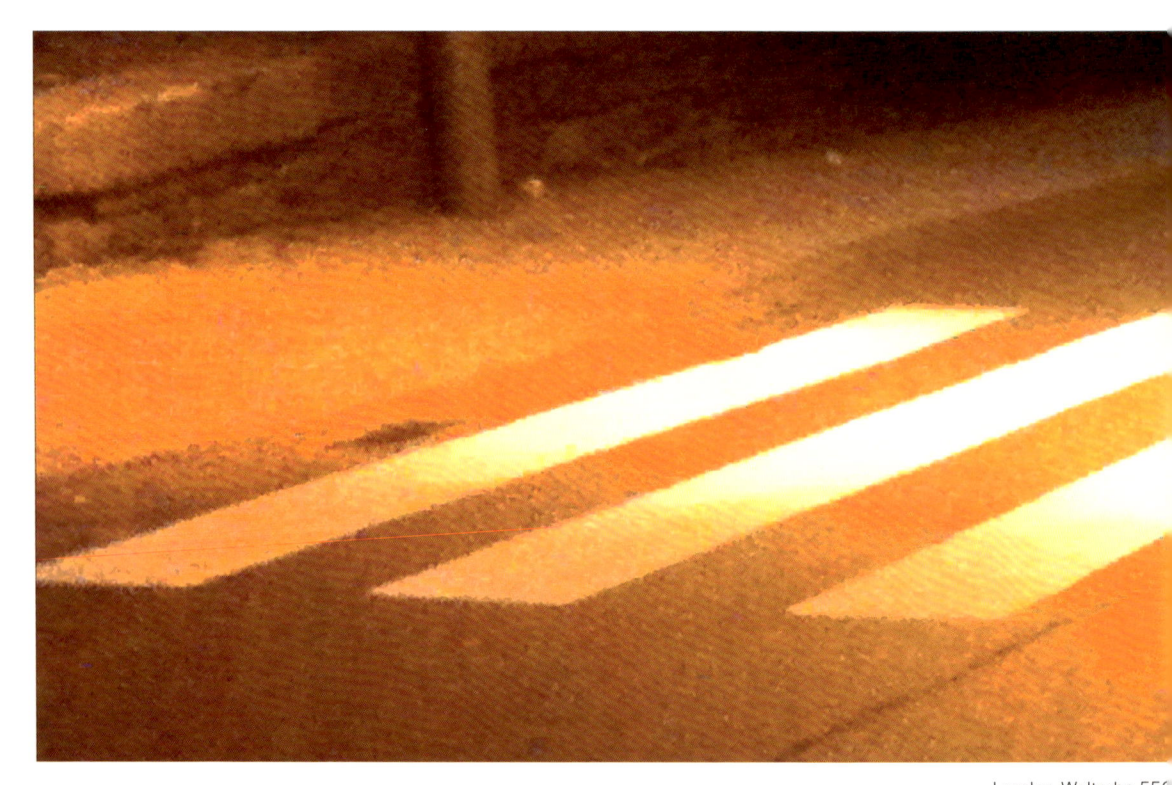

Loreley-Welterbe 556

Modellstudie zur Installation

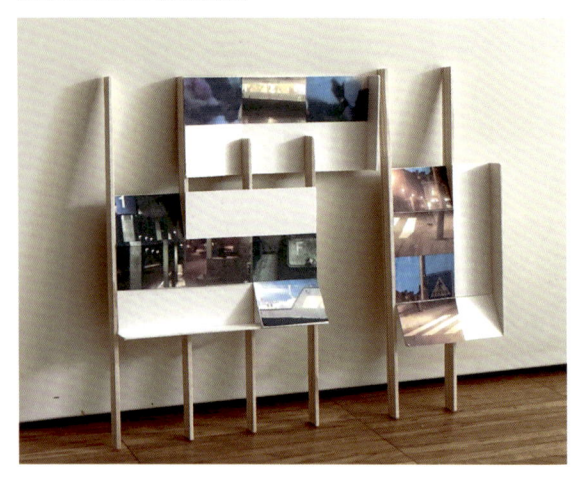

Ralf Kunz

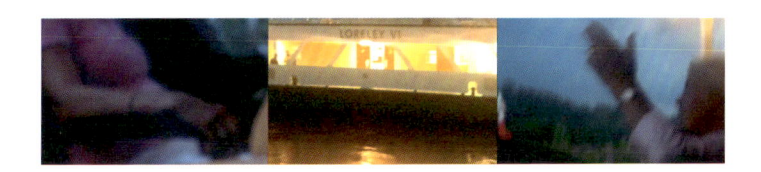

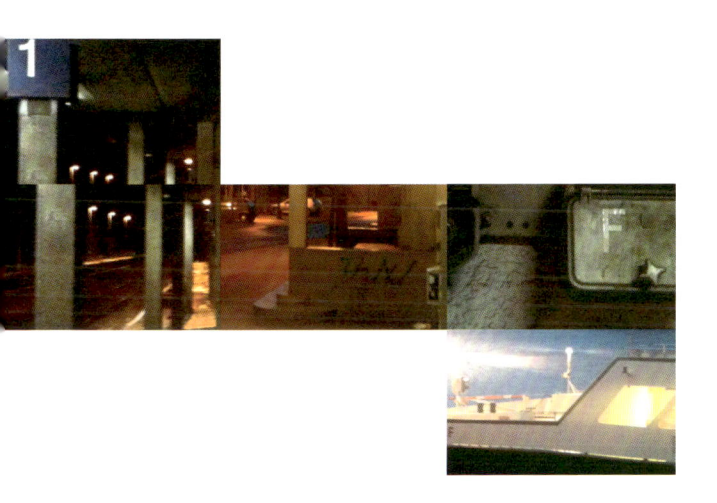

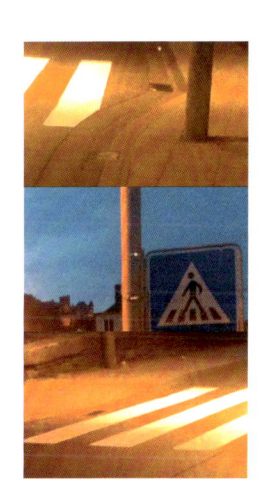

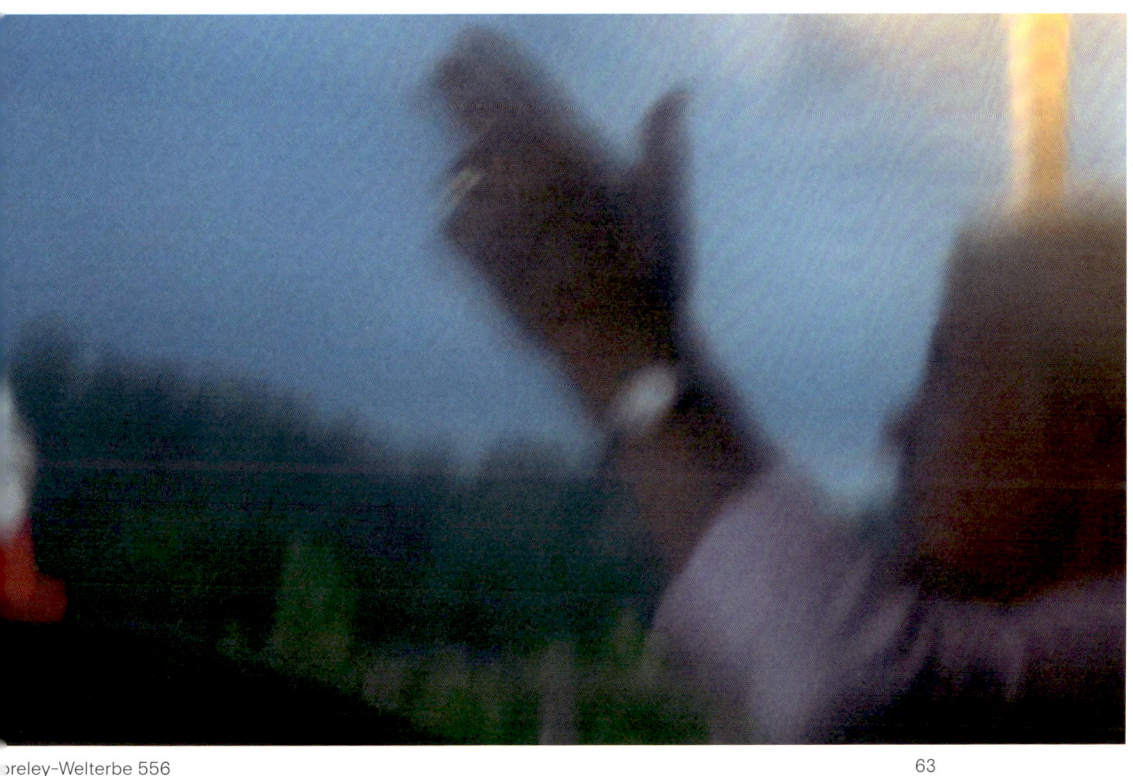

Loreley-Welterbe 556

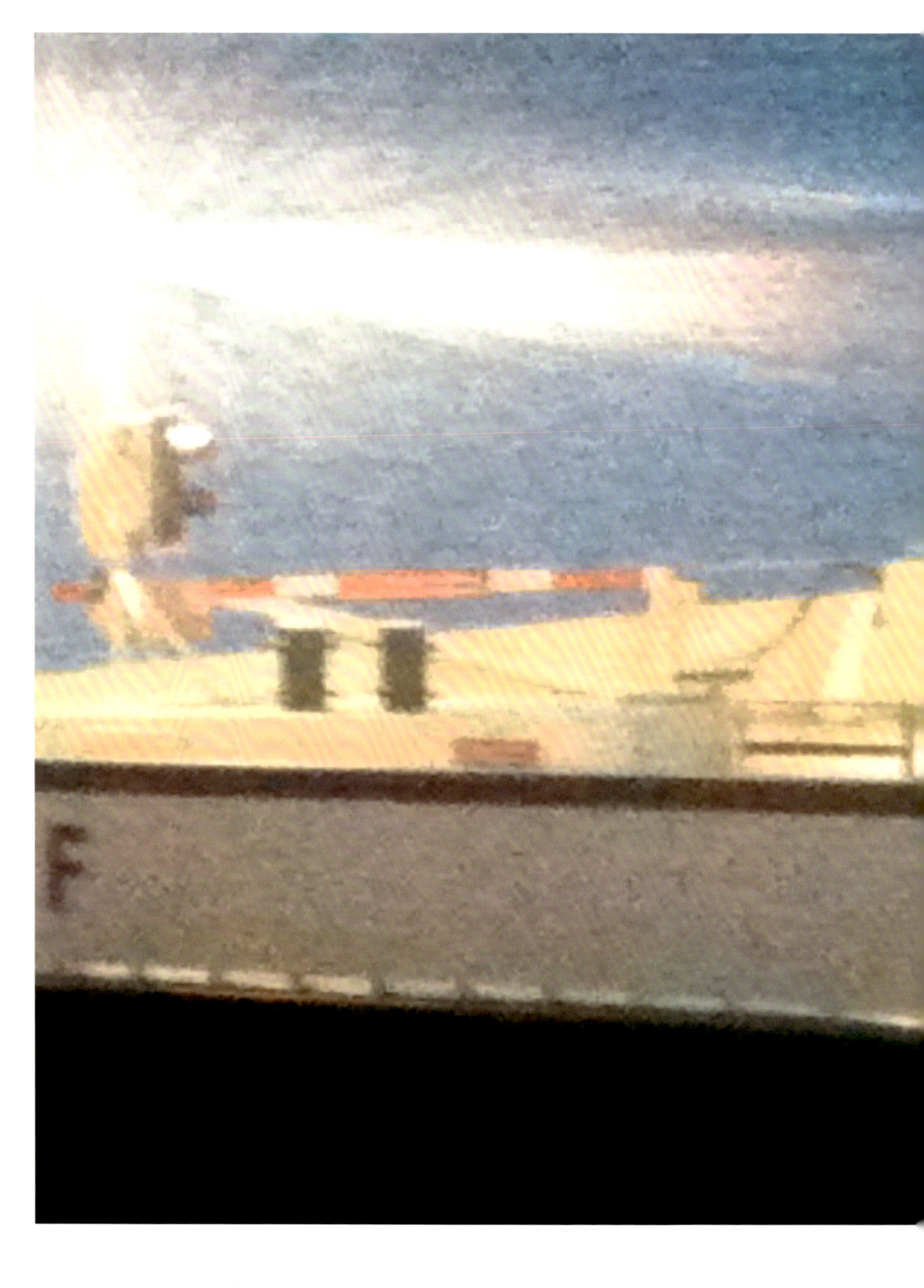

Loreley-Welterbe 556

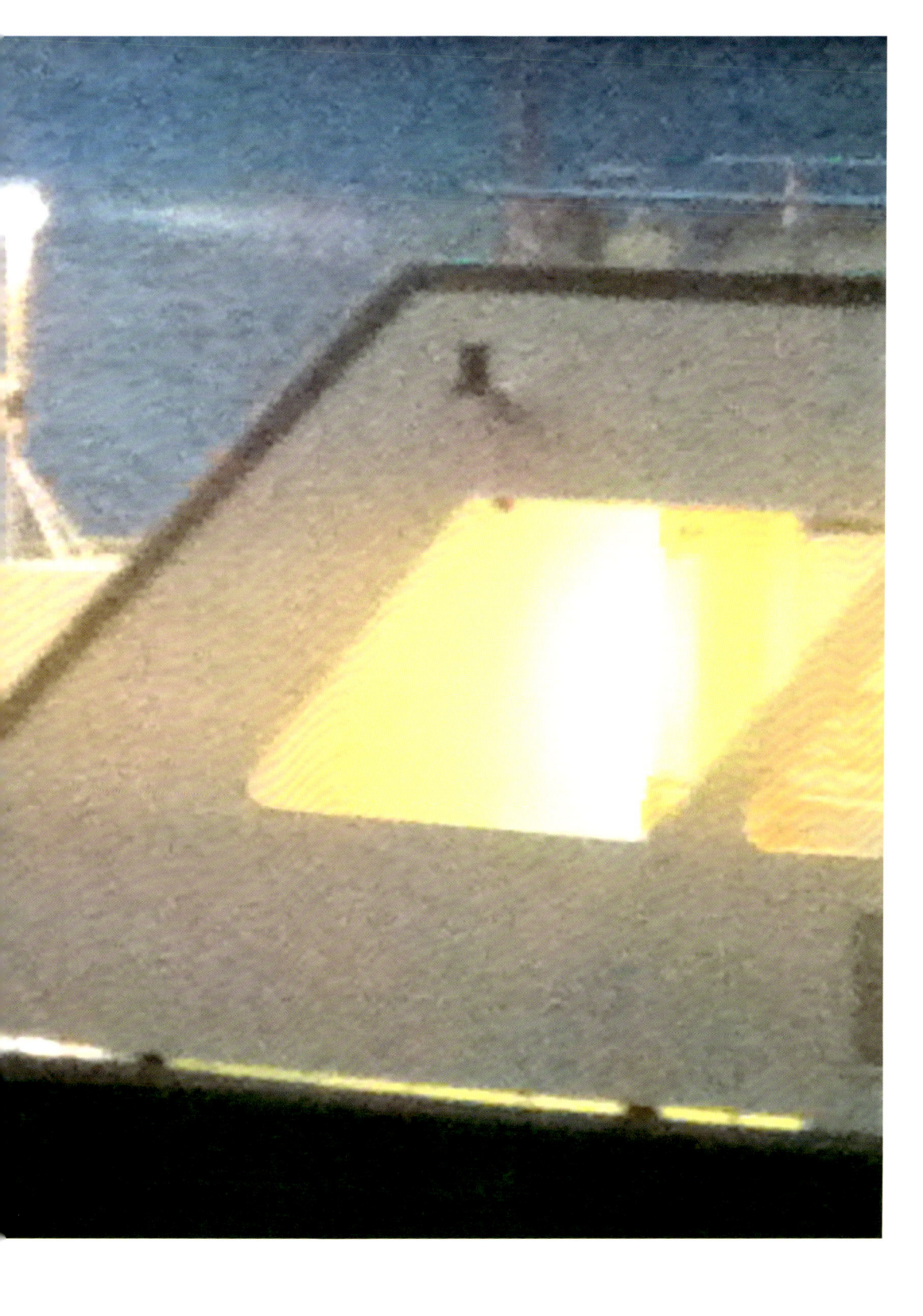

Resonanzräume

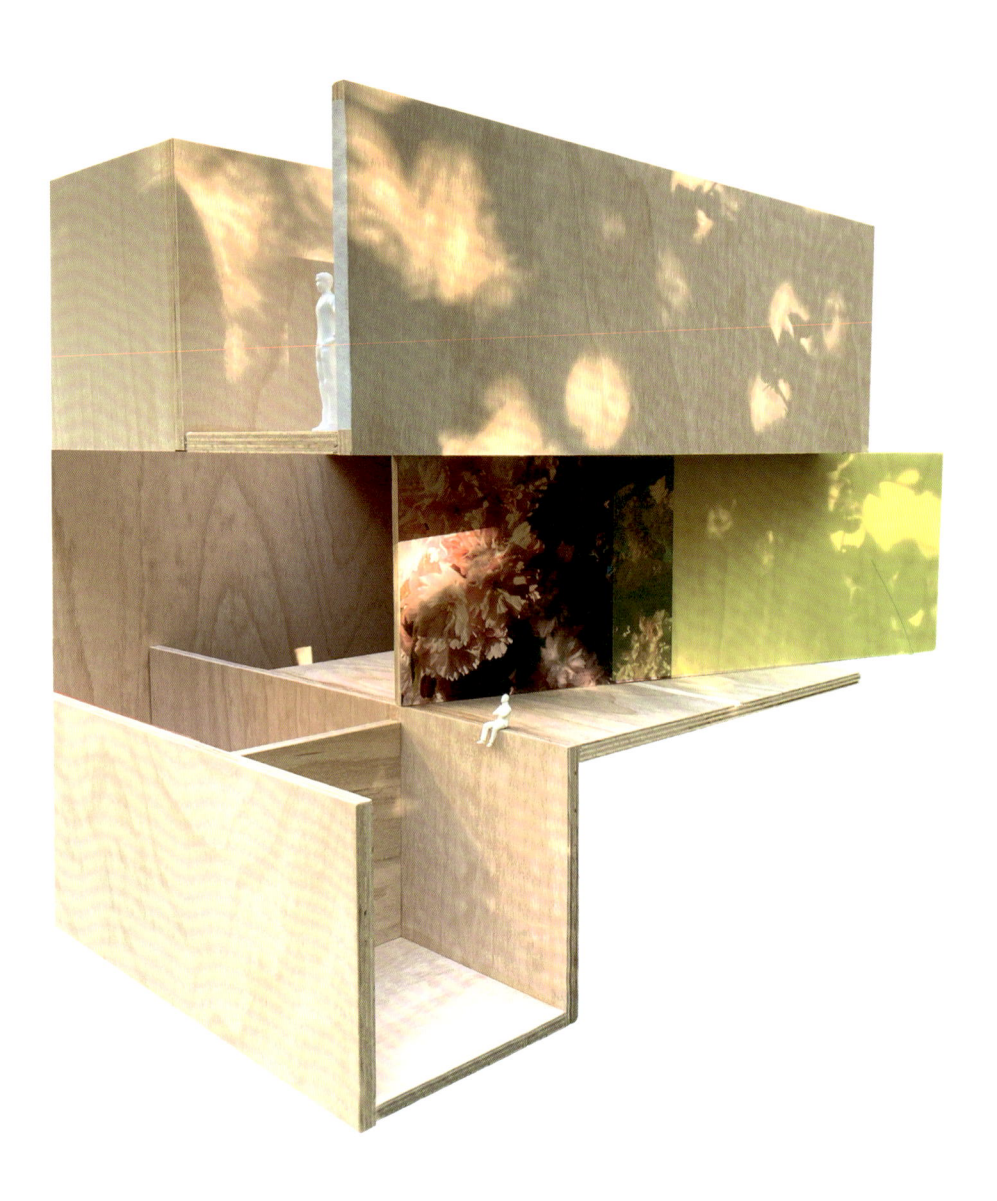

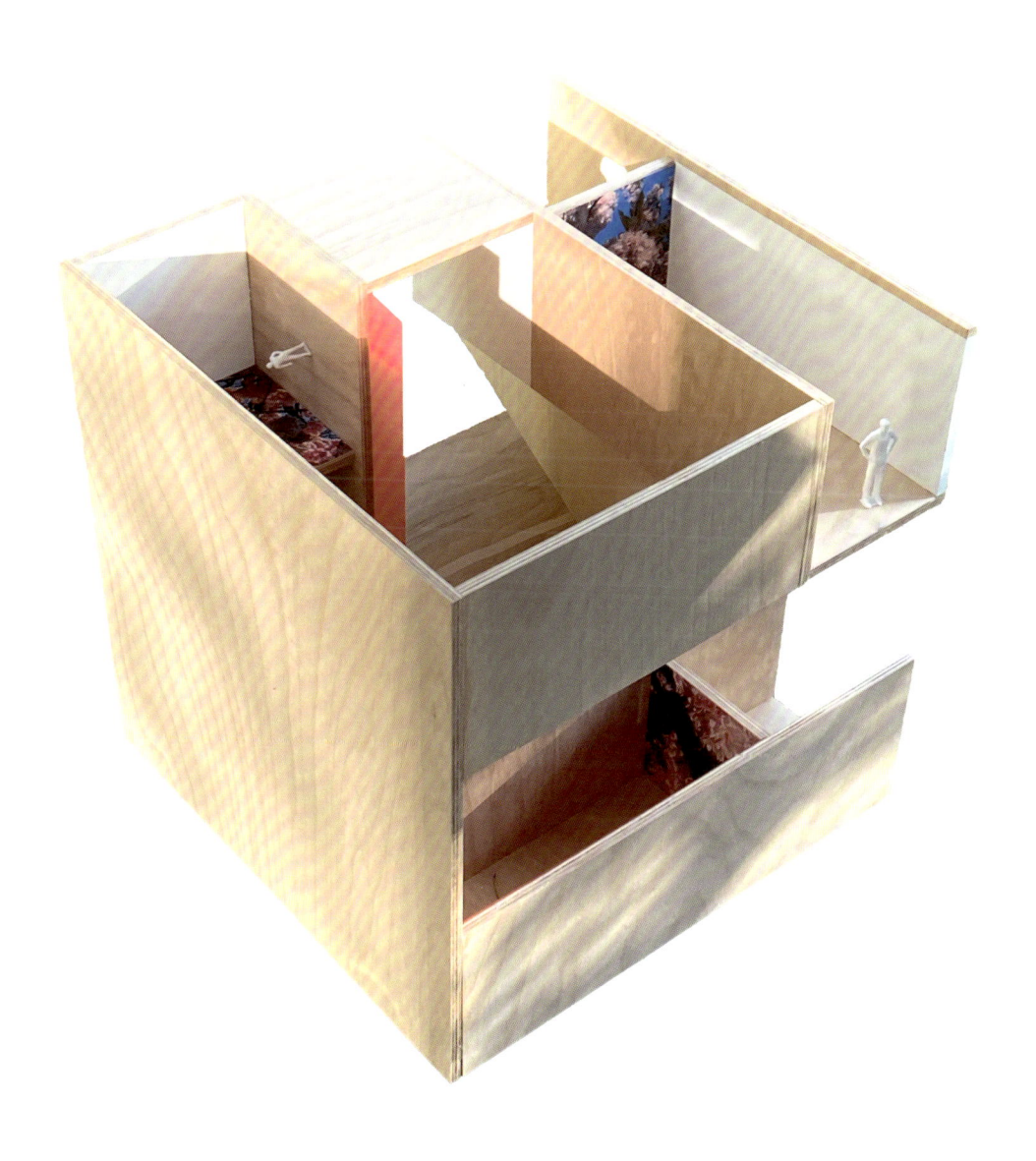

nzan -
schblütenreaktor 2

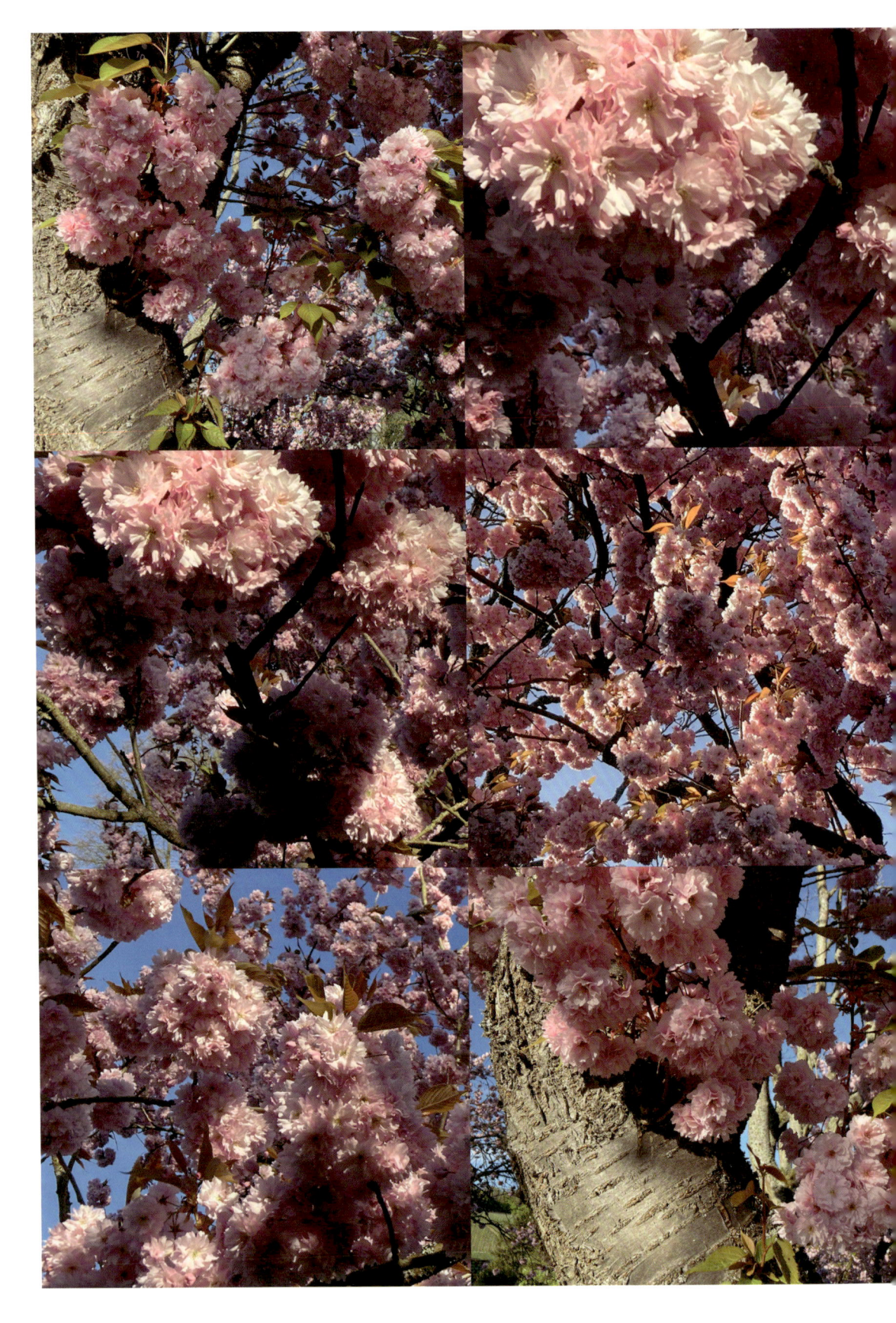

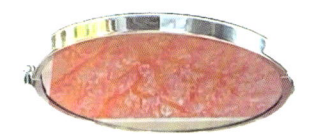

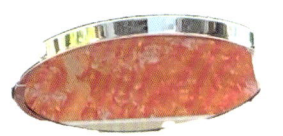

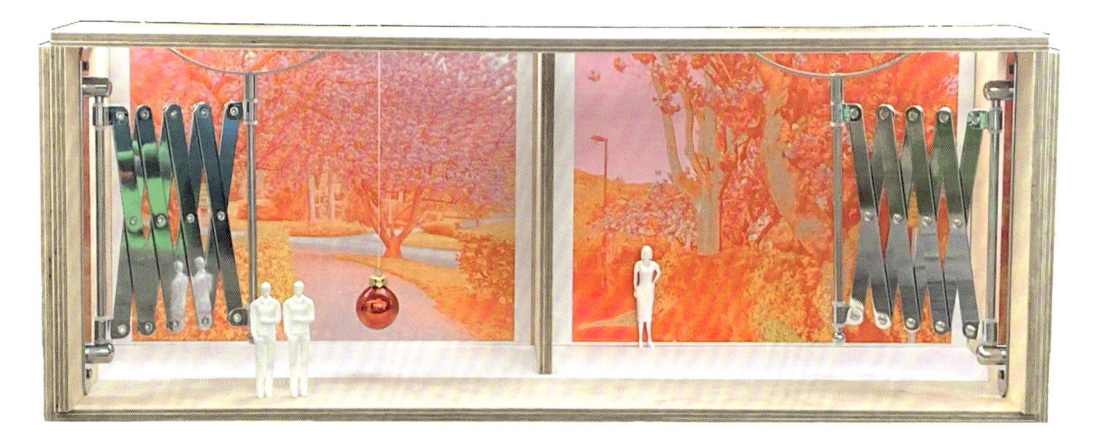

nzan -
schblütenreaktor 3

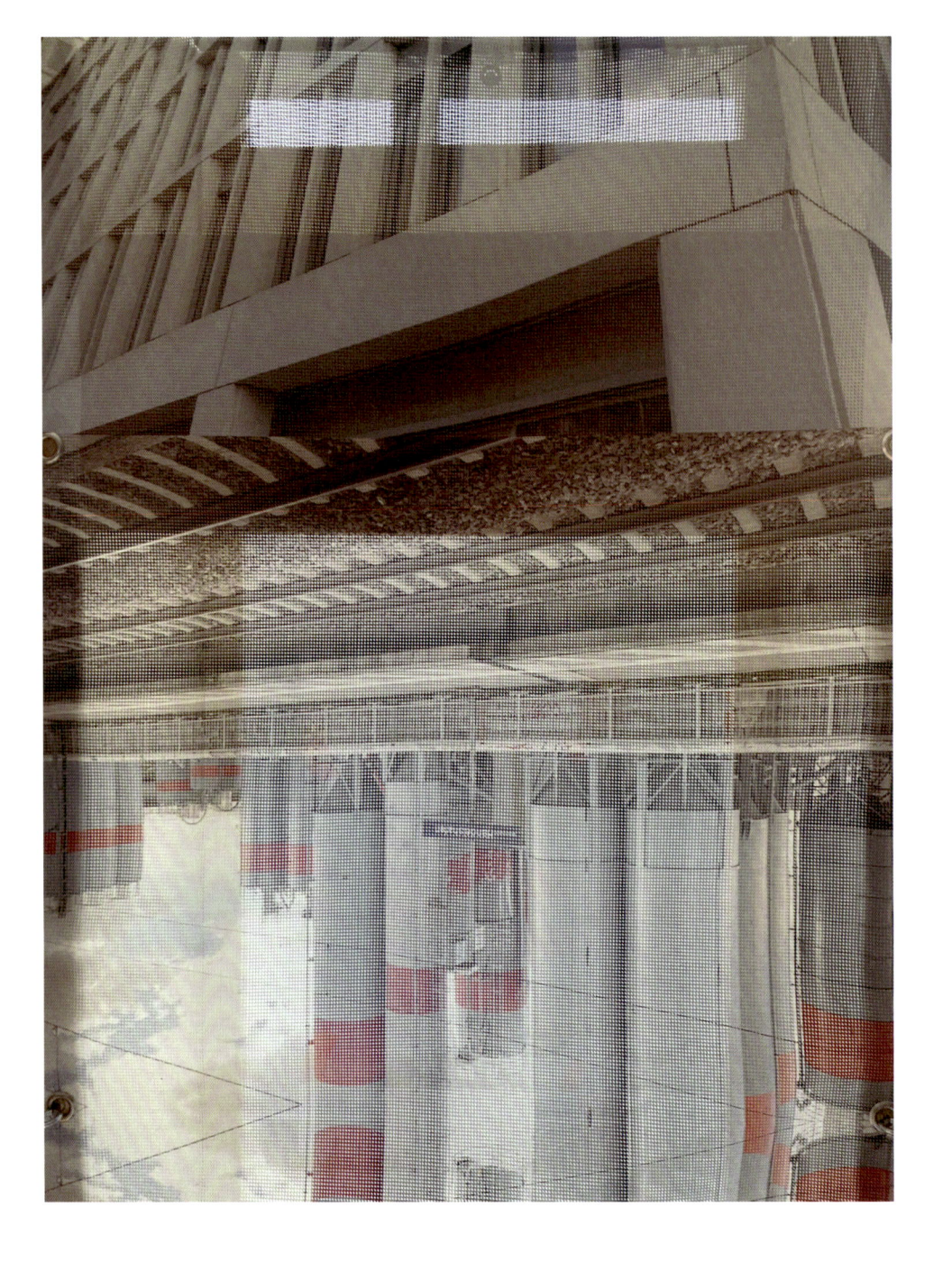

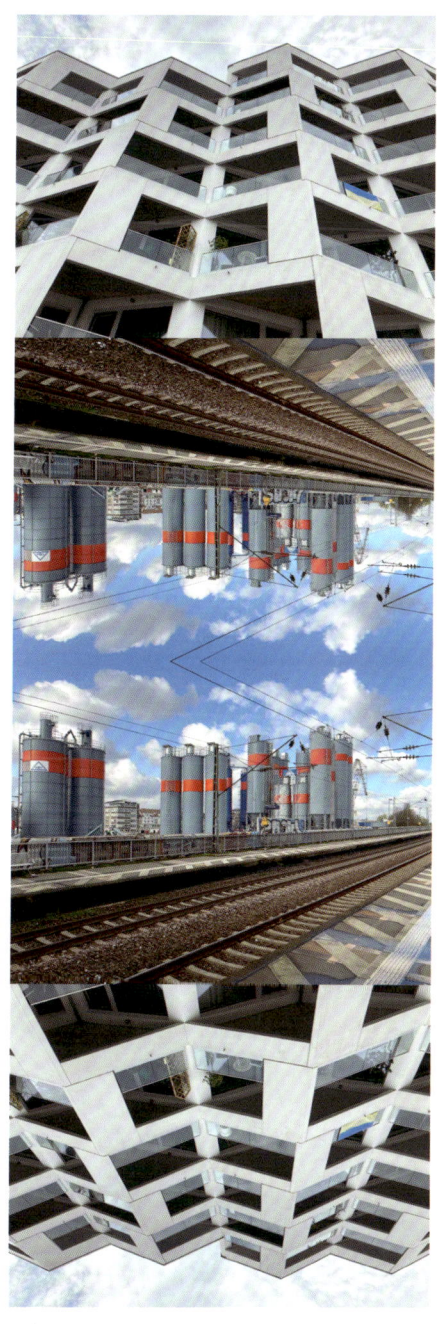

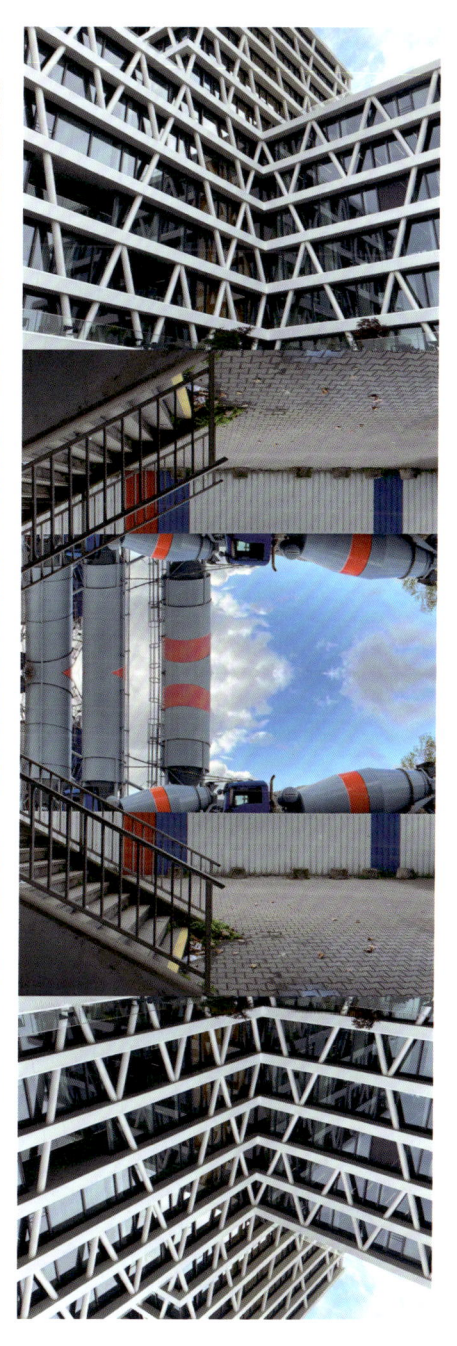

reduce, reuse, recycle

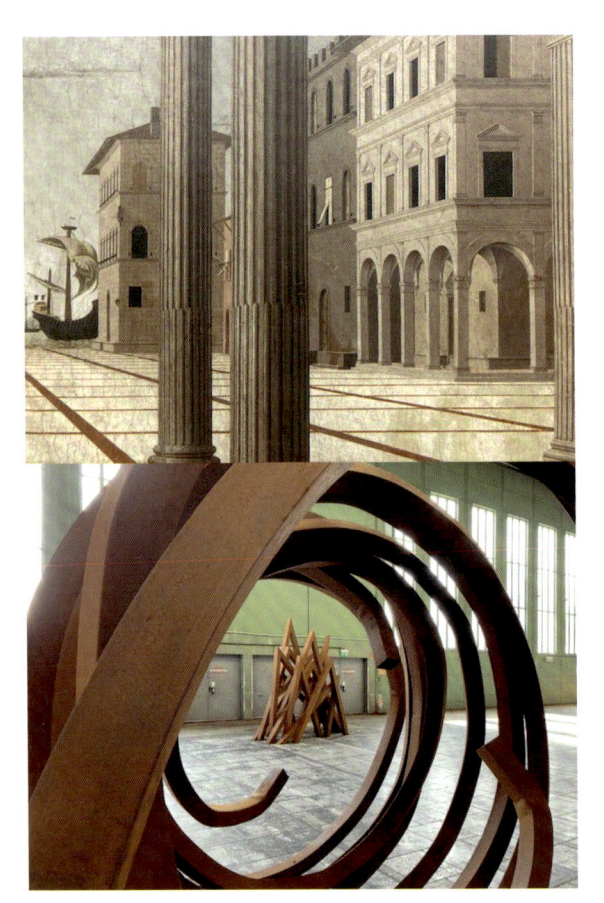

Indeterminate Visions

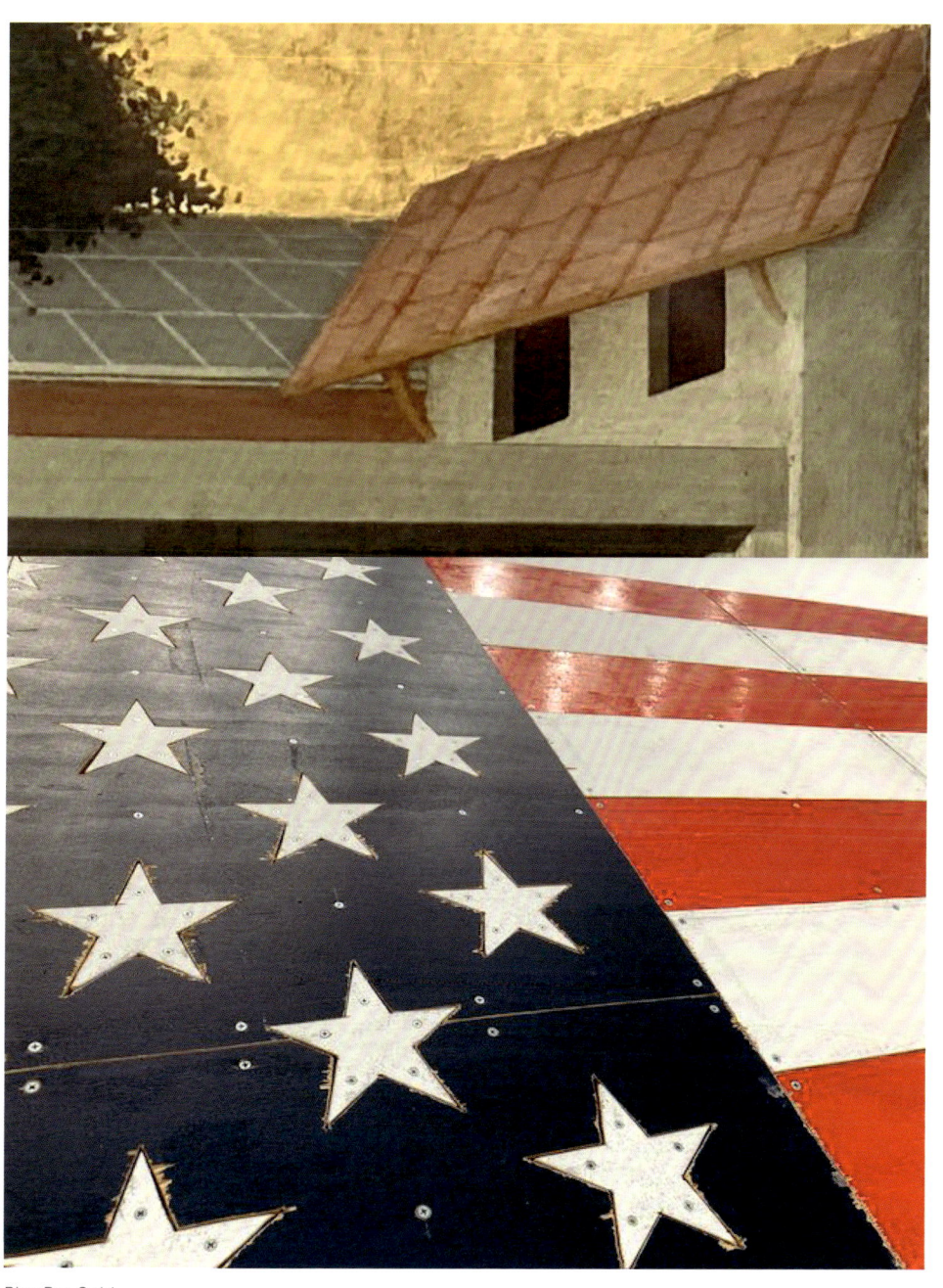

Blau Rot Gold

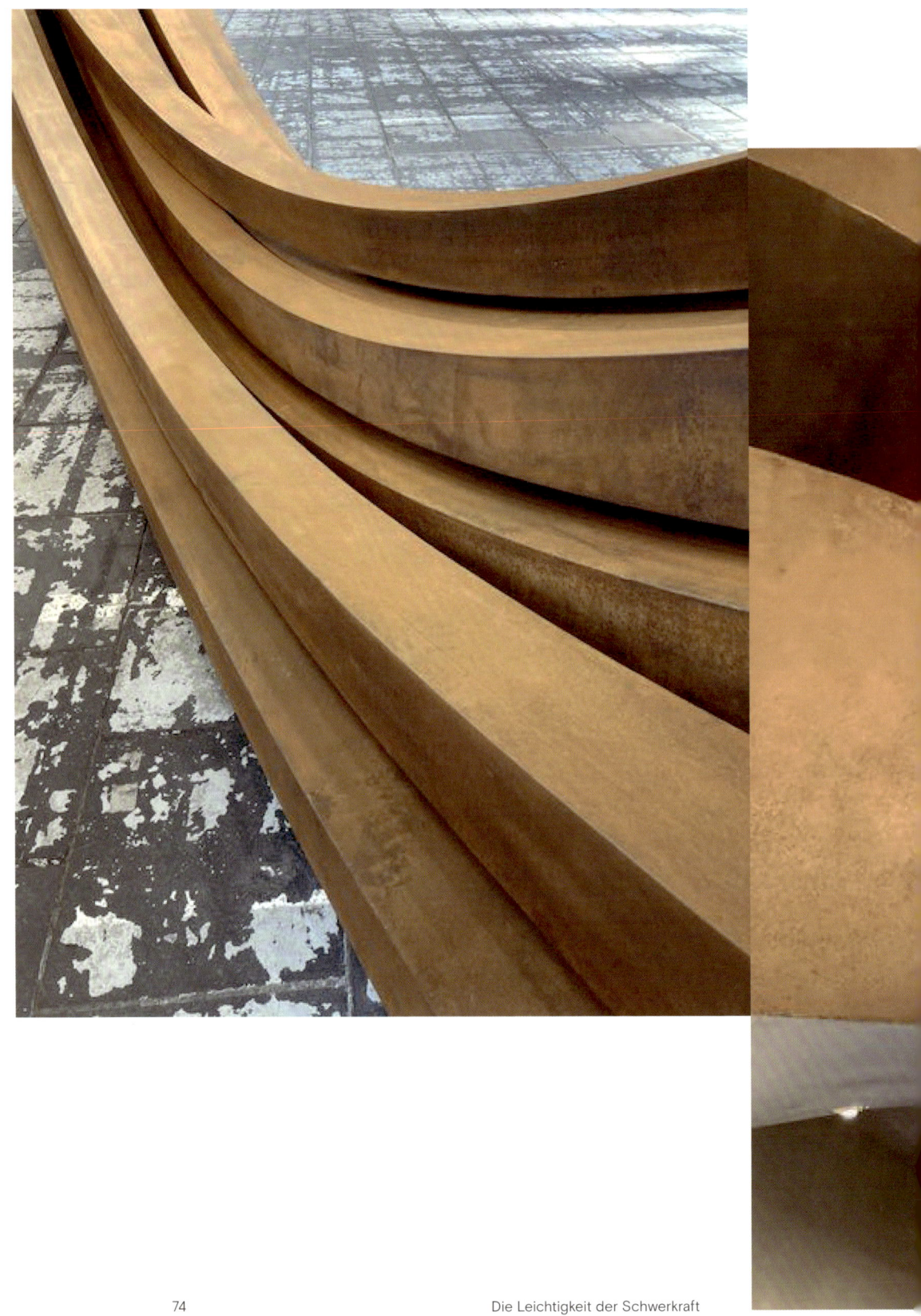

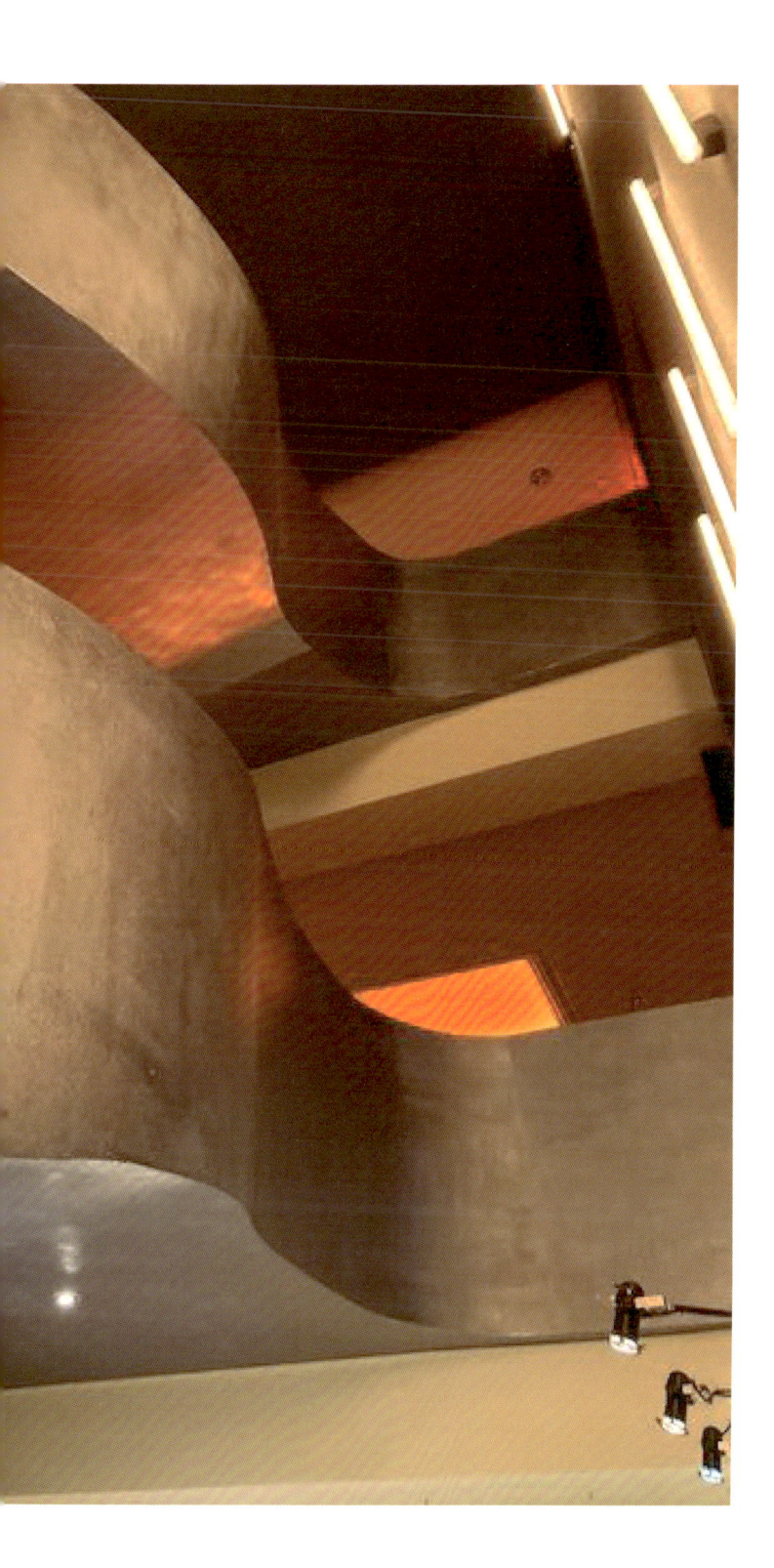

Ralf Kunze

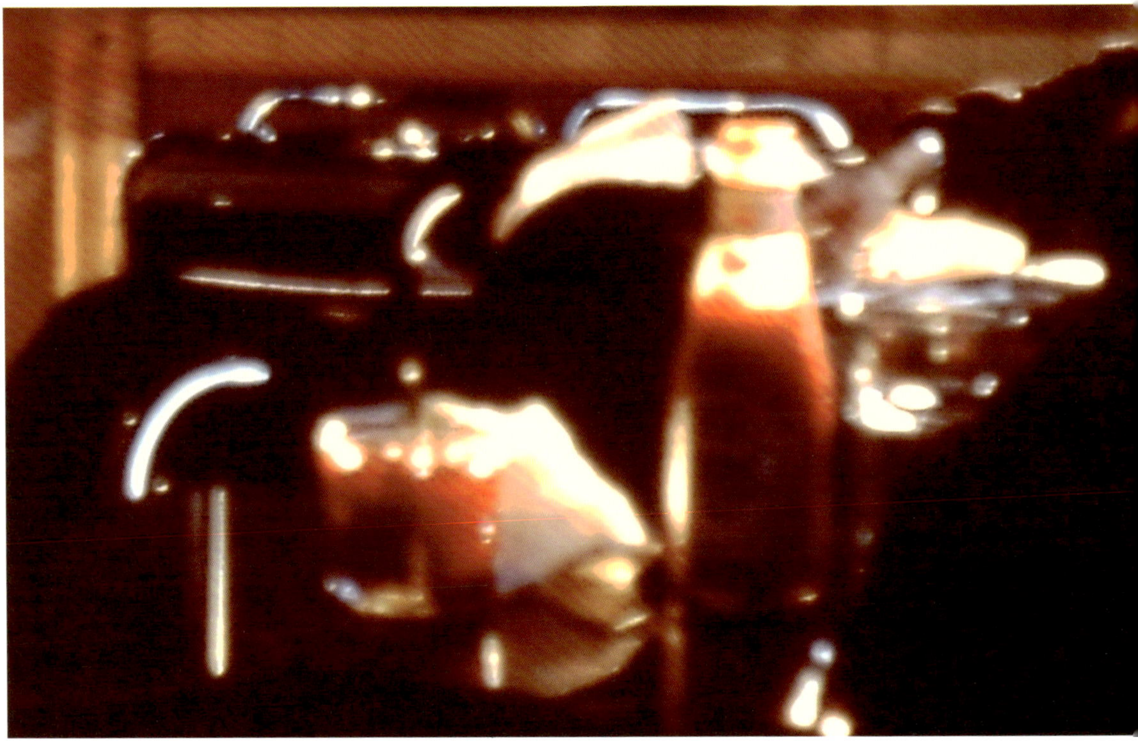

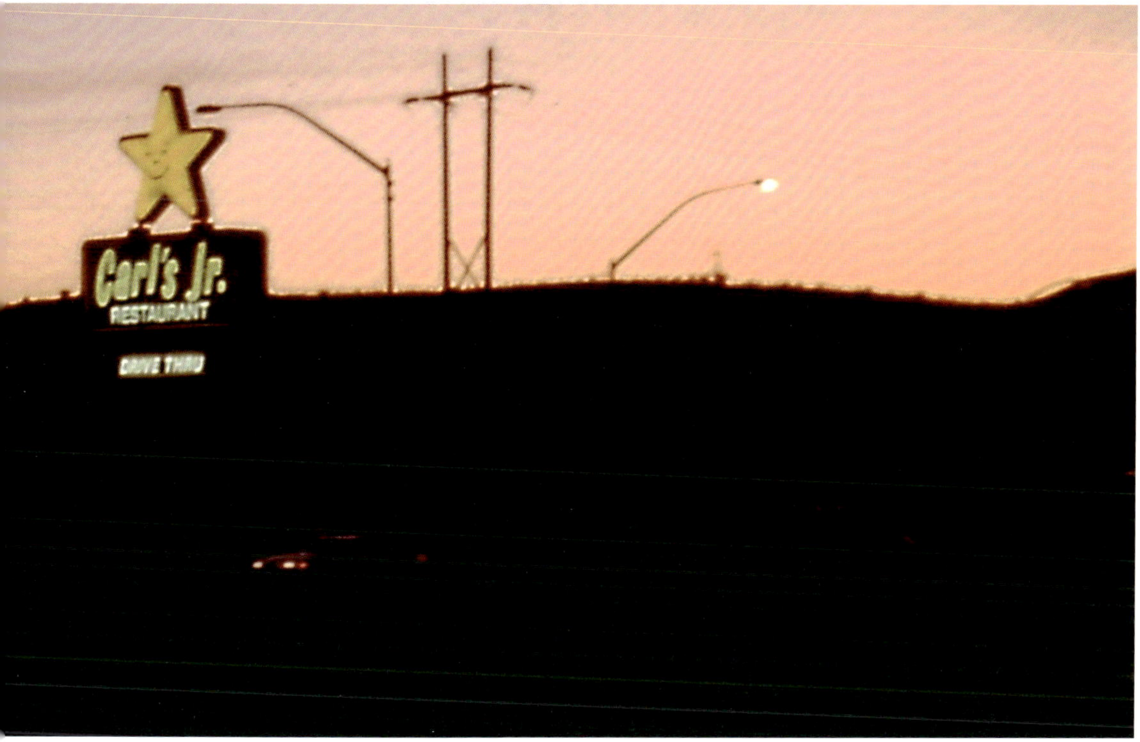
Carl's Jr.
RESTAURANT
DRIVE THRU

Resonanzräume

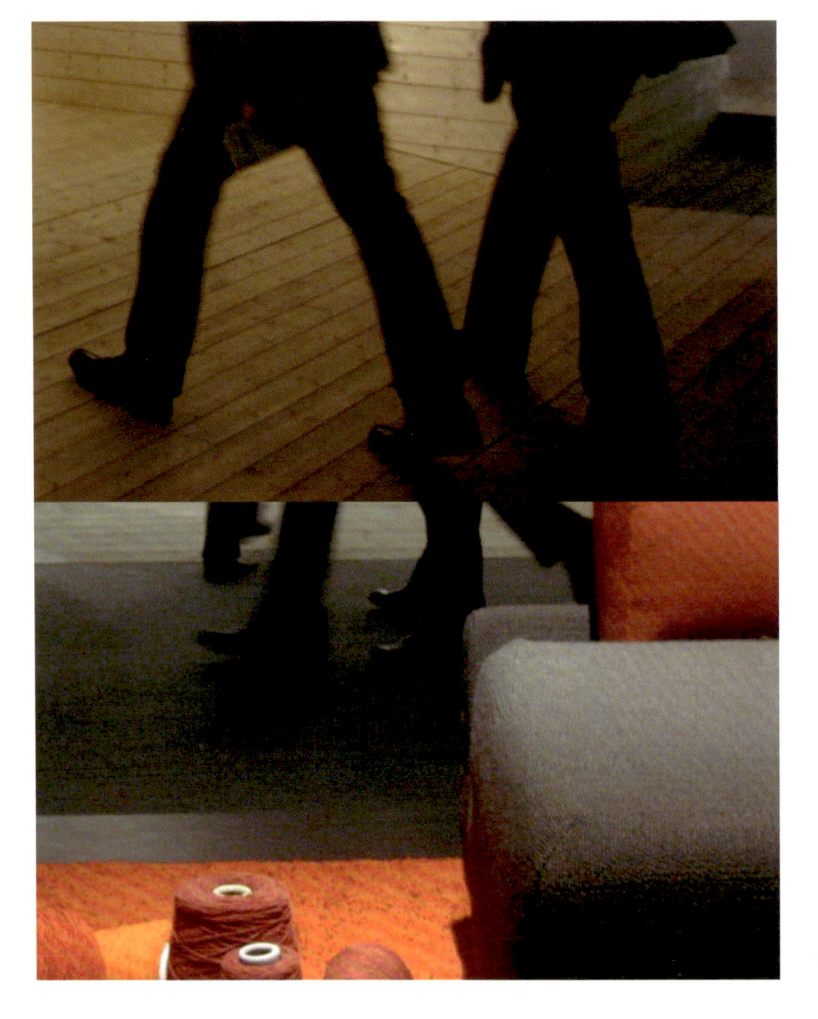

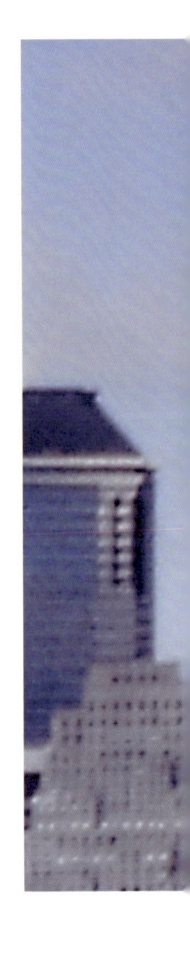

New York Diner – Glauben und Wissen

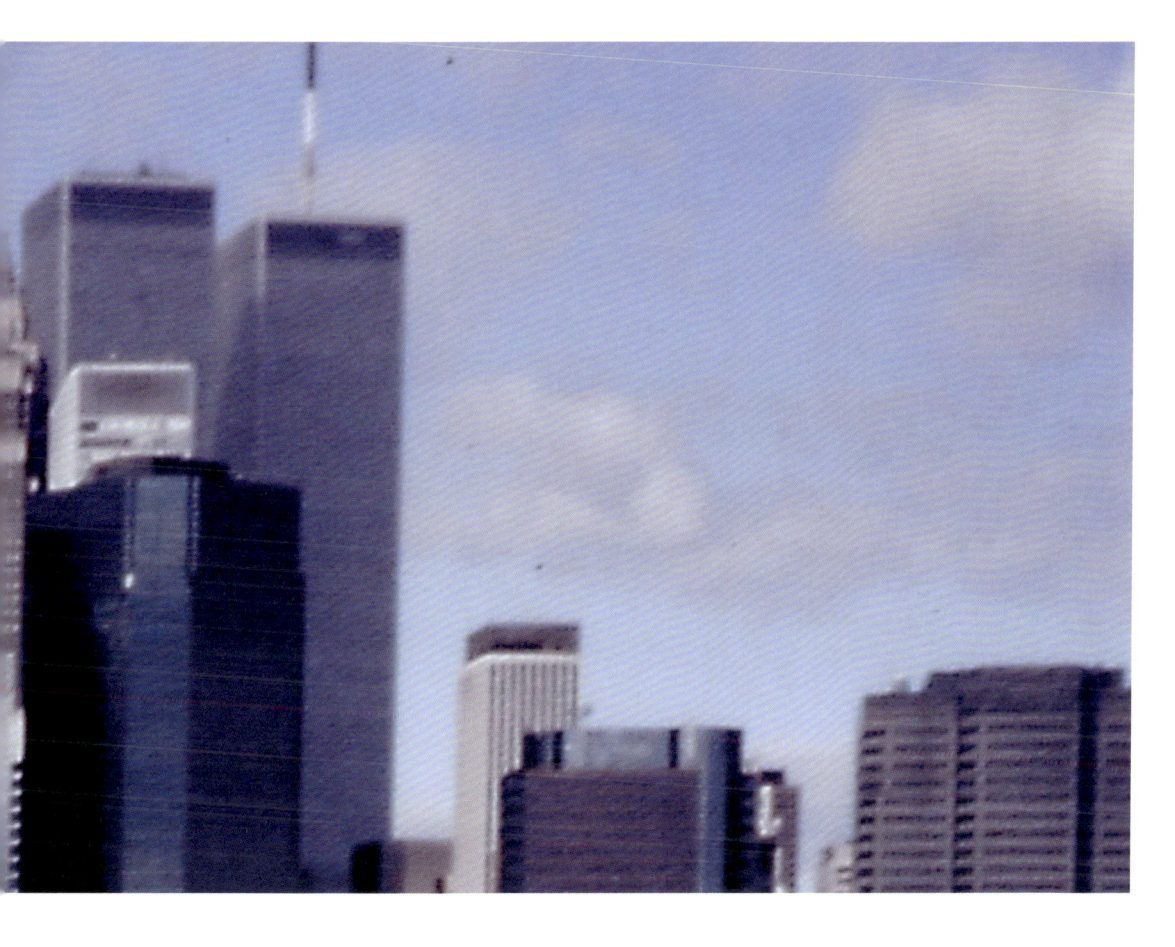

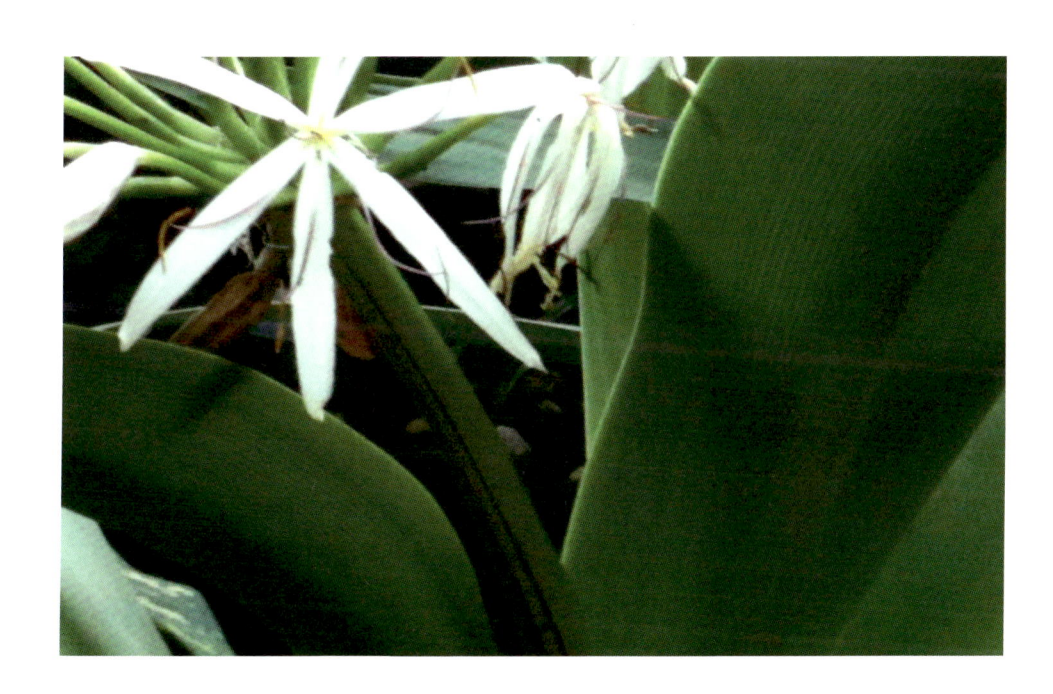

Theo Steiner

Gestalten Sie Ihre Zukunft	S. 82–83
THE ART OF DEMOLITION	S. 84–89
UNSER. PLATZ.	S. 90–93
Baustellenbilder	S. 94–97
Projektentwicklung	S. 98–99

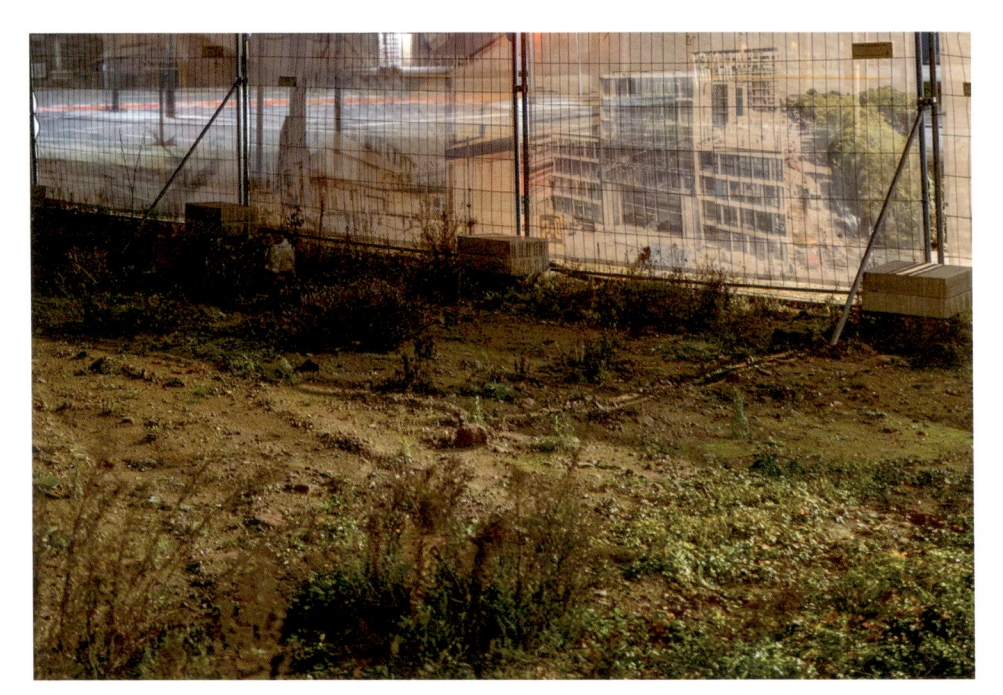

Gestalten Sie Ihre Zukunft #2 (Ruine)

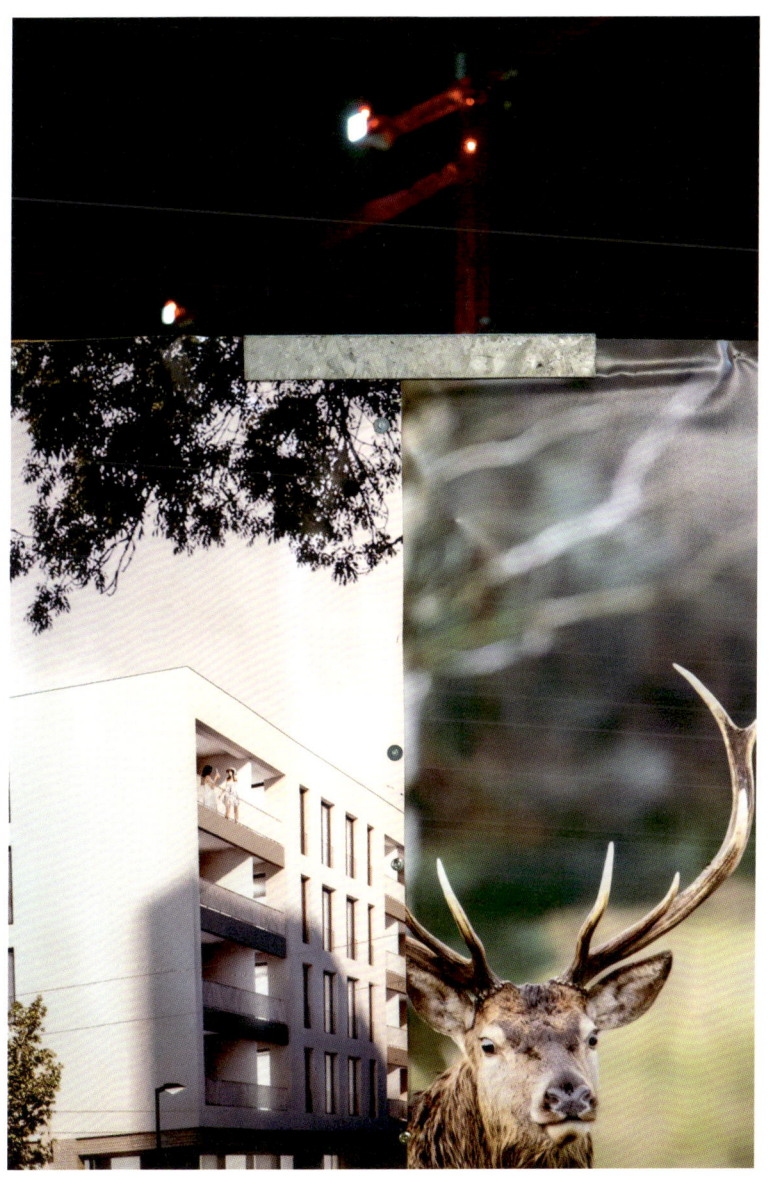

Gestalten Sie Ihre Zukunft #3 (Zum Prächtigen Hirschen)

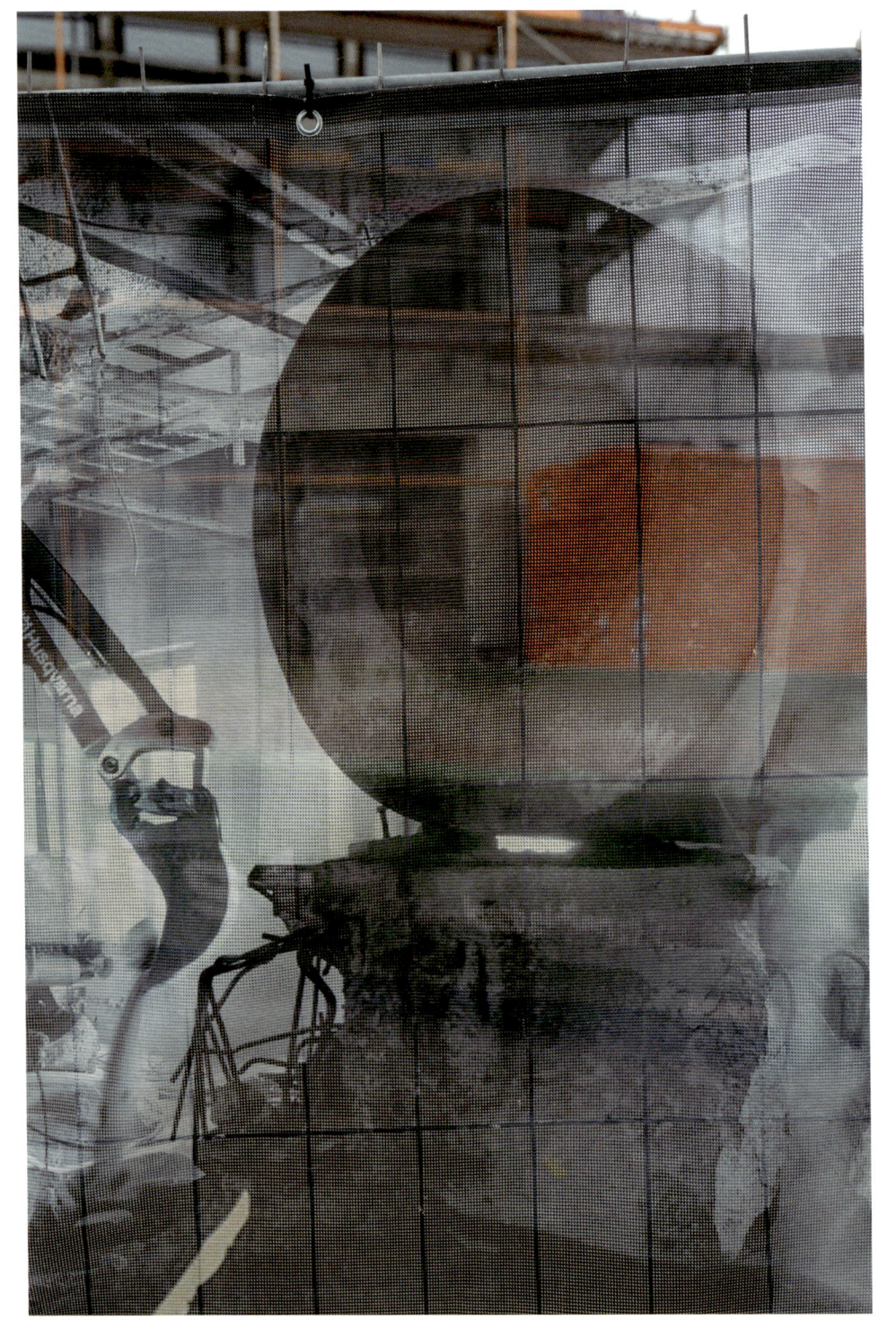

THE ART OF DEMOLITION

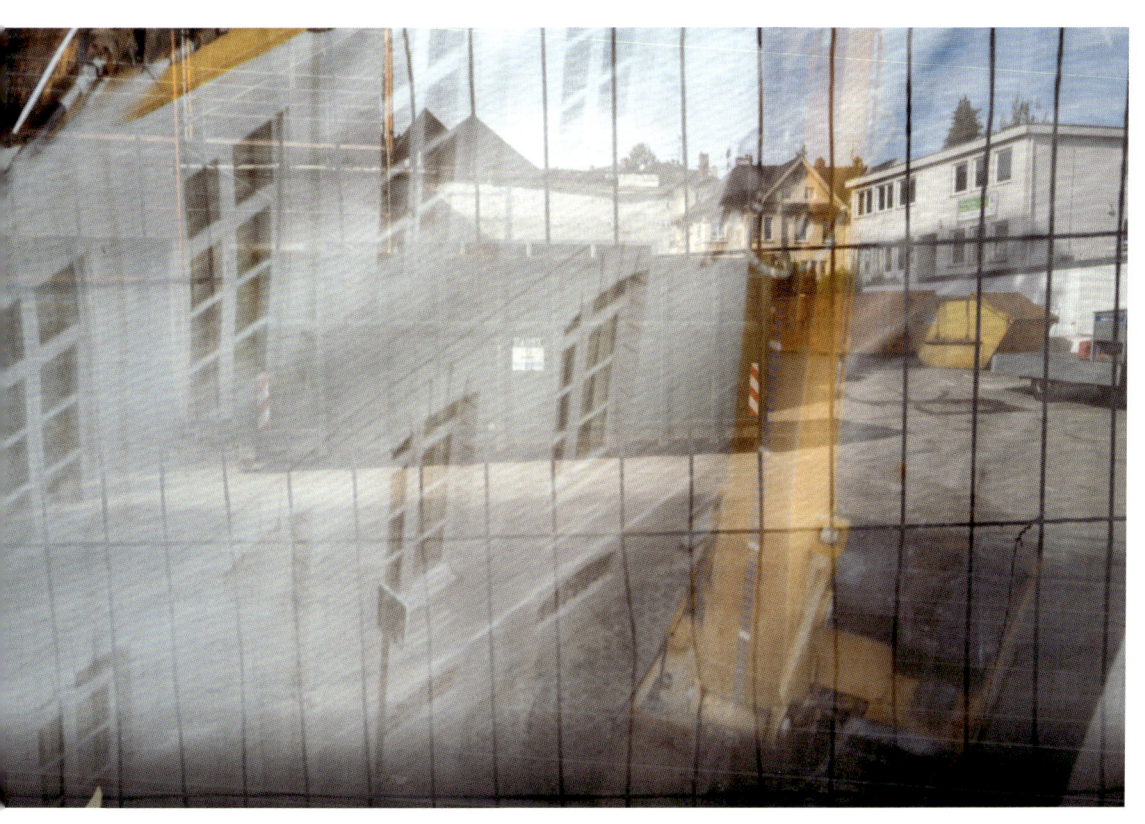

THE ART OF DEMOLITION

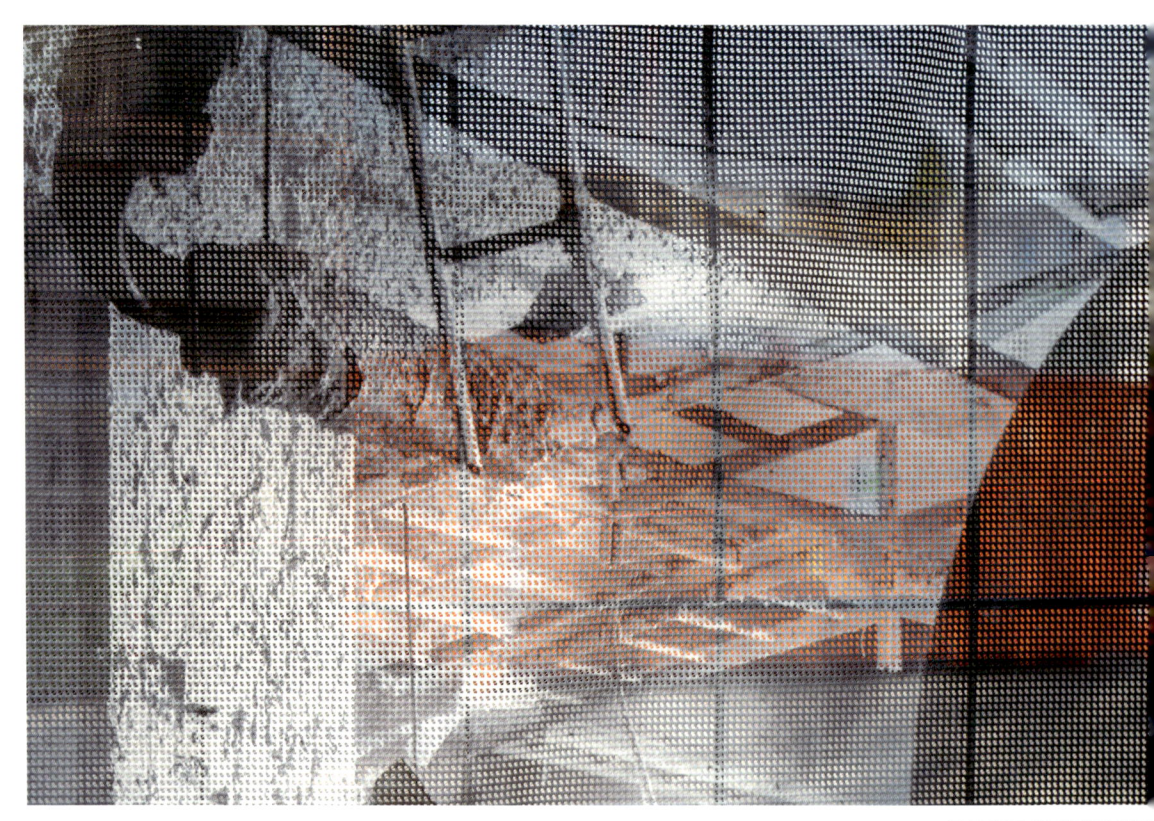

THE ART OF DEMOLITION

86 Theo Stein

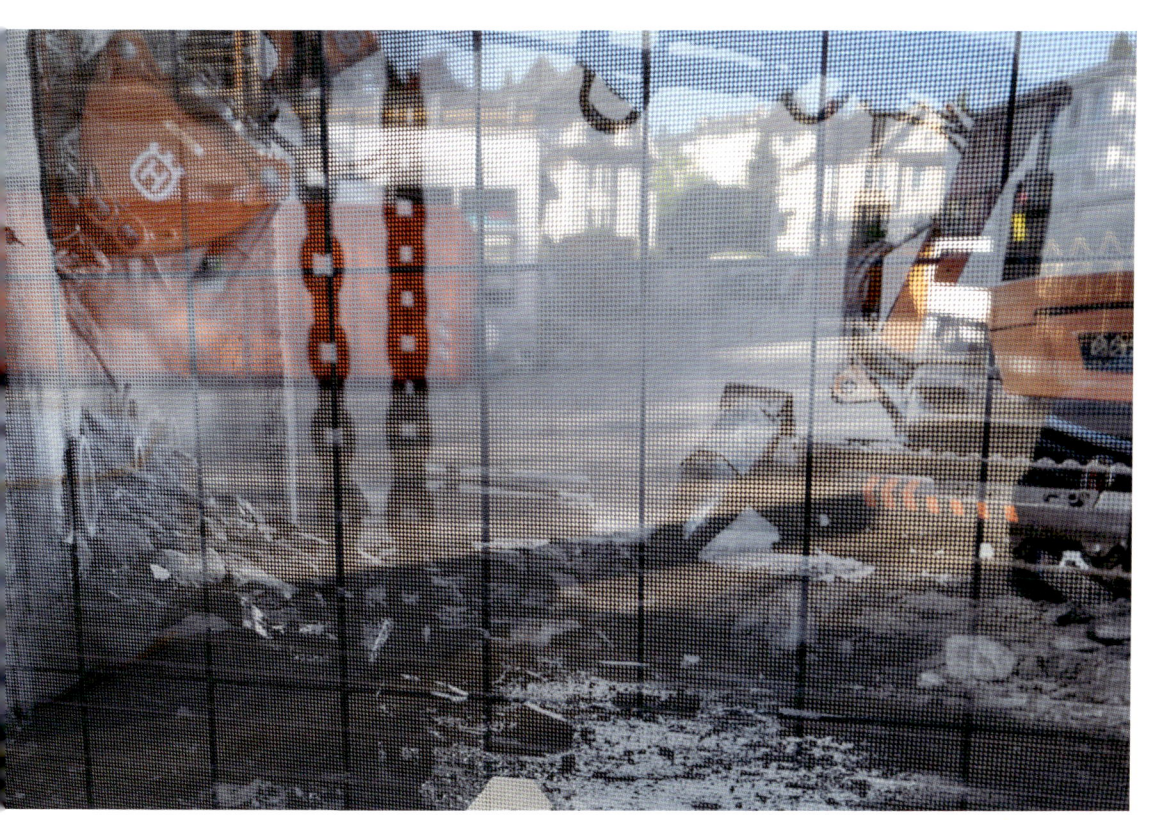

THE ART OF DEMOLITION

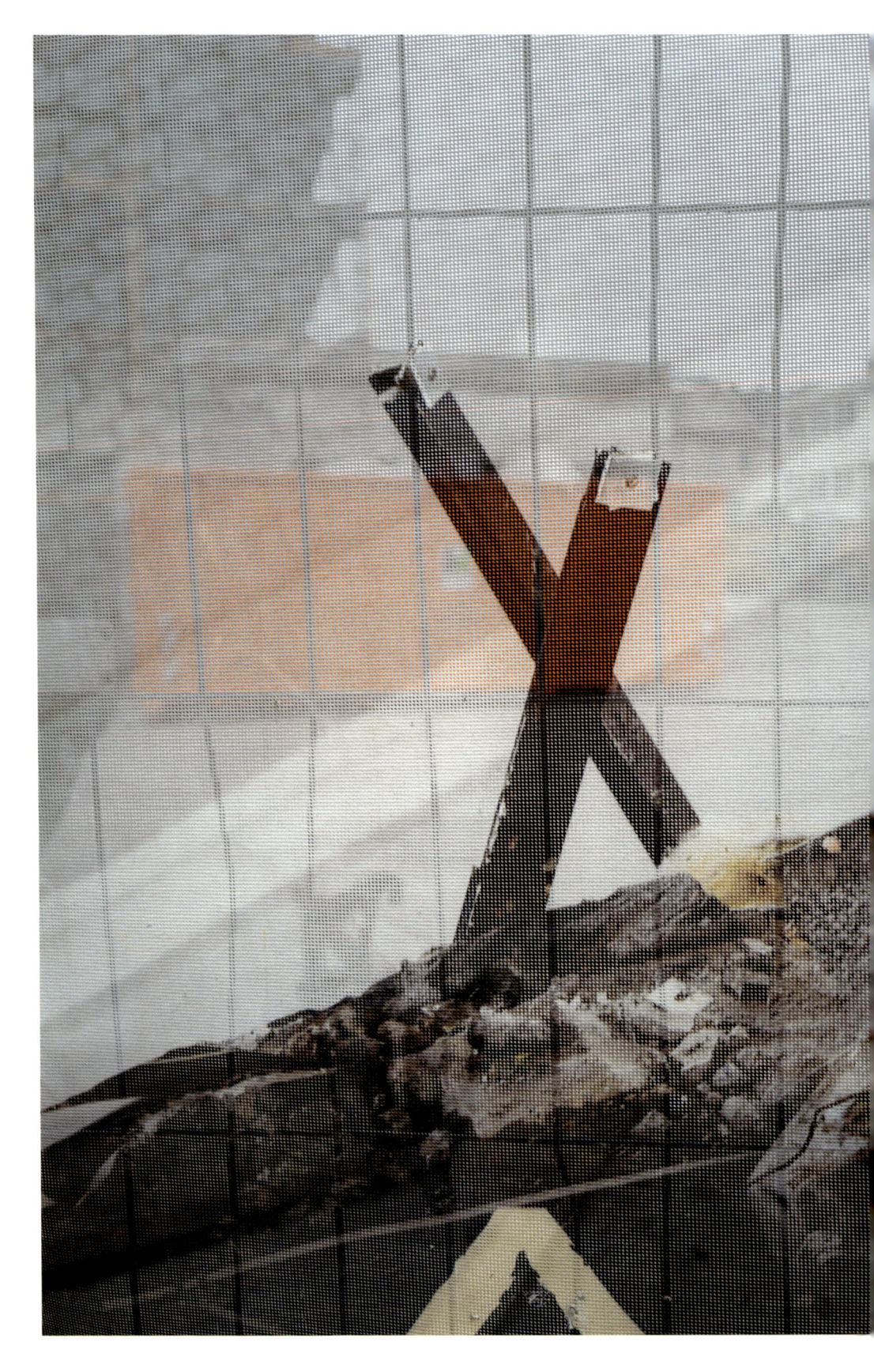

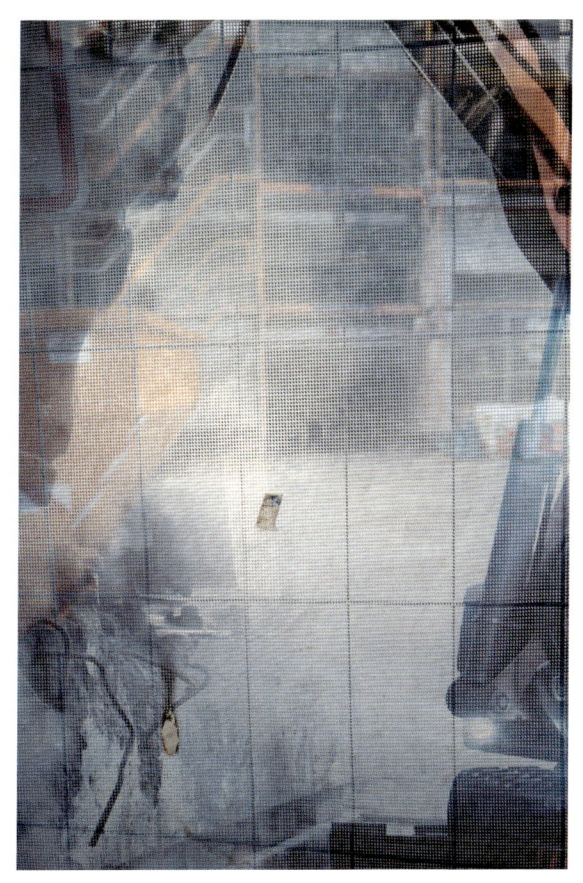

THE ART OF DEMOLITION

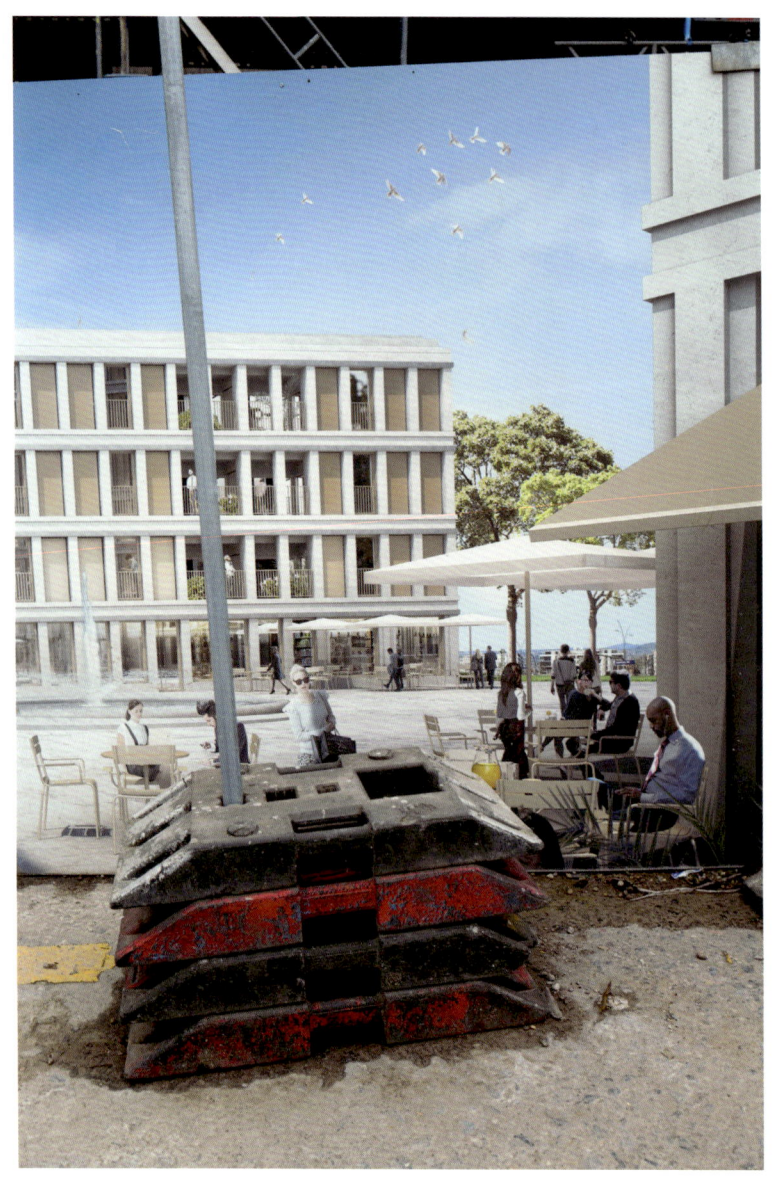

UNSER. PLATZ. (Im Café)

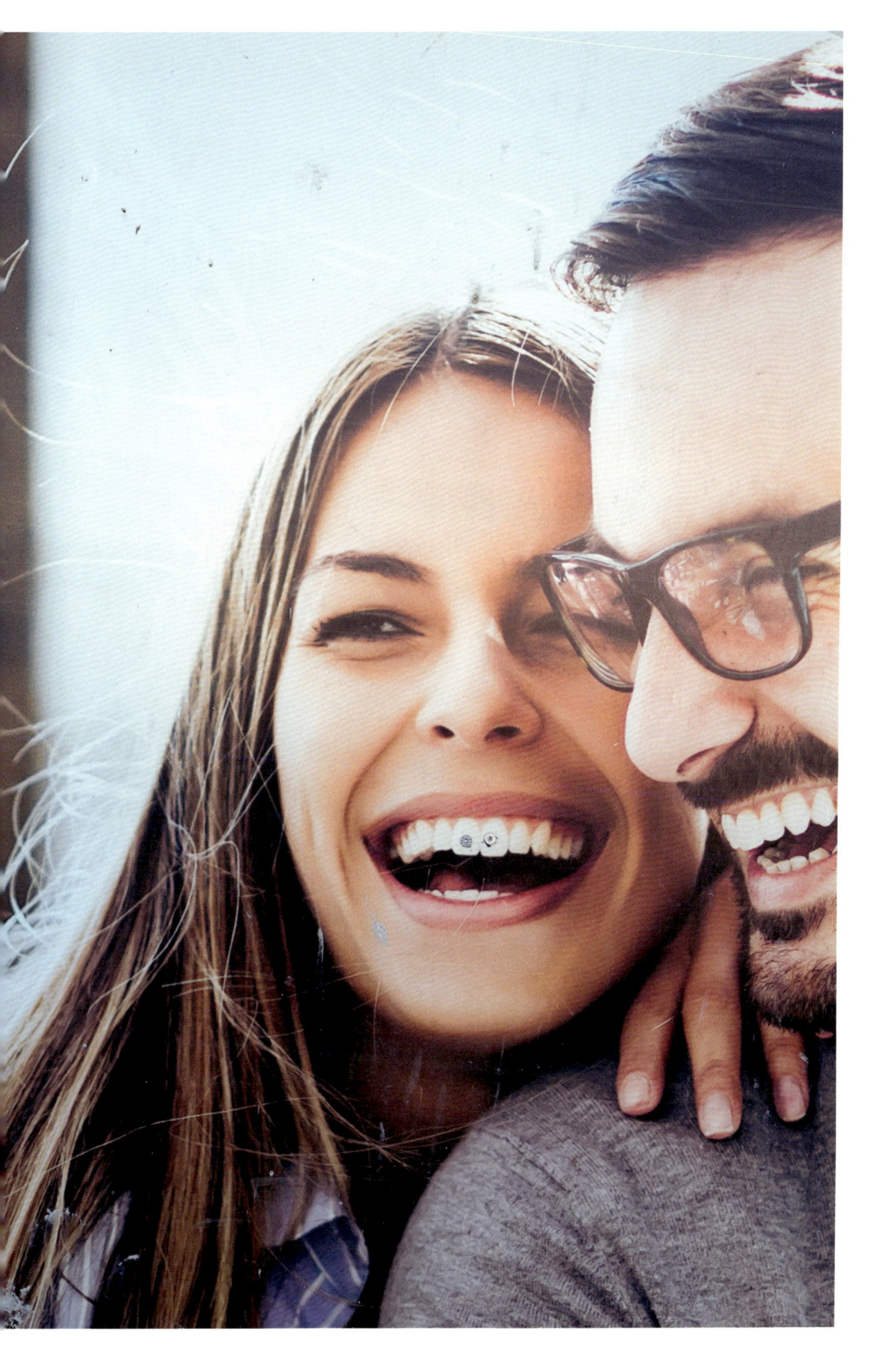

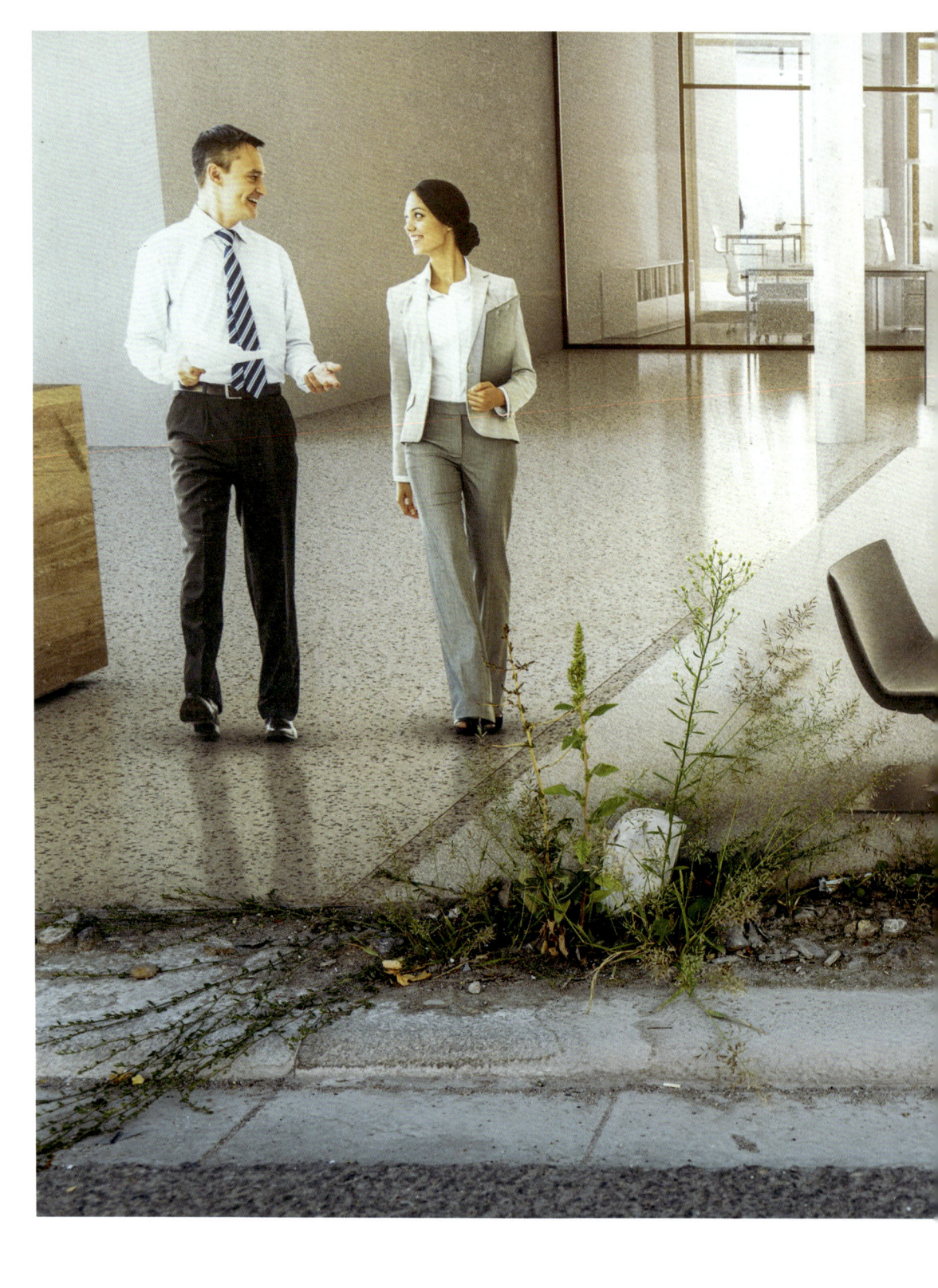

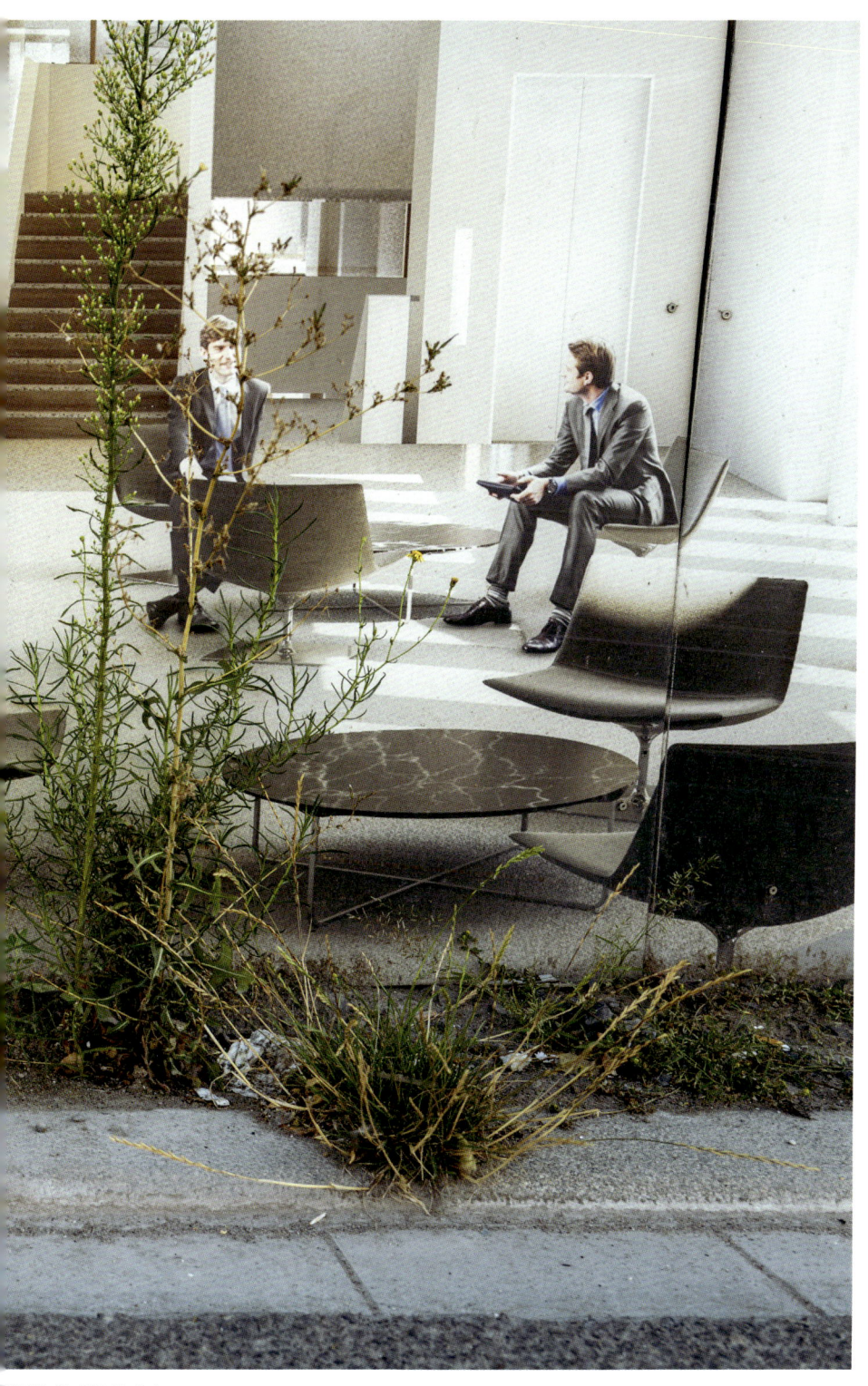

NSER. PLATZ. (Selig)

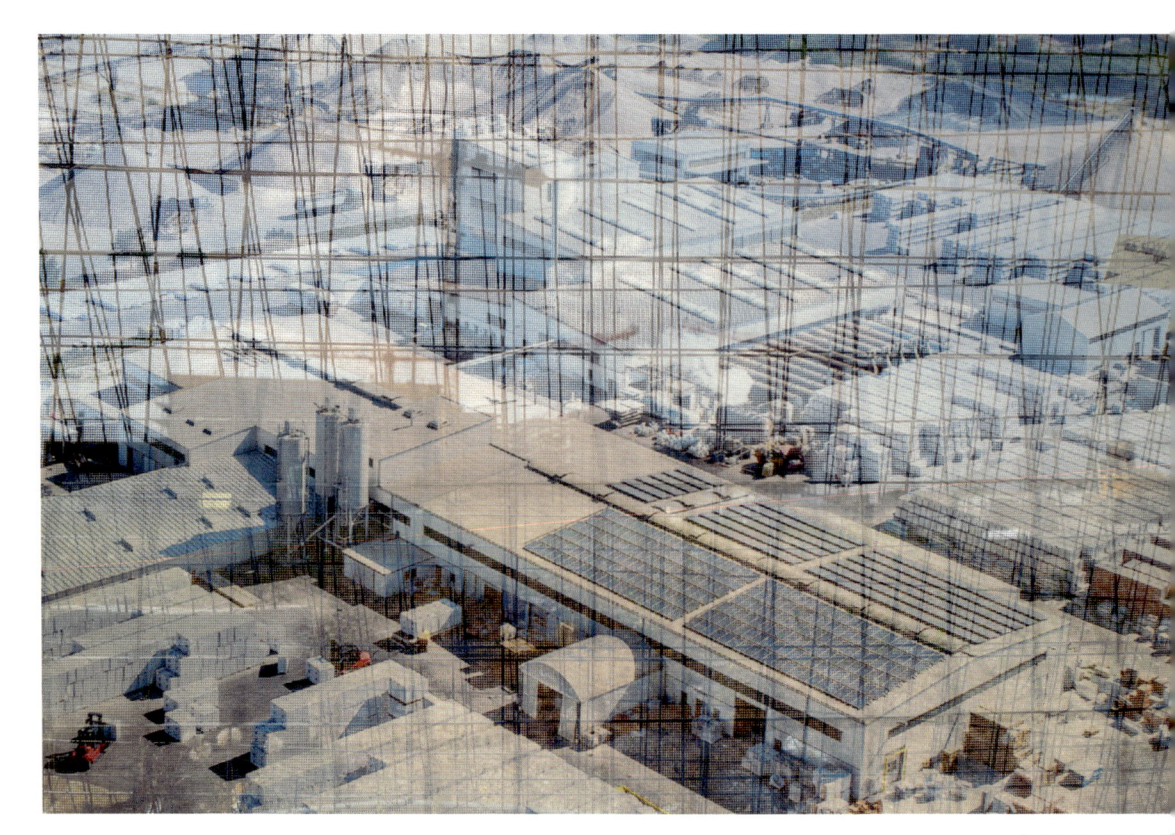

Baustellenbilder #

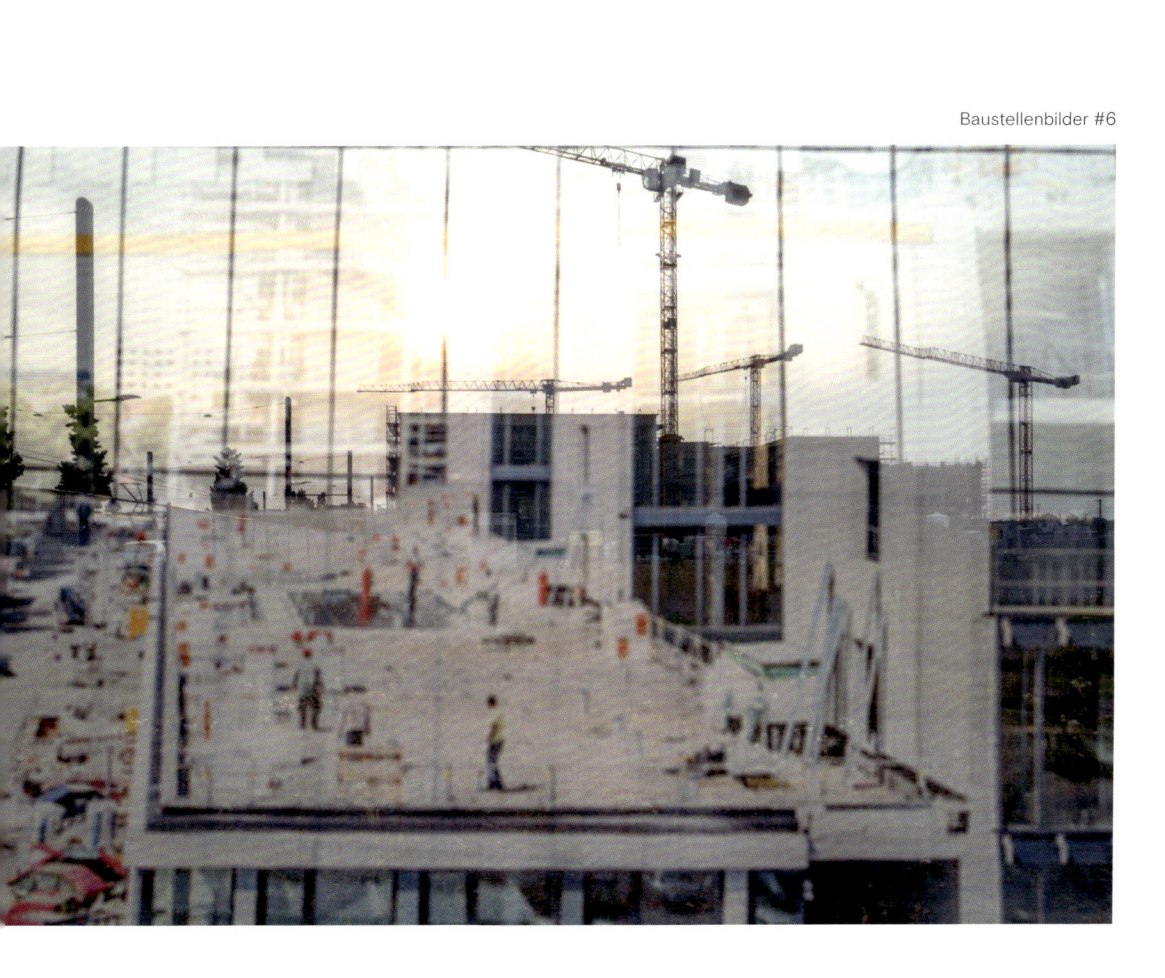

Baustellenbilder #6

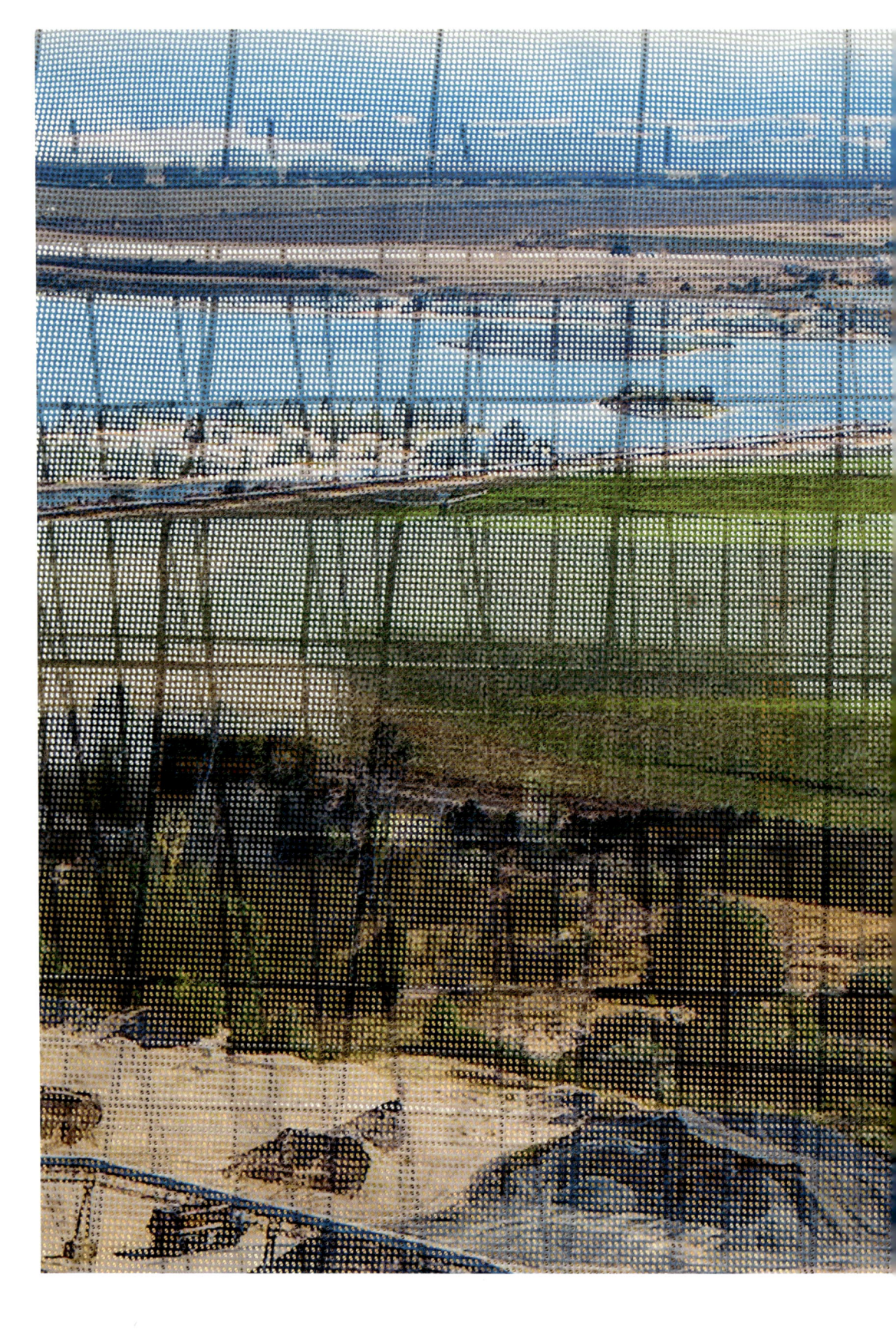

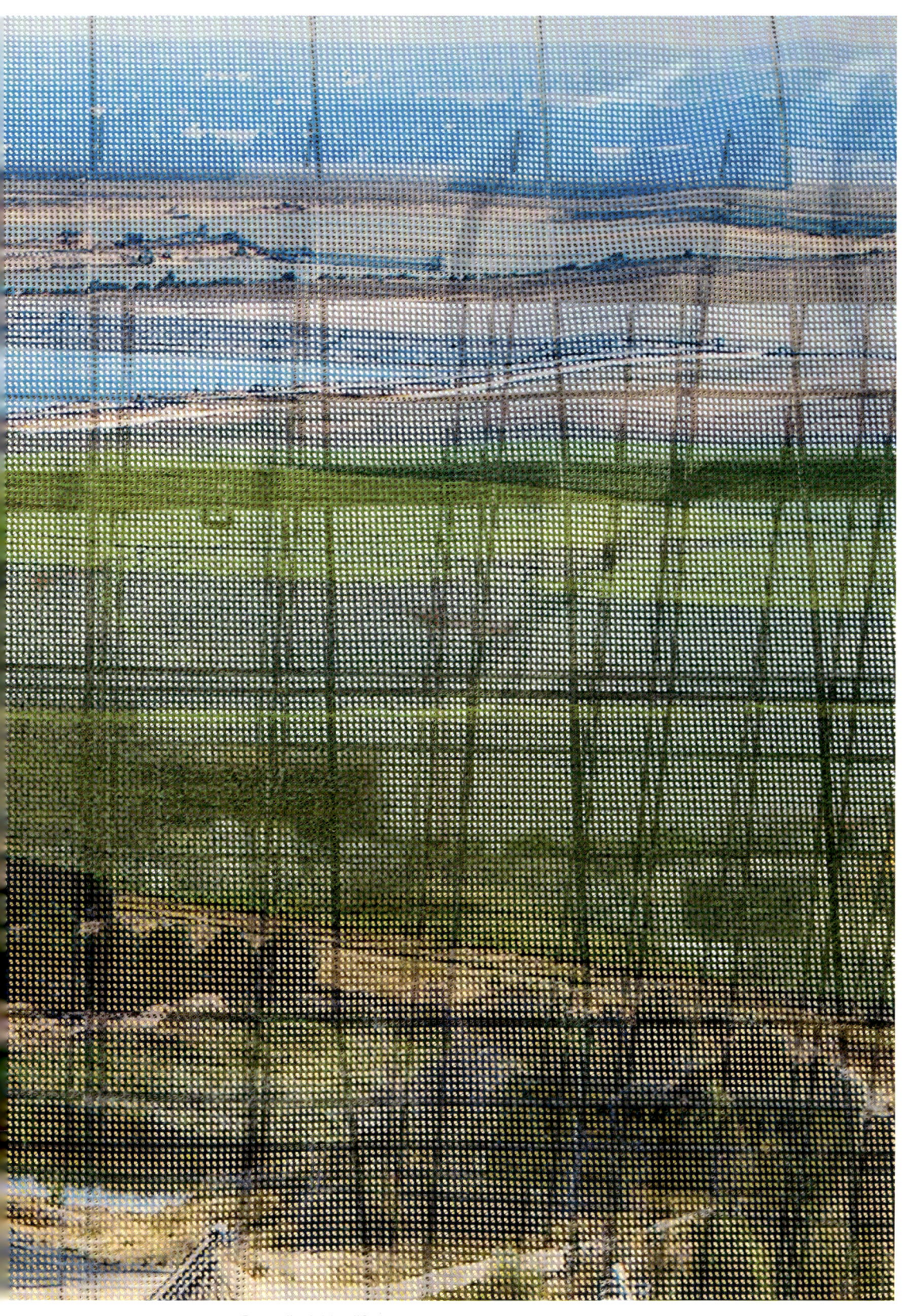

Baustellenbilder #3

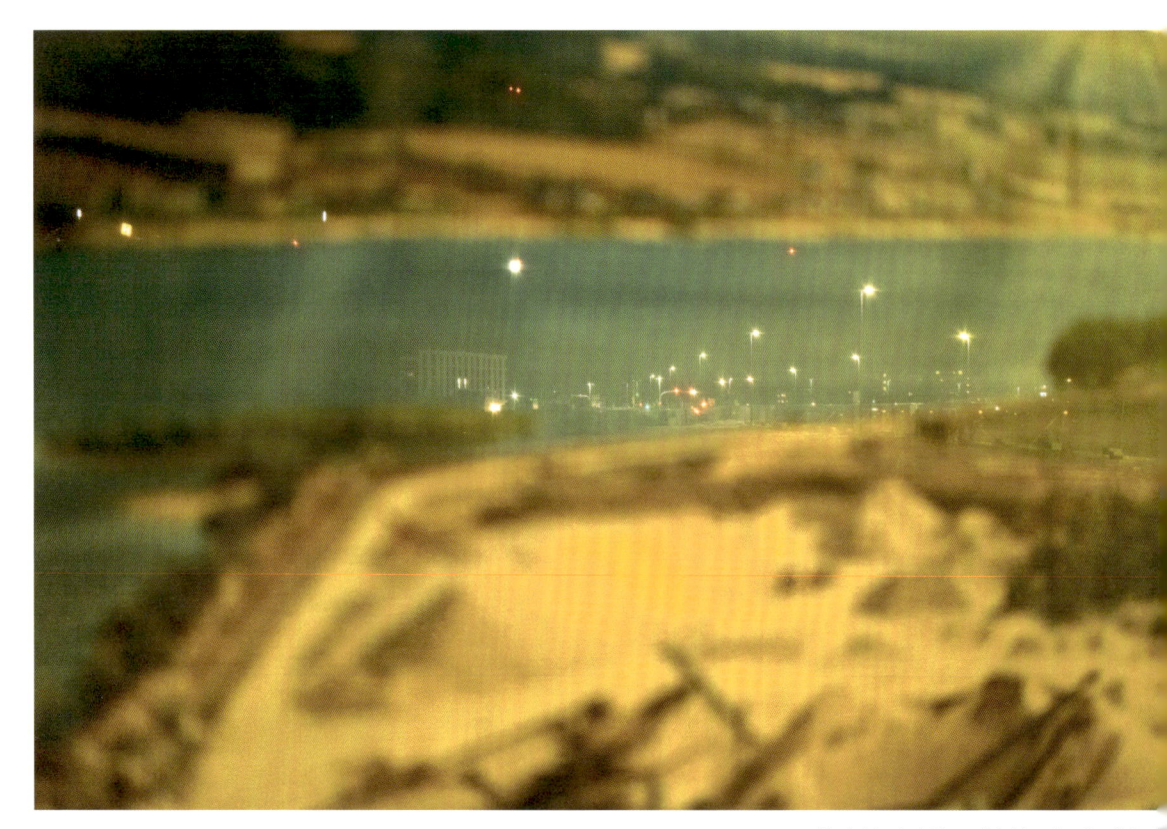

Projektentwicklung (Lichter der Großstadt)